微不足道的行動，也有守護現實的力量。
躁鬱症患者的23篇真心話，
陪你緩緩游出疾病與傷痛的孤島

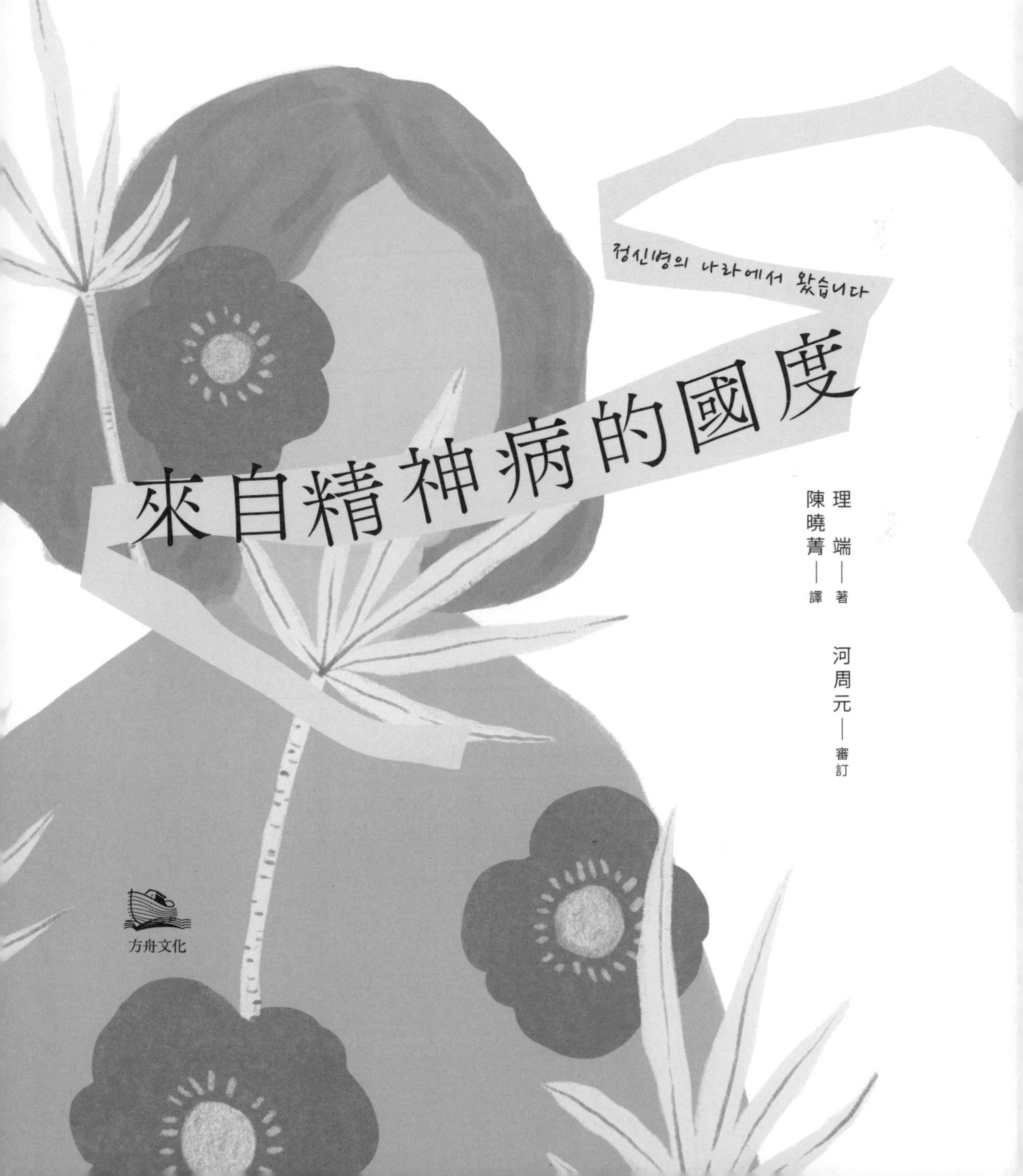

정신병의 나라에서 왔습니니다

來自精神病的國度

理端——著
陳曉菁——譯
河周元——審訂

方舟文化

溫馨提醒

當你遇到困難時，請別害怕求助，撥打以下電話吧！

安心專線 1925

免付費政府專線，
提供 24 小時心理諮詢服務。

生命線 1995

提供 24 小時心理困擾問題協助。
（中華電信之市話、公用電話及手機用戶免費）

張老師 1980

週一至六 9:00-21:00；週日 9:00-17:00，
提供生活與心理適應困擾協助。
（中華電信之市話、公用電話及手機用戶免費）

衛福部福利諮詢專線 1957

免付費電話，每日 8:00-22:00，
提供各項社會福利諮詢與通報轉介服務。

感動推薦

作者的文字不曾被病魔壓倒，反而能探究病症，準確、具體又深思熟慮。希望每個人都能讀到這本書，大家需要知道，那只是一種病，一種患上了就需要接受治療、規律服藥、必要時住院的病。只有正確認識到這點，才能消除偏見、厭惡與歧視。不論是對精神病患者或是沒有精神病的人，本書都會有很大幫助。

——崔真英（최진영）／小說家，《李智雅姊姊，現在終於能說了》作者

在我迄今讀過的精神疾病相關書籍中，本書是最精確的第一手報告與實務指南。作者超越了呼籲、憤怒與自憐的寫作，是同為健康弱者的我所沒能克服的，堪稱精神疾病寫作的飛躍和里程碑。最重要的是，本書所寫的並不單只是精神病。書中說「相比起島嶼之戀的破壞性表象，同性戀－精神病患－島嶼之戀這樣的疊加組合，出人意料地更為

常見」，而在我看來，這是人與人之間普遍存在的狀態。

——鄭熙珍（정희진）／和平學暨女性研究研究者，《細讀猛寫》作者

眾生皆有病。差別在於，你的病，我的病，他的病，到底是什麼樣的病？為什麼有些病讓人琅琅上口，關注隨之而來。有些病卻讓人羞於開口，避之唯恐不及。我們怎麼解讀眼前以及周遭的疾病，將關鍵的影響當事人以及陪伴的家人如何看待。與疾病共存，生病的是我，痊癒的也是我。別再讓精神疾病汙名化！包容與接納，友善合理的對待，是這個成熟的社會需要學習的。閱讀《來自精神病的國度》，將讓我們加快學習的腳步。

——王意中／王意中心理治療所 所長、臨床心理師

這是一本不管你有沒有精神疾病都應該閱讀的好書。感同身受的你，你會知道你並不孤單；身邊有受病折磨親友的你，你將知道怎麼同理和協助。

——李旻珊／身心科醫師、捷思身心醫學診所院長

務實、細膩、深刻……是患者與家屬必備的案頭指南，更是專業人員反思的必讀佳作。

「我們之所以不害怕感冒，是因為我們知道它會痊癒。」插畫家兼資深雙極性情感疾患患者的作者理端，一語道破廣大精神疾病患者心中對於「我還有機會復原嗎？」的茫然與無奈。面對很大機會必須長期與疾病共存，作者在反覆嘗試與跌倒中學習，逐漸打磨出不卑不亢、堅定豁達的態度。更難得的是，其深刻的觀察、細膩的筆觸，為我們揭露憂鬱、躁鬱、思覺失調、邊緣性人格等精神疾病無比

複雜、糾結、美麗卻又哀愁的內在世界。尤其憂鬱患者與貓的對話，將沉重的話題訴諸魔幻詼諧，不禁令人再三品味。

但這不是一本單純揭露與呼籲的著作，在後半段的內容中，作者整理了具體、務實的「疾病生存指南」。無論是如何選擇醫師、如何看待藥物、神祕的病房生態、同病相憐的烽火戀情，豐富的內容，讓此書成為患者與家屬必備的案頭寶典。

從事精神醫學工作二十五年，比起冷冰冰的研究數據或令人昏昏欲睡的專業課程，也許我們更需要真實世界的生動回饋，讓心理與醫療人員可以更有溫度，陪同患者不再是無奈地與疾病共存，而是積極主動地與疾病共舞。

——馬大元／身心科醫師、作家、YouTuber

對於瘋狂的害怕，就像是我們怕蛇一樣，那是種根深蒂固的排斥。過去從來不曾正視、過去不用去知道這些人；我們所做的就是把這些人隔離起來，離開我們的生活，彷彿不用講、不討論，這一切都不會發生。

生病也離我們很近，但為什麼要在乎？因為你我他，還有我們的家人，或是身邊的人，都有可能會發生。

我們的害怕、我們的汙名化，或許有一天會反撲到我們身上。

從今天起，我們一起開始說這個病、討論這個病、讀這個病、了解它。才是幫助自己、幫助家人。

——陳璿丞／精神科醫師、析心事務所所長

從恐懼、抗拒、逃避，到理解、面對、共處，本書是陪伴身心疾病患者與家屬「帶著疾病好好生活」的務實指南。

——蘇益賢／臨床心理師

CONTENTS 目次

PART 2

帶著精神病一起活下去

序言

當我第一次因躁鬱症的混合發作（Mixed episodes）[1]，陷入嚴重憂鬱而有了自殺意念時，周遭的人沒有一個能幫助我，連我自己也不知道該吃什麼藥才好。朋友們雖然很擔心我，卻也無法助我減緩病情，他們往往只看過我異常行為的其中一面，自然無從得知該予我什麼樣的幫助。我的父母亦然，甚至連某些醫師也束手無策。我獨自身處於精神疾病的孤獨中，於是自然而然地，學會了如何與疾病攜手前行。

本書是為了幫助處於精神疾病中的自己以及周圍的人而寫的，當我們的關係和一舉一動都受到疾病的束縛時，希望藉由這本書，能幫助大家有更深一層的理解。我想，人們一定會問我，為什麼要用「精神病」做為書名的主軸、為何要頻繁地使用「精神病」一詞等等。因為我認為，若是想消除大家對這疾病的蔑視，讓「精神病患」一詞不再有鄙夷之意，那麼，唯有到了身為患者的自己也敢於認同「沒錯，我的確是精神病患」的時候，才能達到對疾病不再有偏見的超然境界。身為精神

1 指躁鬱症患者在一段時間內接連出現躁期與鬱期的病徵表現，同時感到興奮激動與憂鬱絕望，此時也最容易觸發自殺的念頭。

病患的我們，生活在無數的錯誤觀念和偏見、親朋好友的誤會與社會刻板印象的框架下，甚至認為我們無法像一般「善良百姓」一樣好好過日子，所以我才寫了這本書。當然，本書的內容大致是以「精神病患者如何為自己的人生負起責任，好好生活下去」為主，前述提及的，只不過是次要的補充說明罷了。

書中收錄超過二十個單元的文章，從初次發作的疾病早期開始，到明白這是一種需要終生管理的疾病為止，關於精神疾病患者會面臨到的問題，全部囊括在內。正在閱讀本書的你需要先知道的是，寫這本書的人，是個每天需要服用二十顆處方藥的精神病患；而書的內容會著重在「疾病管理」以及「不放棄做為社會的一分子」。因此，我會同時運用兩種不同的敘述方式，舉例來說，在描述封閉病房的章節裡，我不僅會提及病房裡的心情故事，也會講述重返社會的方法過程。

本書是以調查和分析多位精神疾病患者的狀態為基礎而完成的作品。對於本書描述的各種生活和故事，你應該會有一種似曾相識的既視感，或許會發現其中有神奇的共同點，又或者覺得與你本人的情況完全相反。這是因為每一位病患的人生都是獨特的，除了自身之外，我們更需要去了解其他病患們是如何走過他們的人生。在閱讀本書的同時，也請試著思考一下，自己想過什麼樣的生活、你所描繪的未來藍圖又是如何、對於看似不可能的事要如何應對，請試著去尋找自己的答案吧。

最後，如果你不是精神疾病患者，當你在閱讀本書時，還請不要認為這只是精神病患的胡言亂語。為了能和其他人融洽相處，我們付出了多少的努力，經歷了多少次的失敗，我們無法要求你感同身受，只希望你能從中明白我們承受過的絕望和痛苦，然後將這份理解，移轉到現實生活中的精神疾病患者身上。若能如此，我願足矣。

本書使用的特殊用語

本書所介紹的特殊用語，並非絕對性的專有名詞，而是隨我個人心意所挑選的。我會先闡明本書主要使用的「精神病」一詞，以及使用的理由。除此之外，其餘則是依本書的文章脈絡而定，大都是就我觀察精神病患者本身經常使用的名詞，或者是就我個人認為重要的用語加以解釋。因此，本書的特殊用語並非專業的醫學名詞，也不是學術性的解釋，更接近於我個人理解後的說明。

本書中會提及各種精神疾病和精神障礙，這些我把它們都統稱為「精神病」，又或者以「疾病」一詞來取代，人們經常委婉地說這是一種「心病」，彷彿問題在於心而不是病。但是，我想將其做出區別，把焦點放在精神方面產生問題的「疾病」本身。

就像「心」掌控著思考和感覺，疾病也把持了不可見的感官領域到摸得著的身體。它讓我們過著與發病前截然不同的人生，有時候，病症甚至會威脅到自身的尊嚴和生存。

我之所以使用「精神病」一詞，是為了強調精神疾病中，具有實際危險性和現實破壞力的「疾病」屬性。人們發現了它的存在，卻無法將其完全治癒，只能眼睜睜看它病情加重，一步步地掌控一個人的人生，奪走你原本擁有的一切，斷絕你和周圍人們的關係，那些從前帶給你樂趣和快樂的事物，如今卻變得麻木無感，最後讓你隔絕外界，把自己關在孤獨的世界裡。

關於精神病這件事情，或許你會想要找人談談。但是當你克服尷尬或恐懼後，開口的一瞬間，你就會明白，這個疾病正竭盡全力地妨礙你。愈是想要向別人說明自己的病情，狀況就愈棘手。最後在你好不容易傳達出去的那一刻，它卻像飄散在空中的煙霧一樣消失得無影無蹤。

不過愈是如此，我們愈是要聚在一起高談闊論，好讓更多的人一起來了解這件事。不管是對於精神病感興趣或覺得恐懼的民俗或誤會，還是那些不負責任的安慰或毫無根據的替代療法，在這裡都可以肆無忌憚地暢談一番。儘管我是一名病患，但我也會替此刻雖然罹病、卻仍在某處努力經營自己人生的所有朋友加油。我認為我們的故事，我們想說的話，應該要比現在得到更多關注才是。

最近在談及精神疾病的時候，偏好使用「心」這個模稜兩可的詞。雖說精神病的確是一種「心的疾病」，但實際患有精神病的人，大都對「心的感冒」這種說法感到抗拒。說到心，應該是指位於胸口的心臟。從前的學者還曾經因為「心／精神」究竟在心臟還是在腦袋裡而爭論不休。無論是我們的感受、思考，甚至身體的運作，其實全都是由大腦來主導。身體不舒服，心情就變得悲傷；自信滿滿時，表現就更加卓越，這些都是因為大腦中的情感相關領域與運動相關領域有所連動的結果。若是想說明嚴重的精神病症狀，或許以身體遭受重大意外後的症狀來比喻，反而更加貼切。嚴重的精神病症狀出現時，我們不僅僅是因為「心好痛」、「心裡受傷了」等原因而受苦，更會觀察到身體出現僵硬、動作笨拙、無法控制的不自主運動，以及過度呼吸或痙攣等異常狀況。

身為病患的我們，總在煩惱怎麼治療、管理這個「疾病」，進而在罹病的情況下，思考如何與

「疾病」相處下去。無論如何，「精神病」一詞就如同它字面上的意思，是精神方面的「疾病」，希望閱讀本書的讀者們，都能理解我想傳達的意思。

⊘ 精神病患

雖然這個詞帶有貶低精神疾病患者的含意，但在本書中，就單純是指「患有精神疾病的人」。

⊘ 精病

精神疾病的簡稱。雖然一直以來被當作是稱呼患有精神疾病者的隱語，但是從二〇一八年開始，在韓國網路上被廣泛使用。主要用於蔑稱，不過其中也包含著當事人的自嘲性玩笑。

⊘ 精病er

患有精神疾病的人（「精病」的行為者，添加英文中表示「……的人」的語尾「-er」而成的新造語）。韓國二〇一六年後開始大量使用，還出現了「精病人」、「精病者」等各式各樣的衍生詞。

⊘ 病識感（Insight into disease）

對疾病的洞察，當病患說自己有「病識感」時，那就表示他承認自己患有精神疾病，並且為了治療而努力付諸行動。

⊘ **發作（Episode）**

意指因精神疾病而受影響，造成行為能力受損，且其狀態維持了一段時間。比如患者出現症狀嚴重變差，或非特定期間的惡化等。

⊘ **精神官能症（Neurosis）**

意指在處理內在心理矛盾或外部壓力的過程中，產生心理緊張或症狀的人格變化。也可以說心理矛盾和外部壓力造成的不安感，正是引發各種精神官能症的原因。精神官能症常見的症狀，包括感到不安情緒的焦慮症。

⊘ **精神症（Psychosis）**[2]

主要症狀包括妄想、偏執以及幻覺等，無法區分何者為現實，認知及思考能力出現損壞現象，因此對身心造成各方面的影響。

---

[2] 臺灣的醫學術語譯為「精神病」，香港則譯為「思覺失調」。為避免與口語上廣義的精神病一詞混淆，此處採韓文漢字。

⊘憂鬱症（Depressive disorder）

與暫時的心情低落不同，它是指整體認知、身體機能持續下降的狀態，它會給日常生活帶來負面影響，因此有接受治療的必要。

⊘躁鬱症（Bipolar disorder）

精神醫學專科使用的正式名稱為「雙相情緒障礙症」（雙極性情感疾患），通常分為兩類，會表現出躁症與鬱症兩種症狀的第一型，以及躁期症狀較輕的第二型（輕躁症與鬱症）。本書會混合使用雙相情緒障礙症與躁鬱症兩個用語，因為我認為前者無法適當說明疾病特性，對於經歷過如暴風肆虐般發作的患者來說，「躁鬱症」一詞反而更能直接地表達這種精神病的症狀。

⊘躁症（Mania）

它具有過度思考、睡眠需求降低、話語變多、思緒飛快、注意力分散、對未來計畫多而不切實際、社交活動旺盛、性慾增加、沉迷危險和傷害自我的行動以及活動量增加等特點。當這些情況會對患者的社會關係或工作能力產生負面影響，也可能對自己或他人造成危害，或引發精神症，進而導致失能等狀況，即是躁症。

⊘ 情感思覺失調症（Schizoaffective disorder）

長期同時符合思覺失調與情緒障礙主要診斷症狀的疾病。特徵上具有顯著的思覺失調症狀、憂鬱症與其他情緒障礙症狀等。

⊘ 思覺失調症（Schizophrenia）

在韓文中稱為「調絃病」。這是一種在思考、感情、知覺以及行為等人格各種層面引發廣泛異常症狀的精神障礙，它並非單一病症，而是具有數個共同特徵的一組複合疾病。包括言語紊亂、行為異常及妄想幻覺等症狀持續出現，導致無法維持正常的社會生活。

⊘ 人格障礙（Personality disorders）

當人們遇到某種情況時，會各自採取不同的行動或想法，產生不同的感情，我們將個人的這種傾向統稱為人格。然而，人格障礙是指在現實中、社會中以及自我適應等各種情況中明顯地偏離正常，以致難於適應正常社會生活的一種精神障礙。

人格障礙有很多不同的特徵，難以一言蔽之。患有人格障礙的人對自己言行的感知方式與一般人不同，思考模式經常與周圍的人們背道而馳，在建立關係上也會遇到困難。但又因為人格障礙本身的特性，讓病患難以察覺到問題所在。

由於無法意識到自己的問題，所以很可能與周遭的人產生矛盾，進而感到壓力。也有很多人不願接受親朋好友的勸告，或是認為自己沒有接受治療的必要。雖然想要治療人格障礙是一件很複雜的工作，不過目前的做法是將具有相似特徵的人格障礙分為Ａ群、Ｂ群以及Ｃ群三種群組。Ａ群包括妄想型、孤僻型以及思覺失調型人格障礙；Ｂ群則是有戲劇化型、自戀型、反社會型以及邊緣型人格障礙；最後Ｃ群包含了畏避型、依賴型以及強迫型人格障礙在內。

⊘ 初發

表露出病症，初次發作之意。

⊘ 緩解（Remission）

意指病情維持緩和的期間。一般來說，當緩解持續五年的時候，即可判斷為治癒（完全緩解）。若是恢復到一定程度，並且狀況至少持續幾週以上的話，就可以認定已經進入了緩解階段。為了讓患者在緩解階段能夠照料自身的療養生活，我認為應該對日常生活或定期治療等名詞進行重新定義。

⊘ 停藥

意指停止服用藥物。若是沒有事先與醫師商量就自行停藥的話，根據藥物的不同，可能會出現禁斷症狀、精神依賴、不安等副作用。因此若是打算中斷藥物治療，請務必與醫師商議後再採取循序漸進的方式減少用量。

⊘ **身體症狀障礙症（Somatic symptom disorder）**

或譯身心症。由於精神、心理壓力或矛盾的原因，出現了各種不適的身體症狀，但在醫學上找不到原因。

⊘ **復原力（Resilience）**

在個人遭遇逆境、心理創傷或是威脅等壓力來源時，展現出積極行動來調節負面影響的動態過程，也就是「復原的能力」。

01　就算失去一切，我也要守到最後

02　獻給第一次踏入精神病世界的你

03　幫助病患的事：病識感、疾病認同，以及自助聚會

04　像貓一樣：憂鬱症患者若想維持正常生活

05　誠實者的地獄，躁症

06　邊緣型人格障礙者的悲傷

07　思覺失調症：調節音律的人

PART 1

人們不知道也覺得無所謂的精神病世界

01 就算失去一切，我也要守到最後

說起初次發病，我遇過的所有精神病患，都曾走過相似的路。我在十來歲時就已意識到病症，大學時期，約二十出頭時經歷了初次發作，人生也開始分崩離析。雖然透過學校的諮商中心得到協助，但由於症狀嚴重且自殺次數頻繁，我已開始支撐不住，在諮商人員和周遭人們的勸說下，開始採取藥物治療。但即使嘗試過各種藥物，病情仍未好轉，甚至愈發惡劣，陷入了絕望和各種成癮症狀中。在當時，還沒有適當的病名來描述那種情況，大多數人都是在事後回憶時，用「好像是憂鬱症的樣子」這類說法來安撫自己。對於這樣的人，學校大多採取彈性措施和柔和態度，然而一旦畢業，在失去歸屬之地的同時，病魔也開始對我們展開猛烈攻勢。在找到新的歸宿前，大家都因為這個病吃盡了苦頭。

由於接受診斷的過程相當複雜，且需要很長的時間，兩者都在在考驗精神病患的耐受力。學校諮商中心介紹的精神科，給所有人都開了類似的藥，但當時的藥物檢索系統並不完善，我們也很難得知那是什麼藥物。偶爾我跟朋友還會把拿到的藥拿出來比對一下，然後問對方：

「你也沒吃藥嗎？」

「我也沒吃藥啊。」

「那我們把藥混在一起再吃吧。」接著我們把藥各分一半吃掉。

我把藥放在手掌上，用長長的刀切開了再吃，所以掌上布滿了可疑的傷痕。黃色的是安定文（Ativan）[3]，藍色的是安立眠（Zolmin）[4]，但沒有一種藥能把我從那種生活中拯救出來。每當向醫師訴說自己的症狀時，我總覺得該找個方式好好敘述自己的事，好讓他更加理解我的狀況，所以每次都會講述自己經歷過的戲劇性蕾絲邊故事，然而醫師並沒有什麼特別的反應。（我讀的是基督教學校，學校找的也是信教的精神科醫師！）我的病情惡化得很快，但醫師和他的處方卻沒有絲毫改變。對於疾病的原因、症狀及預後，我完全無法得知任何訊息，只感到無能為力。滿腦子總覺得自己非常沒用，身心能力也跟著加速下降，最終讓我從樓上一躍而下。

我被診斷為憂鬱症，得以向學校申請休學，據說我是該校首例。由於曾在系上報告時因恐慌而昏倒，很害怕自己必須再度回到學校上課。幸運的是，沒人向我提起過這件事。後來我找到了新的

---

3 主成分為蘿拉西泮（Lorazepam），多用於治療焦慮症、失眠與癲癇發作等症狀。

4 主成分為札來普隆（Zaleplon），主要用於改善失眠症狀。

歸屬，參加了女學生總會選舉運動本部的活動。那時的我有很多奇奇怪怪的藏身處，不必非回家不可，因此老是在外遊蕩到深夜。我在學校周邊過日子，每天早上都會在沒有人的地下室或頂樓洗手間，用洗手臺旁的洗手液洗頭。吃東西時都是躲起來吃，過著像傻瓜一樣的生活。或許我正在往發瘋的路前進，但對於過去曾讓我恐慌發作的大樓，我是寧死也不願靠近一步。雖然這是理所當然的心理創傷反應，但每當感受到這種無法理解、控制和管理的感情、心情、感覺或預感時，我都像隻驚弓之鳥似地驚慌失措，所以我會刻意每天去認識新的朋友，或去做一些沒做過的事。即使無法從中發現什麼了不起的東西，心裡也覺得好像受到了鼓勵。於是我更加熱衷於此，隨便找點事做，到處認識新朋友，一有喝酒的機會絕不放過。

初次發作之後，我原有的生活大大改變，但並不意味著就此結束。雖然我的閱讀理解、寫作、語言與外語能力，以及人際交往能力等皆遭破壞，不過同時也蓬勃地重新發展起來。精神病的各種症狀，像是自殘或自殺等自我毀滅的思維，與所謂「常識性」的思維並存。破壞性的想法依然存在腦海，但學校指定的課題我也能如期完成。對於這種奇妙的共存現象，我的好奇勝過了它帶來的不適。它們在我體內玩起了你追我跑的遊戲，比起獨自前行，兩人為伍反倒可以跑得更遠。這種想法是疾病所致的具體表現，可當時的我並不知道，反而因為孤獨感變得沒那麼強烈而感到高興。

雖然新症狀總會在沒有任何預告下隨時出現，不過還是有跡可循的。當我們陷入巨大矛盾中，病症百分百就會現身。那該怎麼辦呢？就把火苗徹底撲滅吧，只要把製造矛盾的可能降到最低，就能有效預防。但對於野心勃勃、自尊心高又年輕氣盛的精神病患來說，他們絕對不會選擇逃避。只是，人活在這世界上總會面臨各種變數，不可能事事皆如自己的預期。最終只能與病症相互碰撞，在造成損害的情況下讓疾病爆發，更可怕的是，病症一旦加深，就無法再回到從前的狀態。

從某個時刻開始，我們意識到自己不只是「與病共存」，明白了自己正與疾病共享這具肉身。當疾病對我說「你動彈不得」、「你不能出去」、「你辦不到」，或者「你必須做這件事」，我只能照辦。雖然現在看得很明白，不過當時只看得見疾病想展現給我看的那一面，並對之深信不疑。我們與疾病一方面相互對立，一方面也持保留態度。我們所面對的始終是蒙著面紗的神祕存在，只能加以揣摩和猜測，既有的所有判斷基準對它都不適用。想徹底了解疾病是一種貪求，我們只能把目標設定在熟悉它，去發現它的模式，記錄自身病徵，例如好發於什麼時間與空間等。我們向疾病學習，然後才明白怎麼去應付它。

與此同時，我們也明白，我們必定會在這場戰役中敗下陣來。我當然也不例外，眼睜睜看著病症惡化的速度比老化更快，真令人厭倦無比。不過還是可以換個角度思考，即使疾病又往前邁進了一大步，其實也沒有想像中那麼糟，有時我們還會很樂意助它一臂之力。雖然吃了很多藥，但我從來沒有覺得它們會攻擊和消滅病症，藥物的作用是將病症調整到更合理的範圍（疾病和病患都點頭同意的程度）而已。面對現實生活，站在前方應戰的人本應是我，然而每當需要站上前線擔任先鋒時，偶爾，不，有時，不，我總是讓疾病替我領兵指揮。我們現在已錯綜複雜地糾纏在一起，即使打算做某件事，也已分不清究竟是為了自己，還是因為疾病在我耳邊呢喃，才讓我在它的驅使下採取了行動。

初次發作那回，我被送到大學醫院的急診室搶救，不到一天就被轉送到封閉病房。雖不知是哪位醫師做的決定，不過真的相當快速果決，我隨即就被診斷為雙相情緒障礙症。許多雙相情緒障礙症的患者因被誤判為單相的憂鬱症，在接受抗憂鬱治療後導致躁症加劇；與他們相比，我算是比較早接受正確治療的案例。但很快我便明白，如果說我的藥物是容器而躁症是液體，那麼躁症總是可以輕易裝滿這小巧可愛的預防用容器，並一下子滿溢而出。停滯不前的藥物治療也好、劃時代的藥物治療也罷、或是治療疾病的統計數據觀點、同志友善諮商中心等運用在我身上的諸多措施，都被緊接而來的躁症瞬間擊潰。每經歷一次躁症，我就變成一個完全不同的人，在治療上真的困難重重。現在也是一樣，我的疾病，特別是躁症，完全沒有減弱的趨勢，周圍的人都厭倦了我的病。不，也不能這麼說，應該說周圍人只在意我的症狀，並不想知道其中原理，而且對我病症後續不斷新出現的副作用感到莫可奈何，這一切我都明白。

我並不認為憂鬱症與躁鬱症、第一型與第二型的雙相情緒障礙症、情感思覺失調症與思覺失調症（舊稱精神分裂症）之間，存在著簡單明瞭的區分方法。有時候，這種病症會轉變成另一種病症，各式各樣的症狀也可能變成同一種症狀。原有的幻覺可能慢慢平靜下來，安分守己一段時間後，某天又一躍而出。我相信精神病患總有一天會好起來，且這並非只是一種冀望。只不過，好起來並不意味著完全康復，而是指變得比現在更好。想回到過去「清醒」的時期，幾乎是不可能的事。我知道，我們都有過頭腦清晰、聰明伶俐又機智的美好往昔，但這場病並不會再帶我們回到那個時候。換個角度想，我們也可以藉助病魔的力量，走向比當時更加欣欣向榮的康莊大道。

我也有過很多因精神疾病而受苦的日子，之後會更詳細提及。而在起初的那陣子，「委屈」是我心中最頻繁出現的想法。對別人而言沒什麼大不了的事，像上學、上班、吃飯、喝酒或睡覺等，對我來說都伴隨著恐慌、狂躁和憂鬱，這些症狀在我的身體裡不斷交戰。「為什麼我每天都想尋死？」這樣的想法是我每天都會遇到的課題。「我只想跟戀人和貓住在一起，難道這是遙不可及的夢想嗎？」之類的想法也日復一日折磨著我。讓我最痛苦的是，我覺得自己與沒有精神疾病的人之間，橫著一道深不見底的鴻溝，無論他們是我的父母、兄弟姊妹還是親戚。雖然缺乏理解的人是他們，但我無法向他們傳達這種痛苦，這令我感到絕望。他們完全不能理解我企圖自殺的根源、過程和嚴重性，即使我的藥物過量已嚴重到需要血液透析的程度。

一般像我這種試圖自殺的危險患者，理應聯繫相關領域的醫院或其他醫院的精神科，將我送去做集中治療。但由於家人強烈反對，我被送往偏遠的鄉下，並要求我簽了一份保證書，保證自己不會在鄉下的小型醫療院所中做出任何不光彩的事，於是我開始和一群失智症患者一起生活。那家醫療院所只開了三種藥給我，其中一顆是明眼人一看就知道的神經安定劑，還不是完整的一顆，只是四分之一，其他藥物他們也故意不告訴我是什麼。

我在那家醫院住了一個月。家人叫我別吃那些藥，所以接下來一個月裡我並未服藥。好不容易行動自由後，才回到以前就診的精神科，把這段時間的遭遇說了出來。醫師一臉無奈地說：「把鴉片類止痛藥、嗎啡和抗憂鬱劑一起吃下去，像你這樣的患者，若不出現躁症那才奇怪！」聽完這話我整個人都懵了。

是的，在被送到鄉下前，我因劇烈疼痛服用過鴉片類止痛藥和嗎啡。由於精神上的壓力，疼痛在我身上不斷積累，抗憂鬱劑也被開了最高劑量的處方。就我個人的情況來說，這就是觸發躁症的原因。當時我已出現嚴重的自殺意念，而就先前企圖自殺時的情況來看，躁症確實是促使我採取行動的一股力量。在我試圖自殺的兩個小時前，我總是會擅自闖入某個對外封閉的處所，當下的我，可說處在無所不為的狀態。

我的自殺企圖、糟糕透頂的事後處理、未能被人理解的行為和痛苦所帶來的悲傷、由於中斷用藥而再度崩潰的藥物治療和永無止盡的治療週期等，這些我全都咬緊牙關撐了下來，好不容易找了一份工作。但就業之後，我的躁症又犯了，人生中第一次出現了抽動綜合症[5]。過沒多久我就被勸退，也許是因為我在老闆面前吐舌頭的關係吧？幾個月後，我突然對之前在鄉下醫療院所吃過的藥感到好奇，上網搜索了一下。

原來全部都是消化劑。

若是像這樣放任病情不管，會發生什麼事情呢？每個人的狀況可能都不一樣，但以我來說，即便隔年在同樣的氣溫、同一個季節以及相同環境條件下，我卻感受到前所未見，像狂風席捲而來般的躁症。除了至今為止所經歷過的所有症狀（幻聽、反社會行為、犯罪、焦慮、不安、思考障礙等）全體總動員，還出現了新的強迫症狀（潔癖、排序）。雖然立刻準備了全套的躁症藥物，症狀卻無法緩解。我明知自己陷入瘋狂，可依舊認為自己的所作所為才是正確的。躁症從十月開始犯病，此後過了四個月仍沒有完全消退。

我經常有被背叛的感覺，以及一種遙不可及的距離感，對這社會也沒有完整的歸屬感。雖然我自認是這社會的一分子，應該像大家一樣找份安定的工作，定期支薪並從事消費，但一想到我承受著不是每個人都會經歷的痛苦，就覺得心裡很不是滋味。這是一個人們不知道也覺得無所謂的精神病世界，外界的人質問我：「為何你要把這種事拿出來談呢？」或是指責我：「做出這些令人無法理解的舉動都是你的錯。」我會把指責過我的人全都記在心上，同時，也不會忘記那些為了延續生命而奮不顧身的人。

5 一種突發性、重複無規律的發出聲音或肌肉抽動，分為聲音型與運動型。

02

獻給第一次踏入精神病世界的你

這段時間以來，你一定很孤單吧，不過幸好現在就醫也為時不晚。初期的診斷經常會有變化，希望你不要太放在心上。說到藥物治療，你大概會拿到白色的圓形藥丸恩特來（Inderal，調節心律不整，有輕微的鎮靜效果）[6]，以及黃色藥丸安定文（鎮靜效果和消除不安），如果想知道更詳細的內容，不妨上網檢索一下。其實它們並不是什麼猛烈的藥物，可以安心服用。還是說，你的情況正好相反呢？只是，如果突然服用藥性太強烈的藥，身體可能接受不了，劑量上還是逐步調整會比較好。

每週需回診一次，狀況不好的話，可能要改成三天回診一次。有買醫療險的話，診療費應該可以得到理賠……，就算沒有也沒關係，因為短期內應該只會開立少量的藥物處方，醫藥費不至於太高。若是費用對你來說過於沉重，請跟醫師商量一下，他可以開一些單價較低的替代藥物[7]。雖然這是非常特殊的情況，不過也許院方會同意讓你延到下次再一起支付。為什麼你會決定去醫院呢？

是在周遭人們的勸說下來的，還是自己決定來的？無論如何，在經過無數煩惱和思考之後，你終於踏出了前往醫院的第一步，真的替你感到高興。

我初次到醫院求診是因為自己無法入睡，已經到了好像快要發瘋的程度。我的失眠等症狀和壓力有關，而這壓力又源自一些女性問題，每當我向醫師解釋其中錯綜複雜的關係時，診療時間總是一下子就結束了，等到出了診間，才發現醫師還是開了同樣的藥給我，從來沒有更改過處方，那時的我真的非常失望。

我的症狀並不只是失眠，這點應該任誰都看得出來。不想見到人而偷偷躲到山上，自殘而縫了數十針，試圖自殺兩次，還有酒精和尼古丁成癮的症狀。後來我才知道，這是因為雙相情緒障礙症的混合發作，但當時我不明白自己為什麼要這麼做，又為何會發生這樣的事，只能不斷問自己「為什麼？為什麼？」卻始終得不到解答，它彷彿是我揮之不去的本質一般，我無法擺脫，而又進退兩難。所有症狀就像說好了似的一起出現，我就這樣被淹沒在精神病的大海。學校的心理諮商室立刻幫我聯繫了醫院，但低劑量的藥物治療對我根本沒有效果，病情惡化得很快。到了那年年底，因為憂鬱症的關係，我首次向學校申請了休學，隨即住進封閉病房，被診斷為雙相情緒

6 在臺灣，恩特來為紫紅色小圓錠，主成分為普萘洛爾（Propranolol）。

7 臺灣由於全民健保給付，民眾單次所需負擔藥費以三百元為限，最多可領三個月（慢性箋）。如因慢性精神病而領有重大傷病卡，另可免去看診時的部分負擔費用。

障礙症。

若是你初次到精神科就診，或是正考慮去哪家醫院比較好的話，我想給你一個建議，請你先到可近性高的鄰近醫院看診。第一次到精神科就診的患者叫初診患者，一般院方會先請你填寫一張簡單的問卷，然後再進入診間與醫師商談。通常和醫師第一次面談時，都會發生類似下列的問題，像是醫師無視於你的訴求、採取高壓的態度提出建議，或是完全不談及關於今後的治療方案等等。身為病患，你有權利聽取醫師的說明，如果這位醫師帶給你明顯的不快，那就代表這家醫院並不適合你，請拿了處方箋後就離開吧。真正好的醫師會傾聽你說的話，提出適當的問題，並給予必要的說明。關於藥物，可能會有各式各樣的副作用，由於必須長期服用，院方應該也會給你一張服用藥物的指導單。

對於剛踏入這個世界的你，我有很多話想要對你說，其中最重要的一句就是，請先做好心理準備，藥物治療的時間可能會比你預想中的來得更長。這個病就算治療一到兩年，也不見得會好轉，且稍不小心就會開始惡化。即使是所需服用藥物較少的時候，也要認真看待治療的過程，千萬不要自行停藥。另外也希望你明白，若想正確診斷你的疾病，其實是需要花費一段時間的。也就是說，醫師也需要一段足夠長的時間來觀察你。比如我起初僅被診斷為非特定（unspecified，或稱未明示）的「雙相情緒障礙症」，直到後來因躁症規律發作，我的診斷也有了進一步改變，確定為「第一型雙相情緒障礙症」，這過程中也花費了數年時間。

藥物治療也是一樣。每種藥物發揮作用的時間都不相同，跟泰諾（Tylenol）[8]這種只要二十分鐘就可以讓頭痛完全消失的藥完全不一樣，抗躁症劑鋰鹽（Lithium）需要花七天的時間，而SSRI[9]系列的抗憂鬱劑若要充分發揮療效，一般需要三到六週。有時在藥效出現之前，副作用就已捷足先登了。副作用很容易讓好不容易鼓起勇氣接受藥物治療的患者感到挫折，讓回精神科複診這件事變得似乎毫無意義。你需要好好度過這個時期，有個方法可以助你達成目標：在拿到藥物處方時，可以先詢問醫師這些藥物要服用多久才會產生效力，讓自己心裡先有個底。漫無目標地等待藥效發揮作用，和設定期限的忍耐，是完全不同的兩回事。另外，你也可以問清楚，透過這些藥物可以獲得什麼益處，期許自己在藥物治療中可以產生變化，抱持希望的心態，也是很重要的。最後，若藥效開始發揮的時間比醫師告知的時間更長，你可以在就診時告知醫師，你的症狀並未因用藥而改善，即時向院方反映自己的狀況，對藥物治療也會有幫助。值得注意的是，即使透過藥物治療，我們也無法百分之百回到治療前的狀態，更別說是期許自己在藥物的幫助下提升到百分之一百二到一百三的清醒與高效。事實上，我們的狀態頂多只能回到比以往略低的八、九成。服藥的主要目標，並不是讓我們變回從前那聰明伶俐的自己，相較之下，服藥的目的更應該是從預防的角

8 「泰諾」為乙醯胺酚原廠藥之商品名，臺灣大眾較熟悉的「普拿疼」為其學名藥。

9 選擇性血清素再攝取抑制劑（Selective Serotonin Reuptake Inhibitors，SSRIs），是常用的抗憂鬱藥。

度出發，重點在於減少將來再次發作的機率。

在制定治療計畫的過程中，病患本身雖扮演著相當重要的角色，但並不是全部。我們必須仰賴他人的協助，也就是醫師、藥物以及足以信賴的朋友或親戚。首先，精神科醫師的主要作用是準確地診斷患者的疾病，並開立適當的處方，不僅如此，他還要協助教育患者，並為其制定支援的治療計畫。另外，還要幫助患者好好管理自己要服用的藥物。此時應該要將下列幾點列入考慮範圍中：

★ 患者的思考過程
★ 患者的日常生活
★ 與配偶、家庭成員以及朋友之間的矛盾
★ 家庭問題
★ 與職業相關的問題
★ 社交狀況

從長期治療的角度看，謹慎且具連貫性的持續治療，是改善病情最重要的因素之一。成立支援小組也會成為一股很大的力量。由家人和朋友組成的堅實後援隊，對於穩定患者情緒

有很大的幫助，相當於在與敵人角力的戰場上多了一批值得信賴的戰友。組成支援小組時，有下列三項必備條件：

★ 選擇值得信賴的人。
★ 開誠布公地談論彼此的故事，分享各自的憂慮和不安，並且一起制定目標。
★ 鼓勵支援小組的成員們學習和了解自己的疾病、並且讓他們知道能夠在哪些方面得到幫助。

在建立以信任為基礎的支援小組時，你可以試著丟出幾個問題，像是「這個人值得信任嗎？」「這個人本身是否情緒穩定，是否能給予我支持？」「這個人跟我之間有頻繁的交流嗎？」「這個人是否因為我有精神疾病，就對我帶有異樣的眼光？」「這個人靠得住嗎？」「這個人是否尊重我？」等等。你可以鼓勵他們進行開放式的對話，幫助這些支援小組的成員們更加熟悉身為病患的自己，也進一步了解你所罹患的疾病。另外，你也多了一個機會，可以仔細觀察你因疾病引發的情緒和行為，對他們會產生什麼樣的影響。

03

幫助病患的事：病識感、疾病認同，以及自助聚會

切斷疾病退路的知識

理解這個疾病最重要的就是「病識感」。雖然病識感可以簡單解釋為「病人對自身所患疾病的認識」，不過實際情況卻更加複雜，因為它與精神疾病中可以掌握和分析的「行為」，相去甚遠。要說掌握和分析，也是以特定座標（自我認識）為基礎，再加上全方位的觀察才得以成立。但在患有精神疾病的情況下，患者腳下所踩的並非踏實的土地，而是一張不知下一秒會飛往何方的魔法飛毯。往往很長一段時間過後，我們才意識到先前的狀態，也許還會因此貶低起現在所擁有的各種可能性，不是過分誇大未來，就是乾脆對未來無動於衷，總之有各式各樣的反應。有的疾病讓人停滯不前，放任時光流逝；有的則好像把時間按下了暫停鍵，但人還在不停往前奔跑的感覺，總的來說都是一片混亂。擁有病識感，就表示你還擁有自我的時間（即使你跟別人生活在不同的時區）。重

症精神病患最常反映的症狀之一，就是他們經常感到時間不夠、時間停止或時間太多。

無論你屬於其中哪一方，與疾病共度時光的自己是什麼樣的狀態，在當下都無法得知，唯有事過境遷後的「現在」才能加以說明。這樣的循環可能反覆出現，不過請別擔心，因為將這些失敗的經驗集合起來，就會成為獲得病識感的養分。深刻體會病情嚴重時的感受，用經驗來理解這一切，然後承認它。精神疾病為你開啟了一個一般人絕對不曾知道、也沒機會知道的世界，你會埋怨它，也會學著去分析它。你用各種方式解釋它，甚至特意學習了外語，用「啊啊喔喔」的聲音呼喊，想盡了所有辦法，對一切毫無隱瞞，可那句話卻始終無法浮出水面。你遲遲找不到適當的表達方式，於是開始自殘、胡亂喊叫、打碎東西、無端折磨他人、也折磨幫助自己的人，不過最飽受折磨的終究是自己，在所屬組織和群體之間飄蕩，發送著SOS的求救訊號。時間這樣一點一滴累積，病識感從中悄然而生。

無病者不能明白擁有病識感之人的痛苦，病識感並不是單純地承認「我有病」而已。病識感是指承認自己有病，會建立管理疾病的模式，並知道自己在生病的狀態下，自身行為可能對自己或他人造成傷害。因此，只知道「我有病」卻沒有病識感的A，與擁有病識感的B，即使兩人同樣躁症發作，其思維和行動也會有所不同。

舉例來說，當A的躁症發作，由於他對自己的狀態也有所了解，知道自己的躁症狀態會愈來愈嚴重。不過此時A的腦海中也會開始產生各種不同的想法。像是「下週要不要去醫院，跟醫師說我躁症的事？可是兩週後要跟朋友聚會，還是等聚會完再說吧，玩樂至上啊！開心地玩一場之後再跟醫師說也為時不晚吧？」問題是，躁症並非一列以規律速度駛向車站的火車，若要比喻，它更像是一輛在結冰路面上打滑，胡衝亂撞讓周圍所有事物全都遭殃的汽車。也許他已經以無法預測的速度，在參加朋友聚會前就闖下了大禍，或者對自己和他人做出了一些令人不快的舉動。若是你已經意識到，自己不立即採取應變措施就會導致病況惡化，那麼無論躁症再怎麼掙扎，或是在你耳邊甜言蜜語，都得把耳朵捂住，想盡辦法把自己送進醫院。為了預防日後發生意外，提早切斷躁症的退路，這是有病識感的患者才會做出的行為，也就是說，病識感能夠守護病人免於各種不幸。

對於有病識感的Ｂ而言，當他一察覺到躁症，他的腦中隨即召開了「躁症法庭」。檢察官會詢問道：「你承認你躁症發作嗎？」「你最近是否一下就花了五十萬韓元（約一萬兩千元新臺幣）？請立刻前往醫院。」「雖然服用津普速（Zyprexa，一種抗躁症藥物，有增加體重的副作用）會胖上十公斤，但你還是得去醫院才行。」而律師一方會厚臉皮地鄭重否認：「不是的，他這不是沒有任何問題嗎？看起來不是很正常嗎？」「看來你是過度擔心了，他只是心情比較興奮罷了。」他夾在兩造之間左右為難，但仍得作出判決，歷經百般思量，這場腦中的法庭戲終於落幕。在將過往判例以及曾闖下的禍事複述一遍後，Ｂ根據「請就醫治療」的判決，搭上了前往醫院的巴士。

自己處於生病狀態時，無論如何仔細計算、思考與預測，當你邁開步伐，你的腦袋就是無法指引你走向你想前往的方向。因此在疾病已然入侵的情況下，我們不該試圖自己去處理它。就像「一切都會過去的」這句話一樣，「現在就去醫院吧」也能成為我們可以隨時實踐的箴言。於是我們換上衣服前往醫院並接受治療，在治療的茫茫大海中下錨停泊，正因為擁有病識感，我們才做得到這一切。

「精病er」等用詞

長久以來，我們一直找不到適當的用詞來形容患有精神疾病的人。無論是患者們互相稱呼時的用語，想說明疾病的症狀或特徵，或是想描述時而悲傷、時而哭笑不得的心情，以及在某個小群體內部使用的隱語或縮寫用語等，我們都很難找到合適的表達方式。

精神病患們不知從何時開始，都會在心裡嘀咕著，認為「原來是精神病患啊」、「精神病患」、「精神疾患者」等，就是別人稱呼我們的方式。大部分精神病患在與周遭的人聊天時，只要提及關於精神病的事，就會採取「我有吃『藥』」、「我明天要去『諮商』」等類似這樣迂迴的說法。但大家也心知肚明，這些話絕對無法清楚說明我們的病。

二〇一五年左右，韓國社交平臺上開始使用「精病er」一詞，之後自稱「精病er」的人就像雨後春筍般不斷增加。自稱「精病er」的人們以廣泛的認同感為基礎，逐漸在網路上形成了一個文化群體。「精病er」是將「精神病」一詞，加上有行為者之意的英文語尾「-er」組合而成。將精神病患縮寫成「精病」之後，把患者、當事者以及有病的人全部包含在內，用當時流行的造詞方法，也就是在後面加上有行為者之意的英文語尾，就出現了這樣一個新造語。

在這個帶有自嘲、低劣且粗暴的言語面前，很多「正常人」都表現出排斥的態度，但「精病er」們並不介意。「身為精神病患，精神病已含括在我們的人生之中。」只是，在能夠理直氣壯地說出這句話之前，精神病患們必須歷經漫長而艱鉅的過程，時不時就得採用近乎辯解的方式來說明一切，還得竭盡全力去安撫那些在得知我們是精神病患之後不知所措的人們。

因上述情況而感到疲勞的人們，需要一個簡單明瞭、雖有自嘲意味又不失幽默的詞語。我們終於有了一個前所未有、「只屬於我們」的稱呼，不管是自己稱呼自己，或是你我互相稱呼對方時都可以使用的名字。即使在過了五年後的今天，「精病er」一詞仍然存在，並且在各式各樣的社交平臺上繼續被使用著。

身為第一批在網路上使用「精病er」一詞的成員，我在解釋精神病的時候，很多地方都借用了同志文化的用語，像是「疾病認同（疾病＋認同）」與「病出櫃（精神病＋出櫃）」等用詞。由於我本身就是同志，所以我很清楚同志認同與出櫃的過程有多麼漫長和艱辛。在我們周遭，特別是向朋友或同齡群體之外的地方（學校、職場、家人）公開承認這個身分時，總是會遇到重重難關。以這些經驗做為基礎，當我在說明精神病時，自然就會將兩者做連結，採用和揭曉同志認同過程類似的程序。

對於出櫃的過程，我有一套自己的理論。不管用什麼方式出櫃，都很有可能一下就被人句點。而當事情就這樣迅速結束，對方也不一定會認真看待。出櫃者以同志身分「出道」時，比起在大家的掌聲中落幕，其實更有可能是一場艱辛旅程的開端。我們也很清楚，出櫃也意味著必然會與眾多團體發生衝突，因為我們必須鞏固自身的立場。在這樣的過程中，為確保自我認同所做的抗爭，也是一種賦予自身信念的儀式。不過在現實生活裡，這是件十分難以實踐的事。第一次住進封閉病房時，我將自己是同性戀兼精神病患者的事實，一併告知我的父母，然後抓著正要離去的父親問道：「你能……理解我嗎？」當時的情景，替我的故事增添了畫龍點睛的一筆。

我不過是想讓全世界都知道「我真正的模樣」，我是一名精神病患，同時也是一名同性戀者。我已經厭倦了任何時候都必須隱瞞、說謊或者辯解，那些構成我這個人的所有一切、我所喜愛的事物、我的故事以及我平淡無奇的日常。我想要成為被大家接納的一員，如果想達到這個目標，我得先走近對方並與其對話，展現出真實的自我，將我的真心傳達給對方知道。因此，我們總是顯得那麼迫切，我周圍的同志兼精神病患的朋友們，都與我走過相似的心路歷程，絕大部分的人也都遭遇過離家出走或是和家人斷絕關係等坎坷的命運。

在這樣的背景下，我開始使用「病出櫃」一詞。這顯然個是從同志用語中借用而來的詞彙。跟同志出櫃一樣，在揭發自己患有精神病時也會歷經下列三件事，一、必須再三強調。二、對於談話的對象，需要做好事先調查的工作。三、在揭露事實之後，對方和自己之間的感情可能開始動搖，產生矛盾的可能性也很高。

最初在使用「病出櫃」一詞時，由於尚未闡明取名的來龍去脈，所以有人批評這個用詞淡化了「出櫃」一詞的本意。精神疾病患者們都是借用他人的語言來使用的，無論是症狀、心情還是病況等，每當想要解釋這一切的時候，不管再怎麼努力搜索枯腸，也總是找不到適當的文字來做表達。因為我們國家的文化本身就沒有這樣的詞彙，因此像「病出櫃」、「精病被出櫃」等詞語才會在一時間之爆紅，流行一陣子之後又消失無蹤，過沒多久又突然廣泛使用，接著再次消聲匿跡，如此反覆不斷。因為自身疾病與這個社會產生衝突的這些人，不知該怎麼去說明他們的「精神病」，因此才會去抄襲別人（相似少數者）的習慣或文字。對此，如果批判他們「抹殺同志的性少數群體」，那麼必然會遭到反駁。在名為同志的集合裡，精病 er 並非它的差集，大多數的人都是屬於兩個集合中的交集。在沒有共同語言的少數者之間，對於就連基數也要彼此共享的人來說，難道會因為誰用了誰的語言，就把另外一個給「抹殺」掉，我們真的擁有如此強大的權力嗎？

除了語言的問題外，更重要的是對疾病的認同感。這種疾病並非一次性或短期間就能痊癒，它會反覆無常地出現，並隨著時間的流逝逐漸壯大，一點一滴地在你的人生當中累積。然而，不同於我們面對其他事件時的態度，我們對於疾病，總是輕易忽略它的時間性與因果關係，很容易誤以為「我以前確實是那樣」，「但現在不同了」，「我脾氣本來就不太好」。但是疾病從累積到發作前的這段時間，它就像是暫存在文件夾裡而已，一旦再度復發，就會將當時的面貌如實呈現出來，而這一刻，正是讓病患感到絕望的瞬間。

我們往往將自己發病時對他人或自己造成的傷害拋諸腦後，只記得自己光鮮亮麗、人模人樣的那個時期，輕易地掉入選擇性記憶的陷阱裡。不過，如果採取抵死不認的態度，否認當時的那個人並不是「我」，所有一切都不是「我」做的，那也無法從根本上解決問題。我們必須對自己的行為負起責任，將自己闖下的禍一一梳理清楚，把每一件事的前因後果弄個明白，這才是我們應該做的事情。

究竟發生了什麼變化，我們正處於哪個時間點，該怎麼做才能得到應有的回報，我們必須自己做出決定。

自我幫助的病人們

「自助聚會」中的自助二字，指的正是「自我幫助」之意。在描述精神疾病的時候，總會在語言上遭遇瓶頸，所以患者們會去尋找擁有相同經歷、或是能一起度過那段時期的同伴，一起透過衝動的行為、脫離常軌的舉止以及其他各式各樣的嘗試，來消除痛苦和空虛。而在經歷了疾風怒濤般的時期之後，我們又再度下定決心要好好接受治療，此時對患者而言最重要的即是自助團體。

當一個本身帶有躁症的人對另一個同樣有躁症傾向的人說，「喂，原來你也是躁症患者啊」，

「最近改吃什麼藥啦」，「吃了這麼多藥竟然還能活著啊」，聽到對方開這種玩笑時，自然也會跟著嘻嘻哈哈。彼此可以分享精神狀態與服藥上的困難，抱怨藥物的副作用或是藥丸的大小等，甚至拿自身的疾病來開玩笑。像這樣由對疾病有基本認識的患者所組成的自助團體，可以為患者的心靈帶來安定的力量。更進一步來說，如果是由住在附近的患者所組成的群組，那麼甚至可以提早發覺對方發出的求救訊號，即時給予幫助，平時還可以相約一起吃飯、協助打掃環境衛生、陪同就醫，或是根據情況給予一定金額的經濟補助等，擴大成為廣義上的自助團體。

我在二〇一六年初舉辦了「女性精病 er 自助聚會」，固定每月參與的人對於自助聚會都抱持著肯定的態度。有的時候甚至多達十八名與會者，讓狹窄的教室也顯得人山人海。自助聚會的成員們，分享了各式各樣的訊息與讓人受益匪淺的訣竅。例如醫療支援、與殘疾補助相關的福利政策、與醫師溝通的簡易技巧，以及提醒自己早上不要忘記吃藥的祕訣等，另外也會分享自己遭到父母虐待、學生時代被同學霸凌，或是與家人起糾紛等人生經驗。在說明自己症狀時，擁有相似經歷的與會者也會給予建議，大家都把對方的煩惱視為自己的事情，並且互相傳授面臨危機狀況時的應對方法，不知不覺竟然聊了五個小時之久。由於對話的內容涉及了疾病、病況以及因疾病而發生的趣事等個人隱私，因此在聚會場所中的所有談話都是以匿名方式進行。保持適當的距離，避免脫離既定的主題，我們制定了聚會規則並確實遵照辦理。讓我印象最為深刻的，是一場以「自殺」為主題的聚會，當時的我在不久前才試圖自殺過一次，而且狀況相當嚴重，因此我十分真摯地向大家分享了自己的故事，趁此機會也深刻思考關於自殺的事，也終於得以將這個念頭畫下句點，如果只有我一個人，那是絕對無法做到的。

以這個自助團體為首，在社交網站上各個地區的精病er自助聚會也紛紛成立並開始運作。另外，還出現了「青少年精病er自助聚會」、「同志精病er自助聚會」等特定族群的自助聚會。當然，並非所有的嘗試都能一舉成功，不過，事實證明了患有精神疾病的人們的確能夠以自嘲的目的，進而成立社會性的聚會。

聽到「精神病人齊聚一堂」，大部分的人們都會給予負面的反應。他們認為如果沒有專家在現場，很可能會發生什麼不好的事，萬一發生什麼意外要怎麼辦，有太多的不確定性讓他們感到茫然不安。但是只要是參與過的人就會知道，其實自助聚會的氣氛反而比較像是週一早上的會議時間。人們圍坐在一起認真地討論事情，把別人的痛苦當作自己的事一般，設身處地替他人著想。與世人的偏見不同，患有精神病的人聚在一起並不意味著我們會互相傷害、舉行自殘的瘋狂派對、互相慫恿對方去做破壞性的行為，甚至以爭相展開反社會的行動為樂等，我們並不如外界所想像中的那樣。平時在所屬團體中發生的問題，我們都會認真以對，聚會中產生的矛盾也會致力解決，我們也像大家一樣會視狀況來處理事情，這點與一般人並無二致。

我真心建議大家可以和身邊的人共組一個自助團體，而不只是像每月例會這樣一成不變的自助聚會。自助團體沒有人數的限制，只要讓周遭擁有相同信念的人聚在一起即可。不過有一點要請大家注意，我們並不需要抱持著「我要把這個人從深淵拯救出來」的偉大目標，而是要記得保持適當的距離感。我們要互相鼓勵對方保持定期且持續地的社會活動，同時讓自己擁有一個可以定期檢視自己狀況的輕鬆聚會。

04

像貓一樣：憂鬱症患者若想維持正常生活

理端　你好嗎？貓老師，我是理端。今天特意邀請你到這裡來，是想請你向憂鬱症患者提供一些有用的建議，也想請你對憂鬱症患者身邊的人們說幾句話。你曾經與眾多憂鬱症患者一起生活，對於罹患重度憂鬱症（簡稱重鬱症）的人一直非常珍惜和愛護。據我所知，在此過程中，你發現了很多對於改善憂鬱症有幫助的方法。

貓老師　你好，很高興見到你，我是貓。雖然憂鬱症或精神疾病不是我的專業領域，不過它是與我的生活息息相關、我也經常會拿出來深思的課題。即使它並非大家認知中的重症，但是憂鬱症復發和呈現慢性化憂鬱症的人，一不小心就會演變成重鬱症。患者們必須一邊與遙遙無絕期的憂鬱為伍，一邊維持正常的生活，這並不是一件容易的事。處於憂鬱症中的人們無時無刻都在與某件事物搏鬥著，無論它是看得見的物體，或者是抽象的意念，它總是讓他們的日常生活變得絕望，讓自己脫離人生的常軌，同時也與外界的人們產生誤會與矛盾。我想要在此將重鬱症患者的生活形態做個分析，並且將如何從憂鬱發作中存活下來的方法分享給大家。

理端　當出現下列情況時，憂鬱症患者本人或周遭的人，該怎麼處理呢？

★一整天都躺在床上不想起來
★不願意出門
★不想洗澡
★房間一片狼藉時

貓老師　罹患憂鬱症之後，患者所處的世界會逐漸縮小。起初，他們也像其他人一樣過著正常的社會生活，與所屬團體中的人們和睦相處，但隨著病情發作，這些原本習以為常的事變得愈來愈困難，與人們見面與外出的次數都急遽降低，然而改變的可不只有人際關係。一開始還可以去任何地方，但讓自己覺得舒服的空間慢慢減少，能安心搭乘的交通工具也變少了。無法搭乘地鐵，也不能坐公車的話，患者的活動區域只能縮小到家附近。如果到了連外出都不願意時，那就只能待在家裡；如果無法起床，那就只能躺在床上，最終對自己身

體的感覺也逐漸消失，甚至連照顧自己的手段、方法及需求也都不復存在。從上述提問的案例中，我們可以看到憂鬱症患者的生活範圍縮小的現象，從家裡到床鋪，最後只剩下自己的身體。

遇到這種情況，你需要的並不是按照身體→床鋪→房間→家的流程依序恢復，而是一次解決包含環境在內的所有問題。你問為什麼？舉個例子好了，假設你好不容易洗了澡，準備擦乾身體時卻發現毛巾髒兮兮的，地板上的不明異物沾黏在你乾淨的腳掌上。這一瞬間，憂鬱就會再次向你襲來。這時我會推薦你使用居家清潔服務。只要在手機裡下載應用程式並提出申請，就可以自己決定日期和時間，若是不想與清潔人員碰面，也可以自己去外面遛達兩個小時，等你回到家時，就能還你一個窗明几淨的空間，連髒衣服也全部替你清洗完畢。如此一來，之前洗完澡時遇到的所有問題都迎刃而解，雜亂無章的生活環境和衛生問題也轉眼消失無蹤。我住的是帶有客廳的兩室套房，包括洗衣服在內的全部清潔費用在五萬韓元（約一千兩百元新臺幣，以二〇二〇年為基準）以內。在從重鬱症中恢復過來之前，只要將打掃和環境管理的工作交給這樣的專業服務，你就可以更輕鬆地集中精神，好好做治療。

理端

貓老師，如果發生下列情況的話，又該怎麼解決呢？

★自殘之後心情反而變好

★每日酗酒成性

★反覆提及自殺的事情

★故意做出讓自己處於危險狀態的行為

貓老師

自殘、自殺意念或自殺企圖，都是憂鬱症患者身上非常頻繁出現的症狀。針對這件事我只有兩個要點想告訴大家，如果無法阻止患者自殘，或者患者自殘的方式與平時不同（包括手段、程度和位置），那就代表他很明確地在告知你，「我這次的自殘／自殺意念和以往截然不同」，此時應勸告對方前往醫院就醫，並將異常之處告知醫師。經過患者的反覆嘗試，其自殘的手法雖會有所變化，但往往是緩慢漸進的。如果患者突然改變手法，這背後就帶有很多訊息，若沒特別留意，也許那人會因自己一時失手而失去生命。自殘行為的背後藏有許多含意，絕不會只有單一原因，而是有多種因素同時存在。它並不一定是「向他人發出求救訊號」，不一定是「讓人毛骨悚然，絕不能再次發生的禁忌事件」，也不一定是為了得到他人關注而採取的行為。雖然大部分的人在二十五歲過後，自殘的慾望都會呈現下降趨勢，但有時候，這樣的念頭還是會不分年齡地殘留下來。

除了主動形態的自殘行為外，屬於被動形態的習慣行為，也會導致自己陷入危險，最終走向無異自殺的結局。以每日酗酒的酒精成癮者為例，他不一定採取自殺行為，但只要幾杯黃湯下肚之後就變得形同瘋狗，與他人起口角、產生肢體衝突、衝向車道、爬向高處或是產生性衝動等，諸如此類的事數不勝數。對這種行為「放任不管」反而更加危險，它會成為一種習慣，對當事人造成無法彌補的傷害。主動形態的自殘會隨個人需求的減少而消失，但不良的習慣只要在某個環境和條件下就會不自主的出現，受傷的機率也會大為提高。

理端

遇到像下列情況，難以說明自己的病症，或即使說明也無法取得他人的認可，這時該怎麼辦呢？

★ 腦中詞彙貧乏到無法溝通的時候
★ 感受不到情緒波動的時候
★ 出現怪誕想法（bizarre thought）的時候
★ 認為自己毫無用處的時候

貓老師

憂鬱症之所以讓人絕望，是因為它會奪走我們的語言能力，讓患者從解釋自己的病情開始就遇到了難題。隨著詞彙的消失，他們的世界也隨之變得狹隘，也無法再輸入新的語言。憂鬱症患者們使用語言之外那些模糊不清的東西來進行思考，畢竟想法並不一定要借用文字與現實形象才得以實現。憂鬱症患者最常說的一句話就是「我不清楚」，無論是患者還是周圍的人都應該知道，語言並不能成為憂鬱症患者與現實之間的橋梁，他們與外界的交流，必須透過行動才能實現。

舉例來說，我有個同居的朋友在長達一年的憂鬱發作過程中，認為自己太沒用了，沒資格吃飯，因而忽略用餐。對於這樣的人，就算你勸他說：「你是個有用的人，你可以好好吃飯。」他也聽不進去。在這種情況下，還不如直接準備兩人份的飯菜，然後把他拉過來坐下一起吃飯，這樣反而更有效率。

憂鬱症患者大多有情緒波動激烈，或是說話及反應慢半拍的情況。當他們出現這種異常舉止、強迫行為，或者言行遲緩到足以讓人察覺的程度時，我們可以持續留意他們對時間的感覺和行為習慣，觀察是最好的解決之道。「你怎麼了嗎？」「為什麼說話變這麼慢？」「你有哪裡不舒服嗎？」類似這樣的問題，對患者來說可能過於刺激。當病患得知自己顯露在外的症狀被他人察覺並遭到指責，他們會深感羞恥。反而會想盡辦法掩蓋那些造成問題的思考方式和行為模式，最後只會延遲他們擺脫障礙狀況的時間。

理端 那麼貓老師，像下列這樣的問題要怎麼解決呢？

★ 這個人好像應該去看醫生，可是我跟他並沒有那麼熟

★ 跟他在一起的時候，似乎也會被他的憂鬱所感染

貓老師 上述的狀況都與「介入」有關。在介入的過程當中，首先要考慮的並不是被介入的對象，而是介入者本人。請各位銘記，在我們周圍有很多受到精神疾病折磨的患者，我們不可能去幫助所有的病患，請先仔細思考一下彼此關係的親疏遠近。舉例來說，如果你跟他只是在社群網站上認識的人，當他在家裡遇到問題時，你能對他說出「離開家裡，去外頭休息一下吧」這種話嗎？換個角度思考看看，如果聽到在網路上認識的人對你說：「別再繼續過著這種生活，離家出走吧。」你真的會按照對方所說的去做嗎？就算你想要幫助他，但隔著虛擬的網路世界，你幾乎無法為他的生活帶來任何改變。

憂鬱的傳染會將人的善意逐漸消磨，因為你會跟著對方一起陷入他永無止盡的憂鬱症裡。憂鬱擁有很強大的力量，極具傳染性。原先想要伸出援手的人也一起變得憂鬱，這種可能性相當高。對病患的情緒要保持一定的距離，雖然這不是一件容易的事，但至少要在表面上呈現出保持距離的姿態，這點十分重要。舉例來說，就算家裡有個酒精成癮的父親，為

了討酒喝開始無理取鬧，把房間弄得天翻地覆，其餘的家人也要繼續圍坐在一起吃晚餐，若無其事地看著電視，把自己碗裡的飯菜一掃而空，這樣才能繼續維持一家人的生活。就像這樣，請不要被對方的憂鬱影響。即使對方不吃飯、不睡覺也不做家事，你自己的日常生活也不能因此動搖。唯有這樣堅持下去，日後當憂鬱症患者做好重新振作的準備時，你才能夠成為他復原道路上的堅強支柱。

理端　憂鬱症和自殺有著密不可分的關係。請老師對正處於這種狀態的人說幾句話。

★企圖自殺卻倖存下來的人

★在你周圍有曾自殺過的人

貓老師　我們對於自殺、企圖自殺，以及身邊發生自殺事件者的狀態，缺乏足夠的認識。如果有人企圖自殺，我們往往會先追究這件事的真實性，反而不管他距離死亡的程度有多近、他的行為有多高的危險性，或者是否差點就真的死去。另外，如果有人身邊發生了自殺事件，我們也往往不在意他與死者的關係遠近，而是暗中猜測他所受到的衝擊有多大。

理端，若你聽到有人說：「有人試圖在漢江跳河自殺。」你的腦海中會出現什麼樣的畫面呢？

理端 我會猜想他應該已經投河，然後在救援隊的幫助下活了下來。

貓老師 確實，究竟有沒有跳下去，成了一道大分水嶺。在將極端的自殺企圖付諸實行的那一刻，他的人生就已結束了一次。當他醒來後發現自己又被拋回現實世界時，他又必須重新適應這個社會，自然也會遭遇重重困難。理端你也曾經說過，自殺者有另外一個存在的空間。對於這點我也有所體會，因此在面對曾經自殺的人時，我有自己的原則。那就是無論他有多想死、曾經嘗試過多麼激烈的手段，或者客觀地說，即使他為了多麼微不足道的小事企圖自殺，我也不會隨意輕視他。企圖自殺者所經歷的空白時期，讓他們在自殺過後感受到一種「非現實感」，他們可以進入這個空間裡做好心理準備，讓自己有勇氣踏入下一個階段，並重返現實社會。簡單來說，對於曾自殺過的人來說，當自己所處環境產生新的變化時，這是一段讓他得以適應的時間。你可以問他關於自殺時的情況或其他細節，也可以默不作聲。重要的是，你一定要保持自己節奏，不要被對方帶有獨特氛圍的世界所影響而過度投入。

如果你的周圍有人自殺而逝，你可能會覺得記住他是你的責任。由於再也無法和對方產生任何互動，這在你人生中留下了很強烈的空虛。也許你會在他的忌日前後憂鬱症復發，也可能會被罪惡感所折磨，或執著於他所留下的任何紀錄。有時，你會覺得他的死亡是不是自己在腦海中編造的故事，甚至無法確認其真偽。不過只有一點是毫無疑問的，那就是，哀悼是生者獨有的權力，唯有活著，我們才能為之哀悼。

理端　那像下列這樣的情況，又該怎麼辦呢？

★反覆出現相同的意外
★無法完成交付的工作，無法執行被賦予的任務

貓老師　憂鬱症患者的狀態，往往與他們自己想像中的正常水準有很大落差。儘管如此，患者們還是經常試圖證明自己並沒有那麼差，只是他們的嘗試經常遭受挫折，讓他們更感痛苦。特別是在職場或學校等地方遇到社交問題時，總是讓他們慘遭失敗，所以患者大多會採取畏縮、躲藏、逃跑或逃避的手段。不幸的是，這個循環還會持續下去。患者們相信，若是能得到一筆足以讓他們再次挑戰的經濟支援，且他們正處在良好狀態，又沒有發生其他問題的話，那麼一切就會沒事，可是誰也沒有辦法拍胸脯保證這些條件正好一應俱全。如果真有什麼我們可以幫上忙的地方，那就是在患者再次進行挑戰的時候，在心理或物質上給予他們援助。讓他們能夠感受到，即使反覆出現相同的意外，或是犯了同樣的過失，他們依然還是擁有很多機會。如此一來，患者們才會不斷地進行各種嘗試。這也意味著，如果正

好條件合適的話，或許你剛好可以及時地提供他們所需要的幫助。在他們失敗時不加以指責，也是重點之一。譴責或失望等露骨的表現，對於本就擅長自責的憂鬱症患者來說無異於毒藥。特別是很多人經常會使用的「激將法」，這不僅僅是造成刺激而已，更有可能在憂鬱症患者心中留下一輩子的創傷，因此絕不可以使用這樣的方式。表明支持的態度和心平氣和的反應，才是最好的方法。憂鬱症患者最卓越的能力之一就是有著敏銳的感受性，若是對方試圖說些場面話來安慰他們，他們一眼就能看穿，與其這樣，還不如安靜地陪伴在他們身邊反而來得更好。簡單地請他們吃一頓飯或喝一杯飲料，都比說一百句話更能夠撫慰他們的心靈。

理端 有很多人說，憂鬱症造成他們體重增加和體力下降，可以透過什麼方式來解決這個問題呢？如果認為自己變得其貌不揚，又該怎麼跟周圍的人解釋呢？

貓老師 周圍的人只要記住一件事就可以了，那就是別把事實說出口，因為最近身材走樣的這件事，憂鬱症患者也心知肚明。雖然這是件再簡單不過的事，但似乎沒有那麼容易做到（笑）。不過，對已經因憂鬱症而飽受痛苦的人說那樣的話，無異於對他說「我不想再跟你繼續當朋友了」。

憂鬱症患者必經的過程之一，就是過度貶低自我。即使外貌沒有太大變化，他們也會覺得自己醜陋無比。就算病情已經好轉到足以外出的程度，他們也很容易遭遇挫折，看著鏡子的同時，就覺得自己「無法以現在的面貌出去見人」。體重經歷急遽變化的憂鬱症患者，對自己體重的增加有著非常明確的認知，因此對與體重相關的日常對話，也會變得異常敏感。如果你想讓憂鬱症患者動起來，那你自己要先動起來才行。像是找一條人煙稀少的安靜步道一起散步，就是一種很棒的方法。若是你想讓他消耗比走路更多的熱量，也想幫他做飲食管理，那麼請直接買好蔬菜上門拜訪。把蔬菜切成條狀，一半一起分著吃，另外一半放在冰箱裡留給他吃。如果想要再消耗更多熱量，那就花點錢吧。為了讓他有更好的運動環境，不管是運動教室或者健身房都好，請替他把學費付掉，助他一臂之力。同樣的方式也適用於憂鬱症患者本身，適當進食，讓自己多喝水，一週至少買一種蔬菜來吃。

這是一種對重鬱症患者很有效的方法，讓那些難以具體說明自己想做什麼的人，可以做進一步的思考。並不是問「你想要做些什麼呢？」而是改成「你想看到什麼？想聽到什麼？喜歡什麼樣的溫度？」這樣具體的問題，這樣就可以找出對方想要的地點。如果他說想看看大海，想去撿貝殼，想在大海裡游泳的話，那麼你們就可以針對這樣的地方（亞熱帶，臨近海邊的地方）去制定旅行計畫。如果選擇的地方是沖繩，你們就能去打聽前往沖繩的航班並預約住宿地點，打包好泳裝和換洗衣物就可以出發了。到達目的地後也不需要特意出遊，只要去他在腦海中想像過的那個場景即可。像這樣，把某個場景從想像變成現實的過程，對重鬱症患者而言，就等同於讓他們在經過各種變數之後，獲得了寶貴的時間、空間及記憶。

你也可以用同樣的方式去制定國內旅遊、城市旅行，或是一場短暫的郊遊。如果正處於嚴重憂鬱症的情況，將場所縮小到患者活動範圍周邊，也是可以的。

理端

我想再問一個關於金錢方面的問題。假設有位患者長久以來都有經濟方面的困難，雖然我想幫助他，但我的能力也有限，不知該用什麼方式幫助他，或是該幫到什麼地步。我應該直接給他現金嗎？還是給他所需物品會比較好呢？

貓老師

金錢問題對於身體健康的人來說，也是個痛苦的問題，更何況是患有精神疾病的人。在罹病的狀態下，若再碰上金錢問題，很多人都是走上自殺這條路，因為患者本身為了接受治療，往往需要花費龐大的金額。

重症患者的世界需要花費很多金錢，不只醫療費和藥費日益增加，患者本身的基本開銷也十分驚人。除了食衣住行的支出外，重症患者總是渴望改善自己低落的心情，或透過外在物質改變自己的生活，因此消費次數相當頻繁，即使沒必要的東西也會一次買很多，例如一萬韓元（約兩百四十元新臺幣）的東西一次就買十個之類的。重鬱症患者的生活空間很容易出現「囤積」的情況，而且他們對買回來的物品連看也不想看一眼（因為非必要的消費而感到挫敗），更別說是動手處理，由於覺得麻煩，因此總是把它們當作多餘的包袱來看待。

想讓憂鬱症患者擁有正確的金錢觀，並不是一件容易的事。他所需要的並不是去做財務諮商，而是要先對自己使用的金錢具備正確的認知，了解金錢在現實生活中的價值。例如要付出多少時間的勞動才能換到一萬韓元，或是製作一份可用一萬韓元購買到的物品清單，等到他有基礎概念後，再擴大範圍到五萬韓元、十萬韓元以及一百萬韓元等，對金錢的價值有了概念後，他就可以做出更適當的消費行為。唯有具備錢滾錢的能力，才能在資本主義社會中擁有一席之地。如果換算成勞動還難以想像的話，那麼建議先換算成物品或商品來計算。出乎意料的是，你所認為的一萬韓元價值，與你在購買一萬韓元的物品時所獲得的滿足感，兩者是完全不對等的。雖然我們都知道，打破這種狀況最快的方法是親自去賺錢，但對於未來一片渺茫，又沒有足夠體力付出勞動力的患者來說，這是一道難以跨越的高牆。在這種情況下，我建議患者需要承認自己錯誤的金錢觀，不要在一天之內花太多錢，或是出現浪費行為，要守住自己的荷包，別讓生活所需的費用輕易流到別的地方。

患者身邊的人們，會認為最快能夠幫助到患者的方法，就是立即提供他們所需的金錢補助。但每個人對「所需的金錢」都有不同解釋，必須考慮到患者與你的關係，或是患者的嚴重程度，最好在慎重考慮後再做決定。如果患者本身已經處於非常危險的狀態（自殺高危險群、無法繳納醫療費用或是連吃飯錢都沒有、居無定所、身處暴力環境當中），首先應該要聯絡政府機構，讓患者能夠順利與社福單位建立溝通的橋梁。

如果不是上述那種危險情況，那麼也許直接送他所需物品或生活用品等會來得更好。如果你們住在附近，常常陪他去買需要的東西也是很好的選擇。但最重要的是，你得先確認一下自己的經濟條件是否有足夠的餘裕，想要幫助對方的心意是否只是一時興起。若是打算長期幫助一個人，首先自己就要有足夠寬裕且健康的狀態。當患者處於極度貧窮且生活水準惡劣的狀況時，只憑一己之力想將對方拯救出來，是一件非常困難的事情。

理端

原來如此，今天一番談話，讓我印象深刻啊。

貓老師

關於憂鬱症的結局是誰也無法預料的。出現好轉的趨勢後，也許就一直處於平穩的狀態，也可能在持續惡化一段時間後，在某個瞬間又突然回到「正常」的軌道。但有個事實一定要讓你知道，憂鬱症不是你自己可以控制的疾病。我並不是說你只能束手無策，只是病情的變化遠遠超出你所能掌控的範圍，所以請不要為了戰勝憂鬱症而拚盡全力。我的意思是，在治療憂鬱症的時候，每個人覺得有效的方法都不一樣，沒有必要急著去嘗試別人推薦的所有方法，搞得自己筋疲力竭又受盡挫折，你只要從中找到適合自己的方式即可。誰也無法告訴你這次的憂鬱症究竟會耗費一個月、六個月，甚至是一年以上的時間，就連你自己也無法估算自己這場病的預後狀況和期間長短。無論憂鬱症的病情會持續多久，我們都應該培養出對付它的抵抗力及復原力，這才是我們該走的方向。

理端 那有什麼方法可以對付憂鬱症，或者抵抗現在自身的憂鬱症呢？

貓老師 憂鬱症是一種令人絕望的疾病。每天除了要對付憂鬱症外，還得扮演一個能正常洗漱、吃飯、外出、上班，甚至在社會上表現傑出的人，即使晚上心滿意足地入睡，隔天一睜眼也許又立刻墮入地獄。就算現在看似一切正常，但隨時都可能脫離正軌。誰也無法保證平穩的狀態能一直延續下去，只有病情終將惡化這點確切無疑，這正是憂鬱症最令人感到厭煩的一點。對患者自身來說，往往會很篤定地認為，自己即將變成一毛不值、毫無用處、缺乏能力、醜陋不堪以及情緒鈍化的人。這是一種強行加附在自己身上的標籤，也是他們覺得無論怎麼洗都洗不掉的事實。

憂鬱症患者從不認為自己的內心會突然冒出什麼積極的念頭，因為他們已經完全感受不到自己的價值，沒有任何感覺，沒有活力，也沒有力氣，就連構成生命的基本行為都難以執行。患者總是過度低估自己，在大部分情況下都認為自己既沒有用處，也沒有能力，自然也不可能給他人帶來任何積極的印象和影響。若是狀況更嚴重一點，他們會堅信自己是個一事無成的廢物，甚至比路邊的螞蟻更沒有存在的價值。

雖然憂鬱症患者的想法都很相似，不過大致可以分為兩個方向。第一種是期待外界發生某種革命性的事件，讓自己的生命全然改變。他們認為若是世界末日來臨，或者突然發生戰爭或天災人禍時，那麼被逼到懸崖邊的自己就會迎來全新的世界（受傷或死亡）。第二種是期待永遠改變自己人生的明確方法，也就是沉迷於自殺當中。若是病況已嚴重到這種程度，那麼也許患者只能找各種事物來分散自己的注意力，藉由消磨時間的活動來對抗疾病。

簡單地說，當我們在牆壁上釘釘子或小心翼翼地搬運沉重的花盆時，憂鬱就無法發揮它的力量。盡量讓自己去做一些需要動用身上各種器官才能做的事，即使不是什麼偉大的工作也行。從整理房間、大掃除、洗碗、搬運行李、整理寢具、尋找襪子、把洗好的衣服折好等家事開始著手。集中精神在每一個動作上，追求正確性並且反覆進行，我們可以透過這樣的方式，學到很多打發時間的方法。

當然並非一定要用上述的方法，你也可以試著去尋找適合自己的方式。等到狀態好轉，還可以擴展到運動或興趣愛好等活動。當你覺得自己快要窒息時，請立刻進行你已在事前就決定好的某種活動。在瞬間內察覺並用行動斬斷憂鬱的根源，或許這方法在實行上並沒有那麼容易，但是一旦熟練，就會成為專屬於你的特效良方。

理端貓老師

最後，身為憂鬱症患者，你認為我們可以付出什麼樣的努力呢？

憂鬱症患者一直很努力，而且做了很多事情，但他們對於努力的方向並未正確地掌握，這是我們要留意的地方。舉例來說，我經常聽到很多年輕的患者說他們有記憶力減退、閱讀障礙以及讀寫能力不足等問題，他們也為了能夠重新閱讀文章費盡心思。他們會將一頁內容重讀好幾次，或是買筆記本把內容抄寫下來。對於必須面對學業的他們來說，讀寫能力與自身存在的價值息息相關，因此他們非常害怕失去這個能力。對於實際處於重鬱症狀態，造成腦功能低下的人而言，期望他們像「以前一樣」閱讀理解，其實是非常過分的要求，只是很多患者都遭遇過類似經歷。無法像以前那樣一頁接著一頁翻閱，也無法寫出行雲流水的文章，一時之間會感受到很大的挫敗感。為了抄寫或寫日記而買了昂貴的筆記本和鋼筆，然而一旦下筆卻始終無法寫下超過五頁的內容。隨著這些事情不斷累積，對於自己的能力只會愈來愈絕望，覺得自己相當委屈，並且開始抱怨連這點小事都做不好的自己。

身為一名憂鬱症患者，能否最大程度發揮自身的潛力？能否以現在的狀態再次達到過去創下的優異成績？如果這是你正在拚搏的目標，那你不可避免地會遭遇失敗。你的目標並不是重新找回以前的能力，你跟那些只是暫時遭遇障礙、還能試圖恢復身體機能的病患不一樣，你遺失了過去擁有的一切。不過，我的意思絕非是一切都結束了，而是這裡才是你的起點。千萬不要將能力的高低當做判斷的基準，因為你的能力也正在和疾病纏鬥當中。

患者只有把經營自己的生活當作重心，才能生存下來。把規則、重複與訓練等積極的活力融入生活當中，將每個行動連結起來，就像推倒骨牌一樣，讓動作的銜接可以一直延續下去。不一定非要肯定自己的作為，也不一定非要愛自己不可，現在的我們已不是過去那個行有餘力、還能去拯救他人的自己。請行動起來吧，讓自己活得像一隻貓，像一隻天天享有充足睡眠、喝著乾淨泉水的貓。

05

誠實者的地獄，躁症

躁症初次發作的人，可能會認為這是上天賜予他的禮物，他會感覺自己似乎什麼都做得到，每件事都得心應手，他的人生彷彿踩著躁症扶搖直上。但歷經幾次復發，患者也會開始對此感到憂心忡忡。在被躁症破壞的未來尚未鮮明表露的這個階段，他們會對外隱瞞病情，直到東窗事發，才會想到該好好面對它。只是最後，所有的躁症都會以某種方式把自己逼上絕境，認清這點之後，患者反而會變得坦誠。在症狀尚未出現之前，只要稍有不對勁就會立刻前往醫院，將之前服用的藥物全部換成抗躁症藥物，包括外型碩大的帝拔癲（Depakote）[10]、接連不斷的鋰鹽和樂命達（Lamictal）[11]以及數不清的阿普唑侖（Alprazolam）[12]，如此，他們就已形同搭上前往地獄的列車。躁症就是誠實的人們去往的地獄，在本章節裡，將會為大家介紹這座地獄的面貌。

近來我已經連續三個月去往了誠實者的地獄，也就是去醫院接受躁症的診斷，拿了一堆抗躁症的藥物回來。「我對躁症很誠實」，會說這句話的人通常都是擁有經驗與病識感的第一型躁鬱症患者，這是我們之間經常使用的語言。

幾年前在同志文化節上，一位主持人曾說道：「我今天的心情就像躁鬱症患者一樣時好時壞。」他的意思，應該是指在心情上呈現了陡然升降的曲線，也可能他本身就是躁鬱症患者。但我記得關於這段話，網路上出現了幾則批判性的留言，其中讓我印象最深的是「理端也在旁邊擺了攤位」，我當時的確在旁邊的攤子上販售漫畫。我畫的《調色機》裡有關於躁症的章節，《不鼓勵自殘的漫畫》也在我的攤位上販售著。我還記得從麥克風和擴音器裡傳來「躁鬱症～」的聲音，還有人們哄堂大笑的情景。他們之所以能笑得出來，是因為「躁鬱症」一詞帶給人最直接的感受，正是那種心情起伏不定的樣子。

「好像快要躁症發作了」、「我今天好像處於躁症狀態」、「像躁鬱症一樣如何如何」等，就像這些描述一樣，人們對躁鬱症充滿了各種模糊的幻想，然而這些認知大部分都是不正確的。當一個不是精神病患的人看到「躁鬱症」一詞時，總會以為這個病名就是疾病的全部，而沒有去深究那是否是正確的理解，還是暫時性的解讀。但是，光憑「躁」和「鬱」呈現的升降曲線圖表，絕對無法正確地理解躁鬱症。

10 在臺灣，較常見的英文名為 Depakine。
11 主成分為拉莫三嗪（Lamotrigine）。
12 常見商品名為贊安諾（Xanax）。

躁鬱症患者每天都在與自己的病魔纏鬥，在最終的曲線上畫下正負標記，他們被遺留在名為躁鬱症的大海中，永遠也無法計算出他們的人生裡會出現多少次高潮起伏的Ｓ曲線。長期處於躁鬱症中的患者，腳下所踩的是如同茫茫大海般的精神病世界，這裡的波濤、衝擊以及影響，絕不僅僅是用「我今天的心情從數值上來看是這樣的」一句話所能解釋。我們會陷入妄想、偏執以及思考障礙中，對人、動物、神、知識或感情等帶著執著的信念，一方面感覺自己好像會犯下罪行，另一方面又覺得犯罪也沒什麼大不了的，反正沒人願意信任我，所以我必須跟自身的疾病攜手合作，共同度過這個難關。就像寓言故事裡說的那樣，沒有手的人揹著沒有腿的人，互相扶持往前邁進，我們也是這樣，帶著不健全的精神狀態勇往直前。

社會上對躁鬱症的普遍認知如下：

★ 躁鬱症是一種心情起伏不定的疾病。

★ 躁鬱症會讓你的心情時好時壞。

★ 躁症是一種天才病。

★ 處於躁症狀態時會感到幸福、有目標，沒道理會去自殺。

★ 躁症患者不需要他人的幫助。

首先我們必須先了解，在解釋躁鬱症和躁症的時候，若說它是與「心情」相關的障礙，那麼只能說明這個疾病的一小部分而已。

躁鬱症患者能更有生產力，做更多的事嗎？這是有可能的，但在他們這麼做的同時，無法保證不會對自己或他人造成傷害。躁鬱症患者在歷經鬱期時，比憂鬱症患者有著更大的落差。從這點來看，可說是掉到了曲線圖的最底部，不過，在與疾病纏鬥時，最困難的地方其實並不在此。因為在病症襲擊自己時，身體自己會啟動足以維持現有生活的管理系統。以這角度來看，鬱期反而比躁期更加有利。躁症患者基本上對維持相同模式並不是很注重，他喜歡隨著衝動和新鮮感起舞，比起回顧過往和分析事態，更容易投入尋找靈感和親身實驗之中。因此，他不僅對「維護」和「保持」生活習慣的概念不感興趣，更無法理解為何還要對自身加以「管理」。

患有躁症的人對於與自己有關的事會非常投入，但對其他事情，例如衣食住行或睡眠等則不怎麼感興趣，因此隨著時間流逝，自身也會逐漸變得筋疲力盡。躁症患者雖然也會向外界發送求救訊號，但通常不是訊號很微弱，就是採用非語言的表達方式。他們總是過於在意他人想法（在腦海中產生太多對話與攻防戰），擔心占用別人的時間，或讓他人覺得不自在，所以故意採取迴避姿態，選擇孤立自己或直接離去。躁症患者主要沉迷於生產、成就、目標、實現、文化和自我。關於喚醒自我、帶有使命感的哲學、宗教及心理學等，是躁症患者最感興趣的領域。我們會試圖借助學術的語言來解釋發生在自己身上的事。

在病情加深之前，患者們大致上會經歷過類似的歷程。十幾歲時會出現自殺傾向的躁症病徵，但往往被當作是脫軌行徑或藝術行為，周邊的人要不是毫無反應，不然就是給予支持。接著在二十來歲初期，一般都會經歷一次嚴重的躁症發作，但當時犯下的錯，也被他人視為醉酒狀態或突發性行為，沒有被當成疾病來處理。可是，像這樣「被視為突發性事件的脫軌行為」，會一輩子跟隨著躁鬱症患者，甚至沒人會認為你所犯下的過失是由於疾病所造成，可能連你自己都這麼認為。大家都以為可能是因為過勞、壓力太大、生活不順、窮困潦倒、喝醉或發生了什麼刺激你的事，所以才出現那些行為。但是大家都錯了，如果出現一次躁症，那就代表你已經搭上了這班列車，而此後這臺列車並不會靠站讓乘客下車，只會加速前行，愈開愈快。

總的來說，人們對躁鬱症的刻板觀念大致分為兩種，一種是像上述例子一樣，認為躁鬱症單純只是「心情陰晴不定」；另一種則認為躁鬱症是種「藝術家的病」，會讓人變得富「創造性」。所以許多歷史人物被冠以「躁鬱症」之名，在現代醫學中留下輝煌的一頁。在電影《逆倫王朝》[13]熱烈上映時，我看過很多則分析思悼世子可能患有躁鬱症的報導。雖然我知道用現代醫學來解讀過去的藝術家們可能並不是那麼合適，但對這種嘗試最為熱情的人，正是治療躁鬱症患者的醫師們，這是在他們的努力之下獲得的成果。與躁鬱症有關的人們，試圖從這疾病中去找出積極的可能性，或許這種嘗試，就像性少數族群在推展同志驕傲運動時，也會從過去的人物身上挖掘出「同性戀」傾向的模式一樣。

從幾年前開始，我就不再採取根據當時情況對症下藥的治療方式，而是根據前一年的統計結果來制定個人的藥物治療，這樣的方式也獲得了相當好的成果。這是一種根據上次治療期間發作的頻率來調整藥物的方法，簡單來說，假設從統計結果得知，二月到八月是躁期、九月到二月是鬱期的話，那麼就可以依據這個結果，來決定該使用抗憂鬱劑或情緒穩定劑。

我所經歷的初次發作，與其說是躁症發作，其實應該更接近於混合發作。在發作之前我經常在夏天離家出走，在外露宿街頭，騎著自行車去外地。到了十月時，我寫作的頻

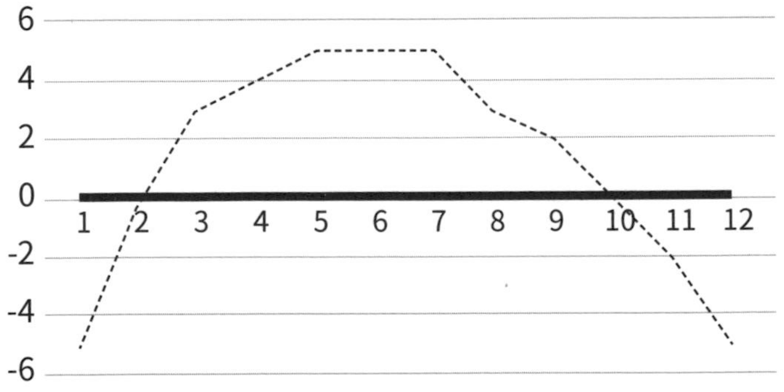

我的躁鬱心情圖表（月別）

13 二〇一五年上映的韓國歷史電影，講述朝鮮王朝思悼世子（一七三五－一七六二）的一生。

率大概增加了五倍之多，每年一到冬天就一個人去旅行。對於這種衝動行為，父母和我有不同的解釋。父母認為我是一個灑脫不拘的孩子（我的老天），而我則是不太理解我自己。從十六歲開始，幻覺就一直陪伴著我到高中三年級的九月。此後我便開始了在外露宿的日子，獨自前往從未去過的外地，交通工具則是在路上搭別人的便車，隨便找個地方生火過夜。每次這麼做的時候，我總能得到某種解脫的感覺。後來，我在世福蘭斯醫院被診斷為反社會人格障礙。

到了二十歲之後，我正式邁步跨入精神病的世界，每天都必須做好萬全準備，希望把現在搞得烏煙瘴氣的惡魔（鬱症）快快離開，期盼著具有生產力的天使（躁症）趕快到來。每天喝酒度日，大半夜的跑到與其父母同住的朋友家，爬上別人家的圍牆，敲打窗戶找他一起出來喝酒，然後我開始自殘。雖然之前就已經做出很多被稱為自殘的行為，但當時的情況卻有所不同。例如一樣是用刀割腕，不過後來改用露營用刀，光是刀片的厚度就有幾公厘寬。每天凌晨我都拿著這把刀與當時的「壞」幻覺吵架，「你辦不到～」「我做得到！」「你做不到～如果你敢下手，我就承認你有種！」彼此為爭奪主導權而爭執不休。那時，我已長達八個月沒有好好睡一覺，每天用啤酒來取代正餐。某天心情好的時候，跟好幾個朋友借了學生證，去圖書館借了好幾十本書，吃力地搬回家後卻連一本也沒讀完，最後全部逾期，只好繳納數萬韓元的罰款。

當時在我狹隘的精神病世界觀裡，有著白晝般的狂躁和黑夜般的憂鬱，我以為只要等到太陽升起後一切都會好轉。但緊緊纏著我不放的，並不是具有物質形態的事物，而是只有我知道的某種想法，它就像種子一樣埋在我的心裡。我以為大家都知道，我之所以活得一團混亂並非沒有原因，不管那原因為何，我還以為我的朋友們，我的戀人或是我的父母都應該能夠理解。這是多麼幼稚又令人寒心的想法。我將這些自以為是的想法懷抱在心中，而後它們就像花朵般一一綻放，熱熱鬧鬧地一起開花結果，從果實中長出嫩芽，發出枝條，最後變成了一片茂密的森林。

雖然經歷過躁症，但我完全沒有得到任何教訓，我並不覺得自己該做點什麼，或是不應該去做些什麼。於是這次開始了新的治療方式，叫做「能量理論」，適當地消耗自身能量，藉以調節躁症的上升趨勢。如果有人勸我應該去某處，我就無條件前往。在接連不斷的酒席上，我始終是不敗的王者。甚至還計劃參加女學生總會的選舉，我為自己有服務他人的心而感到驕傲。經歷過躁症的人應該都知道，新鮮的事物總會拯救我們於水深火熱之中。

如果躁症是一部用斯拉夫文字寫下的書，當時的我只有能讀懂字母的程度，我只能東拼西湊猜測它的意思，於是我給自己訂下的第一條規則是這樣的：無論是想做「新的」事情、經常把「新的」掛在嘴邊、唱「新的」歌曲等，只要在無意中將某種行為用「新的」一詞加以修飾，那就將之優先視為躁症的前兆。在當時，這是相對正確的判斷方式。目前，我的主治醫師只以兩件事來掌握我的躁症前兆，那就是：❶ 你想換藥嗎？❷ 你不想睡覺嗎？

現在的我已經有一張可以判斷躁症前兆的行為清單。這是我從長期累積的經驗中。透過記錄／觀察所得到的，所以可能只限定於我個人的情況。但我認為，對於可能患有躁鬱症的人來說，即使只有短期資料也沒關係，平時也可以對自身的狀態進行記錄和觀察，以此為基礎，尋找出掌握發病前兆的方法，更有助於迅速地應對疾病。

舉例來說，我本來是一個幾乎不打掃，家裡也整理得很草率的人。而一旦躁症來臨，我就像變了個人似的，不但打掃得非常仔細，就連平時完全沒有打掃過的區域（例如窗框）也會拚盡全力擦到一塵不染。自然而然地我也會去購買清掃用品和生活用品，為了買這些東西也經常會去超市或合作社。只要開始打掃，就會接連好幾個小時都不休息，過程中還會一個人自言自語。這些前兆，在我寫這篇文章同時期的筆記中清晰可見，雖然三月十八日時我非常沮喪，寫下「沒希望了」、「我好想死」等句子，但就在隔壁一頁三月三十一日的日記上，則寫下了各種家庭環境改善計畫、必備工具目錄以及健康飲食生活等密密麻麻的清單。從那之後，這份待辦清單就一直處於持續更新中的理想（？）狀態。我會把這種情況視為躁症的前兆。

前兆出現後，很快就會演變成躁症。在經過前兆中出現的精神興奮後，只要連續兩天沒睡（睡眠不足），精神症和身體症狀就會隨之出現。從此刻開始，你將走向一個全新的世界，當你踏上那座島嶼時，你將實際與那些東西正面對決。躁症的症狀無窮無盡，正如年輕人會隨著年齡增長而成熟，病症在初次發作之後也會變得愈發成熟。

荒唐的想法，妄想：躁症常見的妄想並沒有那麼千奇百怪，像是「我很特別」、「我做得到」、「我是個弱者」或「我什麼都知道」等，他們以這些想法為基礎衍生出優越意識，認為自己是被宗教所選擇的存在，而且可以插足所有人的事，不管想教唆誰都一定會成功，就算犯了錯也沒什麼了不起的。我曾見過一名躁症患者，他不管到了什麼商店都會試圖偷東西，但卻從來不認為這是錯誤的行為，反而認為「為什麼他們要逮捕我呢？」而感到不高興。就像這樣，在躁症的狀態下，他們對自己的能力非常有自信，彷彿唯獨自己蒙受神明庇佑似的。

我所遇到的奇特例子如下：

★所有人都愛我，大家都稱讚我，說我很有才華。只要我下定決心，就沒有交不到的朋友。聽朋友說有個酒局，雖然我未獲邀請，不過我還是會自行前往，因為不管在什麼酒局上我都是大受歡迎的人物。只要在酒席上說些有趣的事，大家都會很開心，主導一場酒局對我來說是輕而易舉的小事。

★窮人想要擁有汽車簡直難如登天，反正開豪車的都是些資產階級的有錢人。我不過是爬到他們車頂上跳個幾下發洩情緒，他們就說我是怪人，其實我只是展現一下馬克思主義的抵抗罷了。

★反正是工地的東西，即使我隨手拿走一個應該也沒關係，就算我不拿，他們還不是會全部扔掉。反之，如果我把它變成一項藝術品，會不會替它創造出更好的價值呢？

時間・速度・思考：患者在精神上開展了一個全新的世界。首先，時間對他們來說已不同於一般人的概念，他們在自己的時區裡打轉。對躁症患者而言，一秒可以感覺長達一分鐘，一小時也可能以十分鐘左右的速度流逝，時間感就像這樣隨機變化著。由於他們的一天並非由二十四小時構成，有時會把連續的幾天當成是同一天，有時卻又連三十秒都忍受不了，整個人坐立難安。對他們來說，所謂的標準時間已然崩塌，常人對時間的概念也早已不復存在。自然而然地，他們與發病之前的時間觀斷絕了關係，並逐漸拉遠了距離。

速度感的變化，是由於躁症的時間扭曲與思考問題加快而出現的特徵。躁症帶來的變化太「快」，不只說話速度變快，想法跑得更快，透過思考而生的文字、音樂、畫面以及形象等也隨之快速出現，然後再以更快的速度消失，這過程更是不斷重複。因此，患者對時間的界限感到焦慮，也是理所當然的事。躁症患者無法忍受眼前的場景緩慢流逝，也無法忍受別人說話的速度太慢條斯理，在等待的這段時間裡，他們會著手進行別的工作或思考其他事情。

如果思想是有形的物質，那麼躁症患者早就被他們滿溢的想法給悶死在房裡了。有許多表現躁症患者思考方式的形容詞，像是意念飛躍、跳躍性思考等。舉例來說，如果把蘋果和香蕉放在一起，患者會認為這兩個水果沒有兩樣，這種整體性的思考正是他們的弱項。對患者而言，新的宇宙在他的四面八方不斷地誕生和死亡，因此他從這個思考換到下一個思考的速度也非常快速，只不過，過程中轉換的痕跡很容易揮發掉，最終只留下各種奇特的思考概念。

上述三點，激發了躁症原先具備的生產性、創意性及創造性，但同時也讓這三個特性全都無法發揮出來，你能理解這是什麼意思嗎？比如一名想畫畫的躁症患者，他已經覺得一整天的時間都不夠用了，對於還想睡覺、吃東西的自己感到厭惡，並因焦躁不安的心情顫抖不已。他也經常撕毀、破壞自己的創作，很難留下具有藝術價值的作品。然而，他又必須將自身理解的想法向他人展示出來，讓他人認可自己的作品，才能將其推向具有社會共識的藝術領域。對躁症患者來說，這是件非常困難的事。

感官幻覺：躁症引起的感官症狀中有許多神奇的東西，通常會說那是種「感官超載」，我想大家多少都有耳聞。我則是看得太多也聽得太多了。就在前幾天，我因睡眠不足而出現嚴重的躁症症狀，搭計程車回家時，突然看到一張一萬韓元的鈔票在地上翻飛。我瞬間感覺自己是天選之人，而那紙鈔似乎開始叮叮作響，當下我陷入了「痛苦萬分的毒癮狀態」，整個人趴在計程車上，感覺計程車和我融為一體，暈眩和恐慌差點讓我窒息而死。

幻覺也是我的老朋友了。有趣的是，最初始的幻覺總是自你最敏銳的感官能力中而生。本來我最擅長的是視覺認知，這段期間的幻覺應該都是隨著視覺形象而來。沒想到二十來歲時被診斷出罕見的眼球疾病，視覺世界隨之崩潰，此後，幻覺就開始以聽覺的形態找上了我。

有時你可以察覺到那是幻覺，有時卻無法發現它的存在。我有一條個人的法則，就是在凝視幻覺的時候，要從側面或後方斜目而視。另外，我也不建議大家特意去觀察視覺幻覺，去硬是將未成形的事物組合成完整的形象。因為當視覺幻覺的細節愈是清晰，我們就愈無法分辨現實世界和虛構世界的差異。我看到的幻覺，大多是本身不存在、但出現在那裡很合理的東西，特別是經常感覺到好像「有人」在我身邊，不過最近經歷了些可怕的事，我已不再想去揣摩那些幻覺。我常在夜晚搭車往來於城市之間，有次看到窗外下起了雪，不禁開口：「下雪了呢。」然後盯著窗外的雪景進入沉思。十幾分鐘後，我突然意識到司機不曾打開雨刷，那瞬間才曉得，雪景原來只是自己的幻覺，只好默默將視線從窗外移開。

相較之下，幻聽世界真的是種令人震驚的體驗。我以前也常出現幻聽，不過都是一次性或是與某個特定事件結合而產生，只是最近聽見的，都是因躁症而生。走在路上時，耳邊傳來交響樂團與數十名合唱團員共同合作演唱巴哈的樂曲。空氣中瀰漫著美妙的旋律，就連街邊的噪音也都變成了動人樂章，甚至讓我覺得：「天啊，（躁症）竟然對我這麼好，無法否認它讓我的心情變得很好，我看就不必去醫院了。」這是種巨大無比的幻覺，讓人奮不顧身地投入它所顯現的，不，是讓人聽見的世界。甚至，我的幻聽還會因空間和位置的不同而有所變化，在公車上聽到的是雷鬼，在計程車上聽到的則是低聲吟唱。其實它與實際上聽到的聲音還是有所不同，現實生活中的聲音會有一種音波振動的感覺，就像靠在音響前方聆聽調高音量的音樂時，身體也會跟著微微震動，可是幻聽並不會有這種感覺。從前有一個故事是這樣的，夫子出了一道題目，看誰能夠拿一樣東西來填滿整個房間，有個學生拿了一根蠟燭過來，用燭光照亮了整個房間。幻聽就像一間被燭光填滿的房間，當我們處於這個房間時，耳朵裡就可以聽到那些美好的樂聲。

雖然還必須累積更多經驗，才能用統計數據來印證我的說法，但我會說一般幻覺的成長—維持期，遠遠比你想像中來得更長。曾經歷過幻覺的人，將來再次出現幻覺的機率非常高。而在幻覺出現又消失之後，下次登場的，會變得比前一次更有說服力。

虛脫：得了躁症的人暫時與睡眠無緣，他的精神狀態會非常興奮，腦海中不斷湧現五花八門的想法，要他去做各式各樣的事情。要做的事情實在太多，所以如果出現絆腳石的話，不管那個東西是人、概念或者思想，他都會將其全部推翻，只希望自己的身體運作也能夠趕上思緒轉動的速度。有趣的是，患者的身體並不會因為無理的要求而怠工、一走了之或拒絕工作。這就表示，患有躁症的人為了應付這些要求，必須不斷地熬夜趕工，身體也只好永無止境地跟著運作，這就成為我們難以掌控初期躁症的一大原因。患者的身體保持在一種挑戰不可能的極限狀態，既不能睡覺，也不能感到飢餓，甚至喝了飲料也不能去上廁所，連這樣基本的生理需求也無法執行，只能無條件順從精神下達的指令。問題在於，以這種方式生活幾天之後，反而會持續刺激精神，導致病情加重的惡性循環。這種生活如果持續超過一個月，身體就會自動關機。當你和精神上的躁症目睹身體虛脫的情景，不免會把身體視為拖後腿的對象，於是你們拋下它之後，仍舊走你們自己的路。

躁症患者的腦中想法層出不窮，且患者本身深信這些都是令人嘆為觀止的絕妙點子，絲毫不敢把時間浪費在睡覺這些事情上。為了及早抓住這些滿天飛舞的想法，又擔心還沒來得及抓住它們就消失無蹤，只好東奔西跑，就像在院子裡追著從籠裡逃出的小雞似的。躁症患者這種四處奔走的樣子，與憂鬱症患者在好轉時期有很大不同。如果你想加以釐清，可以試著問問患者為什麼不吃飯、為何不睡覺。當躁症出現時，就算得用上三種安眠藥也要讓患者入睡。如果患者拒絕進食，那就必須把他送去醫院吊點滴才行。

犯罪：躁症情況嚴重時，患者會因為扭曲的思維與行為，在現實世界中犯下罪行，成為必須接受刑事處罰的對象。不僅是單純的暴力行為，在躁症狀態下，他們會做出平時不會做出的判斷，也很容易成為詐欺或犯罪行為的受害人。實際上，躁症患者很容易成為犯罪的加害者和受害人，有時甚至還會捲入兩者並存的複合型事件中。和其他精神疾病的情況一樣，患者遭遇的事件也與原先自身就存在的問題密不可分。比如平時就因貧困而承受巨大壓力和痛苦的人，躁症發作時就很容易遇到與金錢相關的巧妙新型詐騙。躁症患者很容易對自己有過高的評價，所以必須了解自己的能力，對自己的影響力也要加以管控，在評價他人的事情時更要謹慎以對。舉例來說，他可能會出現「像我這樣的人怎麼可能會這樣？」「我怎麼可能會做那種事情呢？」的心態。躁症患者很容易在漫不經心之間，就越過了那條線。都說「躁症患者什麼都做得到」，乍聽之下好像是一句正面的話，不過這絕不僅僅是字面上的意思而已。如果這句話的意思是你什麼都做得到，那麼也就同時意味著你可能犯下任何罪行。

成癮：成癮的情況不只發生在躁症患者身上，事實上，憂鬱症患者的成癮症狀往往更加嚴重。無論是鬱症還是躁症，患者們都很難考慮或判斷未來的事，也就無法輕易擺脫成癮問題。躁症患者很容易成癮，有幾個他們一涉足就會有危險的地方。要我舉例的話，江原樂園（賭場）、賽馬場、賭博性娛樂場所及線上體育彩券等賭博場所，皆在此列，因為從賭博行為中贏錢的快感，與躁症的精神興奮狀態正好是一種絕佳組合。不過，我並不是說非得避開相同的精神興奮不可。我曾因為幻聽，在江原樂園用大轉盤贏得了三十倍的賭金。幻聽先是要我壓注在三十倍的位置上，而後又要我放在金色（三倍）的位置，我接連兩次都贏得賭金。這種情況比相信「賭博就是機率啦」而著迷其中的大叔們更危險，我感覺自己像是天選之人，心底充滿著難以忍受的騷動，我一方面想感受這種興奮，或者說為了感受這種興奮，頻繁進出江原樂園；另一方面，危機感也隨之而來。就更別說像透過自己親手摸牌的百家樂或撲克牌贏錢，或從一局五萬韓元的芝加哥（吃角子老虎機）中獎時，讓大腦某部分出現暫時空白的感覺。這種獲上天揀選的感覺，對躁症患者來說其實一點好處也沒有，必須多加留心。

喝很多酒也是一種危險訊號。由於醉酒的感覺與躁症十分相似，會產生協同效應。就像大部分的酒精成癮者一樣，躁症患者只要一喝酒就會想要趕快喝醉。患者酗酒時，等於是在推動引擎上再外掛一顆引擎，愈是沉迷於「我什麼都做得到的感覺＋奮戰到底的心情」，酒精成癮的躁症患者就愈會永久處於精神興奮的狀態中。如果待在家裡不斷喝酒，很容易導致最惡劣的情況發生。家裡本身會成為一個危險空間，患者對空間和時間的感覺會逐漸消失，本身的躁症也會讓感覺和記憶變得嚴重扭曲。患者無法意識到時間，反而一直維持在精神興奮的狀態，於是陷入「虛脫－酗酒－虛脫－酗酒」的惡性循環中，最終引發營養失調或譫妄症等，演變為相當危急的情況。

焦慮・不安・緊張：躁症患者無論心情好壞，都會持續感到不安和焦慮，因此容易引發心律不整、癲癇發作、恐慌或譫妄等症狀，以此來看，不安和焦慮與身體健康有著密不可分的關係。雖然每個人的狀況不盡相同，但大致上都無法完成靜止不動的動作，還會出現之前沒有過的不自主運動（遲發性運動障礙）或手顫症，也有人就連在執行一般的動作時也會遭遇困難。人們看著患有躁症的人，也許會覺得他們看起來很自在、動作流暢或不受束縛等，但實際上患者本人往往感到極度緊張、顫抖、焦慮、冒冷汗、惡寒、噁心、頭暈以及揮之不去的不安，這些感覺在下次躁症發作時會原封不動地出現，甚至更加嚴重，這才是問題所在。從很久以前開始，每當躁症快要來臨，我的身體就會出現手抖的症狀。隨著時間的推移，手顫症巧妙地長期殘留在我身上。如果說以前是無法描繪工筆畫的話，現在情況嚴重時甚至連字都打不出來，症狀會隨著時間而逐漸惡化。

強迫症：我本來不是那種會執著於潔癖、衛生、排序或比例的人，與一般人認為的強迫症相去甚遠。但幾年前歷經躁症發作後，我才知道原來還有這樣的強迫症。躁症患者本就喜歡說話，即使沒有聊天的對象，他也會和自己或自己創造出來的對象聊上好幾個小時。我曾在三天兩夜之中只睡了五小時，其餘時間，每小時都在幻想自己正接受各種採訪，一個主題我就可以談上四小時，下一個主題又聊了六個小時，就這樣一邊不停說話，一邊動手整理房間。本來我的房間是個垃圾窩，家裡也不是很乾淨，但那段時間裡我用了三百張清潔用濕紙巾擦拭各處，用拖把將地板擦得閃閃發亮，把地毯和棉被都洗過並拿去陽光下曬乾，衣服一件件重新折好後收納到衣櫃，忙得不可開交。當然，在我的腦海中仍正進行如火如荼的採訪。同居的人說看到我這樣子後覺得自己身心俱疲，而且被一股強烈的恐懼感所包圍。那次躁症發作的嚴重程度可說是史無前例，從第一天開始就出現了手顫症，隔天則是抽動綜合症，第三天開始聽見明顯的幻聽。那次從發作到安定下來用了三個禮拜的時間，三週之後，才好不容易能讓自己安睡三十分鐘。

自殺：躁症發作時會出現超乎想像的思考障礙，一般人聽到他們說出的詭辯之詞，有時反倒會覺得那邏輯「雖然有點奇怪，但是也不無可能」，所以絕大部分的人都無法阻止患者去做想要去做的事情，說不定患者們甚至可以說服人們為什麼他們要選擇自殺。如果對躁症或精神症患者採取漫不經心或者輕忽的態度，稍有不慎可能就會成為推波助瀾的助力，加速他們走向不歸路。思考障礙最具代表性的行為就是自殺事件，當躁症和自殺事故相結合，造成患者死亡或演變為永久性殘疾等的機率將大為提升。患者會認為「自行選擇死亡」是一件維護自身尊嚴，並能藉以證明自己的事。躁症時期當中無數的思考和想法，就像日月星辰一樣升起、落下。其中，自殺意念正是一種形態非常鮮明的症狀，從這想法的誕生到消逝為止，患者會不斷地追求自我革新，並不厭其煩地說服自己將其付諸實現。因此自殺意念與躁症的行動力總是攜手同心，帶著患者走向自殺一途，而他們本人甚至覺得這是件天經地義的事情。有鑑於此，之前曾有過自殺經驗的患者，在躁症時期又萌生尋死念頭時，那麼包括患者本人在內的所有相關人士，都應該給予更多的關心和注意。

每位患者都有躁症「初次」發作的經驗，讓他們不得不經歷極度精神興奮和高潮，使他們的人生出現巨大的轉折和前所未見的各種事件。但隨著時間流逝，患者也會慢慢淡忘這些事情，並覺得自己已經遠離了躁症。令人遺憾的是，即使過了很長的時間，久到自己都覺得「我的病因」已經不會再影響我的時候，發作的那一刻還是會隨時找上門來，疾病永遠不會遠離。連自己都無法解釋的全新症狀，隨著每次躁症的發作而出現。每一次復發的時候，都有個別的理由和原因，很難一言以蔽之。雖然很多時候是自然發生的情況，但患者往往會去尋找那些不存在的理由，他們深信，自己之所以發病，一定都是外部因素造成的。

一開始，躁症患者的精神世界裡萌生了一個很小的念頭，當這個念頭像種子一樣慢慢茁壯後，就會在他的世界裡向下扎根，並很快變成一個非常適切、合理且偉大的信念，接著變成自己的一部分。到了這個階段，想對這念頭做出「客觀」判斷已是不可能的事。躁症患者已自行確保了強而有力的證據，做為自己行動的根據。這就像是自己交了報告，又由自己批閱一樣，雖然本人看似志得意滿，但從外人眼中看來卻是奇怪無比的舉動。患者的驗證體系已出現漏洞，旁人很難再用言語來說服或反駁。躁症時期的精神症，大都與自身平時的想法有關，雖然看似是突然間說了些莫名其妙的話，其實出發點都源自平時的想法。那些奇怪或莫名其妙的結論，若從一般人口中說出，就只是再正常不過的平凡想法而已，這也是讓躁症患者感到最痛苦的一點。不管是「我想賺錢」、「我想被愛」、「我想就業」、「我想畢業」或是「我想獨立自主」等，或是政治方面的建言及運動（包括 exercise 和 movement）經驗等，當自己的想法不被他人所接受時，它們就會像熊熊燃燒的柴火，將患者的意志燃燒殆盡。

疾病首先會攻擊你的信念、信任關係和思考方式。雖然你認為自己手中握有的那個好主意應該可以解決所有問題，是一種具革新性、革命性和創造性的絕佳方法，不過到頭來卻往往只是個陷阱。如果一腳踏入這誘人的陷阱，你將親眼目睹一片奇妙光景，你會看到你的思想、信任、思考方式、價值觀和躁症和樂融融地坐在一起，手裡揮舞著螢光棒一起狂歡的畫面。你也可以坐在它們的身邊，撿起剩下的螢光棒，加入它們狂歡的行列。不過在這之前，你應該先暫停一下，思考一下讓你感到神魂顛倒的事物，以及你認為理所當然可以這麼做的想法，然後再做出決定。雖然堅持你的信念和思想是一件很重要的事，但疾病卻會在第一時間攻擊它，而它很可能早已被攻陷。因此，與身邊的人或醫師討論過後再做決定，是有其必要的。如果自己正處於躁症狀態，並且必須要做出決定的時候，請找醫師或身邊信得過的人談一談吧。醫師可以針對你的症狀開立處方箋；當你問周遭的人：「我和平時是不是不太一樣？」「你覺得我的決定和平時相比是否過於極端？」也可以聽聽看他們的回答。雖然在實際情況中，周遭的人也許無法阻止你的行動，但過了這時期之後，你可以一邊說著：「當時確實是那樣的。」一邊回顧當時的情況。醫師則是可以透過抗躁症藥物或建議住院等醫療方式給予協助。對於很難以客觀態度來維持住自身狀態的躁症患者來說，他人對你躁症的認知或記憶，不管以什麼形式，在日後都會提供很大的助益。

雖然這是理所當然的事，不過我們也無法為了抵抗躁症而去控制出現在生活中的所有變數。即使患有躁症，也可以過著正常的社會生活、控制自己的症狀、結交新的朋友，並將自己源源不絕的能量發揮在具有生產效益的地方。我們的未來不會一帆風順，在每次與病魔的鬥爭中都會輸得一敗塗地，隨時都會有至少十個以上的障礙物擋住我們的去路，但我始終相信，躁症患者們總是能夠好好地發揮自己的作用。即使患有躁症，我們還是可以做很多決定，就算沒有醫師在旁輔助，我們也能維持正常的生活。躁症患者不是可怕的怪物，躁症也不是什麼無藥可醫的絕症。世上有很多人都與躁症為伍，一邊控制著它，一邊繼續過生活。我認為不管何時，身為躁症患者的我們都該擁有更多的機會。我們總是捨棄了原本應該能得到的東西，朝著誠實者的地獄勇往直前，並在路上認出了彼此。若是看到一名抱著一堆藥、拖著沉重步伐返家的躁症患者，我會替他祈禱：如果世上有神存在的話，請神庇佑著他；若是他身旁有人的話，請讓他得到充分的關愛吧。

06

邊緣型人格障礙者的悲傷

我被診斷為反社會人格障礙，大概是距今五、六年前的事了。對我而言，反社會的目標，例如偷竊行為，並不是為了不付錢就能獲取想要的東西，原因沒有那麼單純。偷竊的成敗不僅會對自身的名譽造成毀壞，更是一種危險的遊戲。一般人可能會認為，如果有更好的選擇，即使有反社會人格障礙的人，應該也沒必要非得做出反社會行為。事實並非如此，若是能做出正確的選擇，那麼我就只是一個安靜的路人，而不會被大家當成怪人了。

被診斷為人格障礙的人，通常都會有兩種反應。一種是感到絕望，另一種反而感到安心。與透過治療就可以緩解或「控制」的憂鬱症、躁鬱症等病症不同，人格障礙就像自己身上的血肉，已經深深地刻進自己的基因中。正因如此，一想到它將伴隨自己一生一世，心裡不免感到挫敗。但以另一個角度來看，至今自己做過的那些奇怪行為都可以得到充分的解釋，所以也鬆了口氣。以我的情況來說，因為從孩童時期就開始表現出反社會人格，所以既不是感到挫折，也沒有覺得安心，只是恍然大悟：「所以我才會這樣啊！」我對打賭和賭博完全沒有抵抗力，對於偶然發生的所有事情，都認為是因為自己很厲害的關係。這種混亂造成的漩渦實在太強烈，所以就連不太相關的人們也會全被捲入。如果這種傾向再與躁症結合，就會產生爆發性的效應。患有躁症的我，偶爾會在做出令所有人為之氣結的行為後，卻在沒有記憶的狀態中醒了過來。

雖然反社會人格障礙的情形大致上如上述所言，不過只要適度隱藏或不表現出來的話，還是可以過著正常生活。本章所要討論的是邊緣型人格障礙（borderline personality disorder，以下簡稱ＢＰＤ），到目前為止，我所認識的朋友當中，至少有五個人被正式診斷為邊緣型人格障礙。我所認識的他們，簡單地說就像ＲＰＧ遊戲的隱藏頭目，貌似沉靜卻具有爆發性的衝擊力。雖然我也以自己在精神病世界裡的特殊見聞而自豪，但是和這些ＢＰＤ朋友們玩在一起之後，我才虛心地領悟到，「原來我的病不是什麼獨一無二的特殊疾病，只是江湖上某知名門派的一名弟子罷了。」每當我說起這個話題，總有些人會對於我有那麼多ＢＰＤ朋友而感到驚訝，甚至還有人戲稱我是「ＢＰＤ磁鐵」。

我問了一位ＢＰＤ朋友，關於別人的說法他有什麼意見時，他說（以下為他的個人意見）：「那是因為你這個人啊，本身就具備了ＢＰＤ們感興趣的所有要素。」對於在我周遭有著較高的ＢＰＤ人口密度，他也留下了這麼一句話：「只要在身上安裝ＢＰＤ雷達之後，你就會發現到處都是ＢＰＤ。」總之，成為ＢＰＤ的朋友並不如人們想像中的那麼困難（當然每個ＢＰＤ的狀況都不一樣）。雖然從很多書籍中和媒體上所認識到的ＢＰＤ總是讓人感到害怕，但和他們談戀愛或建立深厚友誼，在我看來都是很普通的事，跟飛蛾撲火完全扯不上邊。雖然ＢＰＤ經常會表現出憎惡或憤怒等強烈情感，但比起說「我要用火把你燒死」，他們所傳達出來的，更接近於「我著火了！救命啊！救命！」的呼救。ＢＰＤ平時也會使用一般人的語言來說話，不過當他們真心想說明一件事的時候，則會用他們專屬的語言來傳達，只要充分掌握他們特有的言行模式，就不會有大吵大鬧的情況發生，彼此的友誼就可以長久維持下去。但所有的一切都只是權宜之計，ＢＰＤ們即使沒有發生任何事情也會感到十分痛苦，甚至會為了結束這種令人難以忍受的狀況，不惜走上自殺一途。

得知自己是ＢＰＤ之後，通常患者都會一直探究這個疾病，直到生命終結的那一天。與其他精神疾病相比，他們更熱衷於分析自己、解釋自己以及對自己的行為賦予各種理由。這種現象在患有憂鬱症的ＢＰＤ身上尤為明顯。同時ＢＰＤ幾乎等同於一道通往重症精神疾病的自動門，愈是意識到這一點，其他病症也愈會隨之一同茁壯。ＢＰＤ患者很少有人可以快速地適應藥物治療，因此最終還是在考驗他們個人的注意力和管理能力。但是，想自行管理並控制這個疾病，並不是一件簡單的事。

BPD的診斷

大部分的BPD在被診斷出來之前，對於自己的行為，特別是難以維持穩定的人際關係以及心情起伏大等問題，都會認為是因為「我的脾氣不好」、「我就是個性格古怪的人」。但在接受診斷後，他才知道這不單純只是性格問題，危機也因此開始出現。舉例來說，那些在BPD周圍的人本來不知道對方患有疾病而飽受痛苦，一旦他們知道對方患有人格障礙之後，和他的關係就會發生轉變。

被診斷出BPD後，願意承認的人，以及無法認同這疾病、認為自己只是性格有問題、在自嘲中度日的人，隨著時間流逝，兩者間會出現很明顯的差異。確診並願意承認之後，BPD患者會開始去了解相關資訊，想到自己一直以來因「邊緣型人格障礙」承受了那麼多痛苦，因此他也會對同樣處於這世界裡的其他人感到好奇；他也會很想知道，如果固執於BPD傾向的話，又會遭遇什麼樣的失敗，周遭的人們對自己又會有什麼樣的看法。相反地，把BPD當成「我個人特有的奇怪性格」的人，會將一切都歸咎於自身的失敗，對此也不會有深刻的反省，反而覺得是因為上天沒有眷顧自己。當然，他在接受診斷後也會去搜索這疾病的相關資料，卻愈看愈鬱悶。因為BPD並不是透過藥物治療就會立刻有起色的單一「病症」，看了愈多相關資料，確實反而會讓這類BPD患者們感到受挫。

★為避免在現實生活和幻想中被拋棄而拚命努力。
★因戲劇性的理想化和過度自我貶低，嚴重影響人際關係。
★自我認同障礙，造成極度不安定的自我形象和感受。
★包括浪費、性關係在內的衝動行為。
★反覆出現自殺行為、偽裝自殺、威脅自殺以及自殘行為。
★心情起伏過大時，其他感情也隨之產生波動。
★經常有空虛感。
★出現與壓力有關的妄想，或嚴重解離現象。
★不合時宜的爆發憤怒情緒。

以上是只要在網路上搜尋幾秒就會跑出來的ＢＰＤ診斷標準。但在未經醫院或醫師正式診斷的情況下，光看完這些項目就擅自推測「看來我應該是ＢＰＤ」，是絕對不推薦的做法。如果仔細閱讀這些內容，你會發現，衝動、人際關係不穩定、內心空虛以及極端性等，都與狀態不佳時的精神病患者有許多重疊之處。

人格障礙必須經過與專家長達數小時的深度面談，才能得到正確的診斷。即使自己的行為符合網路上那些診斷標準的內容（例如：為了避免被拋棄而拚命努力），也不代表你就是ＢＰＤ。在正式面談中，院方會透過各式各樣的觀察方法和測試，做為判斷的依據，客觀且全面地考量以下項目，例如該患者是否屬於精神疾病的範疇、同時患有多種人格障礙的可能性、認知功能的狀態、傾聽其成長環境、是否處於危機情況或壓力狀態、先前的病歷紀錄，甚至再加上羅夏克墨漬測驗（Rorschach Test）的結果等等，以這些做為參考依據，最後再謹慎地做出診斷。當然，過程並非只參考一名醫師的意見，而是由兩名以上的專責醫療小組進行審查。也就是說，即使你認為自己是ＢＰＤ，就醫療的觀點來看，也有可能會得到不同的結論。如果你覺得網路上的診斷標準符合你的現況，且至今為止一直承受著巨大壓力，那就代表你現在精神上正承受著強烈的痛苦，在此我建議最好盡早接受專業醫師的諮商。你可以到大型醫院接受綜合的精神檢查，也可以到附近的診所接受簡單的檢查與診療。

關係的疾病

雖然並非所有的ＢＰＤ都會受到初級群體[14]環境的影響，但就我所認識到的，大致都跟家庭有著不和睦的關係。尤其是與父母的關係，在成長過程中形成了很大的代溝，養育過程中總是充

---

[14] 指童年時期首個親密群體，包括家人、鄰里與同儕等。該概念由美國社會學家查爾斯・庫利（Charles Cooley）所提出。

滿變數，鮮少有一貫性的教養。比起安全感，更多的是不確定性。特別是在羞恥心與賦予兒童過度的責任感等方面，有著強烈的感受，這是他們在成長過程中所遇到的共同點。暫且不論在成為BPD的過程中，究竟是遺傳因子發揮的影響更大，還是環境因素造成的作用更多，總之，在演變為BPD這種戲劇化人類的過程中，比起孩子本身的因素，戲劇性的家庭環境和父母確實難辭其咎。因此，當長大成人的BPD出現難以控制的情緒和過激的言行時，人們必然會將箭頭指向他們的父母。

只要是和BPD打過交道的人，一提到BPD就避之唯恐不及。當然，BPD對於自身的障礙也感到嫌惡至極，但這種絕望無法讓自己擺脫BPD這個稱號，反而會讓事情走向難以收拾的局面，如下例所示：

「你犯了如此這般的錯。」

「所以是我不好嗎？」

「？」

「都是我的錯，就到此為止吧。」（結束這段關係，或以自殺收場）

我所認識的BPD都是很成熟穩重的人，他們並不會動不動就破口大罵，也不會隨便就與人絕交。他們對每件事都認真以對，並誠心誠意地賦予意義。對BPD來說，人類的語言既是他們的母語，也不是他們的母語。因為那種語言絲毫無法減輕他們的痛苦，因此許多BPD會沉迷於某種特定行為中。例如成癮、自殘和藥物濫用等，都是BPD平時經常出現的行為。很多BPD都認為，若想擺脫近來亂七八糟的狀況，最簡單的方法就是自殺。許多BPD都試圖自殺過，對他們來說，自殺的衝動不會只出現一次，更不是一閃而過的念頭，自殺是他們緊握在手中，等到最後一刻才會一觸即發的能量。他們就像在等待彗星出現一般，等待著衝動來臨。想喝酒的心情，想抽菸的心情，想找人幹一架的心情，想要找人傾訴的心情、因為有人喜歡自己而高興的心情、想把看不順眼的人推開的心情等，各式各樣的心情在BPD的腦裡不斷交戰。BPD打從心底就是一名「Drama Queen」，特有的思考方式讓他們對於用自殺結束人生並不感到害怕。尤其是同時兼具BPD和憂鬱症的患者處於重症狀態的時候，對他們來說，自殺並不是一個「選項」，而是一件非做不可的事。

我認為BPD唯有多麻煩別人才能得以存活，同時我也覺得，「人生在世，偶爾被別人麻煩一下又何妨？」我相信BPD的存在並不像人們所說的那樣，應該拒他們於千里之外。相反地，如果真有誰對自己造成危害，那我們該學習的是擺脫這種人的方法並確實執行。

BPD是一種關係的病。若說我的反社會人格障礙是造成我與整個社會產生對立的疾病，那麼BPD就是在一對一的關係中才會爆發出來的疾病。若說在無意識間尋找閉路電視的死角並掌握逃走路徑，是我這種疾病的特性，那麼ＢＰＤ的特性就是挑一名被自己選中的特別之人，像藤蔓般攀附而上並隨之茁壯成長。而它並不是一年生的藤本植物，它會死纏著樹木的根部往上生長，占據原有的水分和陽光，最後讓樹木窒息而亡。某位曾與多名ＢＰＤ打過交道的醫師甚至說過：「一般病患身邊的人都難以忍受這種病，最後患者的身邊往往只剩下家人。」

雖然ＢＰＤ一方面惡名遠播，但另一方面也有很多人被ＢＰＤ的特質吸引。我也曾有過兩次被ＢＰＤ們當作特別人物來對待的經驗，在相處過程中，他們毫無保留地投入愛情和金錢，並且完全不期望對方給予回報，是種相當奇異的行為。後來我才知道，原來他們想要的回報，並不是從我身上得到的。ＢＰＤ們會自行將我的一舉一動加以解釋，並當作他們的回報。他們從微不足道的小事中找出其特別價值（但也可能因某個微不足道的契機而被他們拋棄），舉例來說，就連我漫不經心的一聲問候，他們都能從中找出隱藏在其中的價值。如果問他們為何會被我吸引，他們雖不會說什麼花言巧語，卻會表現出他們再也無法愛上別人的模樣。他們展現出的愛是獨特的、特別的以及永恆的，幾乎在一瞬間就會讓人跌入深淵。不過，只要實際狀況稍微不符合他們編寫的劇本（無論是行動或言語，甚至是喝酒時沒有先幫他們倒酒這種小事），他們很容易就會感到驚慌或羞恥，並試圖躲避或逃之夭夭。

ＢＰＤ是以關係做為指標，藉此掌握自己座標的人。如果ＢＰＤ感到滿意，就會非常親切地對待另一方。無論是一對一的關係還是多對一的關係，他都會在自己的掌控之下提供完美的服務。

但這份完美是從他自己的標準出發，以他個人的想像力創造，所以很可能不同於社會大眾所認知的完美。比起這個，BPD更常見的特徵就是對被拋棄的恐懼、衝動調節問題、對關係的過分執著，還有成癮問題等。如果某位BPD發現了一位心怡的對象，想與對方締結良好關係時，就會把自身所有資源投入其中，並展現自己的才能。很快地我們就能目睹那位BPD將自己身上所有特質一覽無遺地呈現出來。他一邊拍攝著浪漫喜劇，但一邊卻寫著自殺的劇本，而這只是BPD日常生活的一部分。即使這樣的矛盾被人發現，他也不理解為何對方會飽受衝擊。對他來說，這樣的極端本就理所當然，BPD的感情就像一臺雲霄飛車般動盪不安，他們在很久以前就已過著每天不斷被拉扯到高聳入雲的地方，然後在一天之內從空中被拋下數次的日子。他們內心世界持續受到長期不安和空虛的折磨，早已習慣的他們，內心世界是由破壞性的想法與嘗試所建立而成，因此他們大都會朝著暴力的方向發展。即使內心開始傾斜，讓他們做出自殺或傷害他人的行為，他們也認為這是「應該這麼做」或「正確」的。對BPD來說，思想（思考）不僅僅是腦袋中的某個東西，而是應該立即付諸實行的積極行動力。若是得不到他人的心，對BPD而言無異於切斷他們手腳般痛不欲生。為消除這種痛苦，BPD會不擇手段用盡一切方法，人們之所以對BPD產生誤解，這正是其中原因之一。

BPD們所感受到的痛苦，與其說是突發狀況，還不如說是一種常態化的表現。對於同時患有其他精神疾病的BPD患者而言，這份痛苦更是難以言喻。當我們與他們相處時，對待他們的基本原則不是同情、安慰或故作神祕，也不是符合一般倫理道德的態度。你只要不冷不熱地待在一旁即可。這裡所說的不冷不熱並非是指漠不關心，而是一種不受BPD情緒影響的安定性。大多數BPD都很害怕時間。但不是說他們害怕日期月分與時鐘，更確切地說是害怕「時間流逝」。也許是因為時間帶來的必然變化，或是因他們會在時間面前失去控制力，也可能是因為他們不知道該怎麼去填滿空白的時間。所以若是想與BPD們建立基本關係，那麼請陪他們一起度過日常的時光，不必急著分享彼此的感情和心情，這些可以留到下個階段再做也沒關係。總之對BPD來說，光是「一起度過時間」就是一件很有意義的事情。

若你待在BPD的身邊，你只能扮演以下兩個角色其中之一。一個是對BPD而言獨一無二的存在，另一個則是他不在意的無關人士。當然，會頻頻發生問題的大多是前者。以成為BPD的戀人為目標，是身為人類值得一試的挑戰。當然這只是開玩笑罷了，希望你不要太認真。不管怎樣，與BPD建立長期且持續的關係，對雙方來說都是很大的挑戰。如果想與BPD建立長期關係，首先你要掌握這段關係的主導權。BPD內心總是動盪不安，而他們卻將其稱之為愛情。若是想以BPD所說的那種愛情為媒介來穩固這段關係，任何時候都可能迎來感情破裂的一天。你必須先向BPD提出建立「持續性」的夥伴關係，帶領他走向一起實現的階段，這樣才有辦法超越BPD對被拋棄的不安感，並打破他對不穩固關係（只要愛情冷卻，他就會拋棄我）的固有成見。

BPD隨時都可能搞砸一段關係，不，他們的問題不是只侷限在關係中。BPD們在遭遇挫折的時候，很容易選擇自殘或自殺，還會將自己置身於容易受傷的環境裡。他會對戀人的其他生活感到嫉妒，有時甚至會入侵對方的電腦或帳號。他無法忍受自己竟然有不知道的部分，因此會竊取他人資訊或偷看別人的日記，為了掌控對方的一切而巧妙地進行操縱。如果狀況不順他意，他就以自殘或自殺做為要脅。BPD總覺得自己身上有個永遠無法填補的巨大漏洞，所以總是迫切地去做各種嘗試，試圖將這漏洞填補起來。例如衝動且毫無顧忌的瘋狂購物，沉迷於酗酒或濫用藥物等成癮行為，故意讓自己從事不安全的性行為或置身於危險萬分的狀況中，總之他會透過各種方式讓自己有一種「充實」的感受。哪怕只是一瞬也好，只要能暫時驅除那種恐懼和常年存在的空虛，不管什麼事他都願意去做。這樣的行為對周遭的人來說就像一顆不定時炸彈，讓人時時刻刻都提心吊膽，擔心他的破壞性行為會造成他人的傷害。因為這個原因，BPD也經常與周圍的人發生摩擦，甚至斷絕關係。

足以動搖人格障礙的幽默力量

聽說一般的人格障礙（B群）在三十歲左右就會消失，因為這種說法已廣為流傳，甚至讓人對於它是事實還是迷信感到疑惑。但人格障礙者在數著日子等待三十歲來臨前，早在一、二十歲的時候就已走過相當艱苦的人生。我在二十多歲正式被冠以「反社會人格障礙」之名前，早就出現過各式各樣的反社會行為，但未來對我來說仍是無窮無盡的謎題。也就是說，即使上了年紀之後，衝動的行為會減少，但在日常生活中固定的行動模式和習慣也不會輕易改變。以我個人為例，在控制病情的過程中，由於理性地去看待這件事情，所以這一特性還算比較穩定。但只要睡眠不足的現象持續，導致精神興奮狀態或躁症發作時，那麼病況就會比平時更加強烈，反社會人格障礙的特質就會比較突出。雖然我知道這並不屬於犯罪的領域，但我能體會擁有犯罪性質的東西時，會給人帶來相當大的快樂。我總是要自覺地退後一步，警戒自己不可隨意伸手索取。即使我有什麼想做的事，也會先詢問身邊人們的意見，得到許可後才會去做。

而身為ＢＰＤ的他們，不僅人際關係堪慮，當下所有一切也都飽受煎熬。他們被慢性倦怠、憂鬱、空虛、被拋棄的不安等幾乎所有不安症狀，以及過於敏感的感覺所困擾著，這些正是讓ＢＰＤ們失去求生意志的消極力量。這種因個人特質而產生的痛苦無法傳達給他人，這點也讓ＢＰＤ們感到絕望。一般人若是想試圖安慰ＢＰＤ幾乎是不可能的，反而一不小心就會與他們產生矛盾。資深的ＢＰＤ們認為他們現在已足以被他人所理解，不過即使不理解也無所謂。因為對ＢＰＤ們來說，要讓自己斷絕這個想法也不是什麼難事，就像往一個自己喜歡的地方縱身一跳一樣簡單。很多ＢＰＤ們因為自己和自身關係引發的事件已經感到厭倦，於是下定決心不再去做任何事情。但是，ＢＰＤ們朝著否定方向或極端表現的衝動模式仍然存在，最後也許依舊會帶領他走向死亡。

ＢＰＤ的自殺傾向也會對跟他們有密切關係的人產生影響。自殺是一種強而有力的方法，也是構成ＢＰＤ世界觀的重要因素之一。在與他人產生矛盾時，ＢＰＤ很容易以試圖自殺或破壞性的行為來因應，如果這些問題一而再、再而三地重複出現，周遭的人也會開始對他的自殺傾向感到遲鈍，或者認為自殺只是他用來解決問題的方法之一，不會真的把ＢＰＤ口中的自殺當一回事。最後雙方不自覺地經常往自殺的方向去聯想，讓思考方式變得扭曲。就像這樣，一旦自殺的想法展開並開始傳染後，若再加上彼此關係僵化，那麼自殺的門檻就會降低許多，在危機狀況下付諸實踐的可能性就大為提升。對ＢＰＤ來說，讓他去面對自己感受到的羞恥感和空虛感，是一種比自殺更困難的行為。其實選擇自殺這件事，與其說是勇於面對羞恥感和空虛感並更進一步地超越，還不如說只是想將所有問題都拋諸腦後。

那麼，ＢＰＤ該如何面對隨時會找上門的空虛感和羞恥感呢？以ＢＰＤ的狀況來說，正視自己的感受和感情難如登天。他們知道自己一直在自我欺騙，無法坦誠面對自我，也知道自己一直在說謊，可卻難以擺脫這些行為。即使是獨處的時候，他也想表現自我並進行思考實驗，有一種在自我內心徘徊不定的傾向，對要求自我破壞的聲音難以抗拒。在此舉某位ＢＰＤ朋友的例子，當他用之前熟悉的文字和語言寫下日記，試圖去分析和說明自己的人格障礙時，並未得到顯著的效果。但當他改用漫畫將自己的行為描繪下來時，卻得到了前所未見的新鮮感，也獲得了良好的成效。也有人說，比起使用先前熟悉的表現方式，使用其他語言（外語、繪畫），或採其他形式（寫歌詞、編寫喜劇劇本）來傳達內心感受，原先難以發揮的「令人厭煩」的ＢＰＤ特性，往往得以順利地表達出來。

最後這是我想送給所有ＢＰＤ朋友們的祕訣，能夠動搖強烈人格障礙的力量就來自於幽默。疾病會一直停留在我們身邊，讓我們的思考變得僵硬，也會替自殺、自殘和其它危害他人的不當行為賦予合理的邏輯，使我們永遠無法擺脫。我們並不是堅守精神疾病的衛兵，即使疾病纏身，我們仍然擁有可以讓自己微笑的能力。好好照顧這疾病一起過日子，或者暫時丟下它自己出去玩，都是我們與疾病對抗的最後力量。我認為ＢＰＤ既不是只會造成他人危害的惡魔，也不是由悲慘童年所創造出的可憐受害者，它就只是一種疾病而已，一種擁有固定習慣、固定模式以及好惡分明的疾病。還有，搞笑和病態之間只有一張紙的差異。如果你想用笑容來忘卻疾病，只要將那張紙翻過去就行。若還是覺得很困難，也可以用ＢＰＤ最擅長的演技，「假裝」將它翻過也可以。只要你成功嘗試過一次，那麼下次翻頁時就會容易許多。

07

思覺失調症：調節音律的人

它取代了你，
讓你忘記了自己，
但你仍一如往昔。

我對思覺失調症（調絃病）有兩種偏頗印象。一種是發病之後，患者會積極地重新編寫自己的故事，在這過程當中，將周遭人們所知的部分全部消滅，讓它被眾人遺忘，然後被某種東西取代，從此再也不復存在。另外一種患者則是對自己的疾病比較淡然置之，不會表現出怨天尤人的樣子，也不會把所有問題都歸咎於疾病，只是多少有點無可奈何、拿它沒辦法，只能用冷靜的態度來詮釋這個疾病。

思覺失調症患者除了從外部世界聽到的聲音之外，他們還知道並擁有另一個世界，也就是存在著幻聽的世界。我想，這種由自己內心產生的聲音，比起跟外面的真實世界做交流，對患者本身而言更有說服力、現實性、重要性和必要性。這些內心的聲音，一般都是殘忍（煽動自殺）、怪誕（說有人正在監視你）以及不當的言論（指使你去跟著那個人），促使聽者產生這樣的想法，並慫恿他付諸行動。聽到這種聲音的人可能會出現下列幾種反應，像是害怕、厭惡、神經質、反應過度、完全相信、沉迷、與其交流、對話或者是妄想。

有時出現的並不是聲音，而是視覺，也就是幻視或幻影。他們甚至可以用氣味或觸感來感受這個世界，讓思覺失調症患者相信他們的妄想即是現實。患有被害妄想症的人，只要有人看著自己，他們就會用眼神來解讀對方，例如「那個人認為我是世上最壞的人」，並對此深信不疑。當思覺失調症發作，自己執著的妄想或幻聽的世界，與現實世界的界限會逐漸變得模糊。但是，他們又無法真的離開現實世界，只能被困在思覺失調的世界與現實之間孤立無援。過去尚未得病時留下的零星痕跡，經常浮現於水面，而調律者就一個人孤零零地，處於病態思考的狀態當中。

思覺失調症患者會用各種理由，將自己記憶和感情分門別類地整理好。他們覺得有人在監視著自己，注意著自己的一舉一動，企圖竊取情報來攻擊我，奪走我的故事，把它當成自己的故事來使用。於是，他們變得驚慌、生氣和敏感，為了不讓對方得逞，他們會攻擊自己的記憶和感情。他們寧可對它進行無情的轟炸，使其成為一座廢墟，而後在這座廢墟當中，又隱約發現了他們的過去。他們對自己在發病前擁有的悲傷和喜悅、某個人的名字、過去追求的政治理想等殘存下來的東西，百感交集。甚至會把過去的往事當成一種玩笑，類似這樣的玩笑話也能將他們逗笑。消失和遺留下來的東西沒有系統性，他們追不上失去的速度，也沒有能力保存殘存的東西，一切努力都是徒勞，因此有時他們也會覺得自己似乎遭到背叛。

唯一可以確定的是，被疾病奪走的不僅僅是記憶或習慣的一部分，而是與他人交流的方法、理性思考的能力，以及像是洗漱、進食和保護自己等最基礎的自我照顧能力。過去一點一滴累積的人生，已有一大部分被幻覺、幻聽、聲音、妄想以及思考障礙所代替。

我們無法得知那些聲音（幻聽）會有多強烈的影響。特別是對於那些可以不理會這些聲音而繼續過日子的堅強人們，我們完全沒有頭緒，也不明白他們究竟如何生活，也不知他們用什麼方法讓人生維持下去。思覺失調症患者即便深受持續性幻覺所苦，令人難以置信的是，他們仍然能夠找到正確的平衡，如實地扮演好自己的角色。雖然他們無法輕易透過理解自己發生的事而變得幸福，但是他們仍然可以拯救自己。

大部分的患者並不是從一開始就知道自己得到的病是思覺失調症，他們經常被誤認為是憂鬱症或其他身體疾病，帶著這樣的誤解展開了罹病的生活。此時他們已經接受醫師的建議，知道自己固有的思考方式是病態的，在肯定和否定兩者皆有可能的情況下，揭開了「思覺失調症」這道門簾走了出來。

由於主要症狀因人而異，即使存在著共同分母（例如被害妄想、跟蹤妄想以及關係妄想等令人痛苦的特性），每個人展現出來的病症也大不相同。經歷的過程也各自有異，我透過調查後了解的患者們，也都各自有著相當獨特的特質。舉例來說，有人聲稱自己雖出生在有錢人家，卻在其他家庭中長大，現在的家人和親生父母串通起來，將自己捏造成一名思覺失調症患者；也有人說自己正在被國家監視當中。被害妄想會在腦海中不斷播放各種劇本、影像，透過反饋讓虛有的幻想深深刻進記憶中，於是在治療上也就變得更加困難。雖然幻聽和妄想等是患者共同的症狀，但具體而言，若有一百名患者，就會出現一百種以上的症狀，而且他們完全無法理解他人的狀況，因此患者們只能獨自與威脅自身的巨大危險，進行孤獨的戰鬥。

儘管如此，為了預防或應付疾病復發，他們不僅會累積病識感，也會詢問醫師自己的想法是否恰當，並熟悉忍受疾病的具體方法，積極地為下一次發病做好萬全準備。他們想在妄想之中過著幸福的生活，雖然心裡抗拒著藥物治療，卻以令人吃驚的毅力堅持服藥。為了解開發生在自己身上的無解謎團，他們必須朝著無窮無盡的前方不斷奔跑，無論是強化病識感的方向，還是讓病症惡化的方向，他們都別無選擇，因為他們的存在本身就是一條苦難的道路。

大多數的思覺失調症患者，並不會將自己的病名或症狀告訴那些跟自己不太熟悉的人。隨著精神疾病患者（特別是思覺失調症）的犯罪報導日益增加，若是讓愈多人知道自己罹病，患者們的生活就會受到愈大的影響，甚至會影響到精神疾病患者復原所需的必要治療和社會福利資源。將疾病當作吸引視線的新聞題材是最大的問題所在。雖然暴力犯罪的起因並不一定就是思覺失調症，但目前報導的事件中，只要知道加害者有思覺失調症病史，彷彿就揭開了事件的所有因果關係。我的意思並不是說，他們是精神疾病患者，所以犯下的罪行就不算錯誤，我只是認為，不應該將精神疾病當作犯罪拼圖的最後一塊，為了使案情完整而將其汙名化。

人們可能認為，思覺失調症就是某個奇異古怪的人所罹患的瘋病。但我想強調一點，思覺失調症患者的世界是一個打造得非常精巧的世界，而且非常堅固，外人難以輕易進入。人們對這種病有很多想像，但思覺失調症與他們所想像的世界截然不同。思覺失調症的世界多姿多彩，各式各樣的存在讓人眼花撩亂，是一個與現實世界完全不同的空間。

我認為，即使無法輕易理解這個疾病，就算知道患者再也無法回到從前的狀態，我們也不應該放棄他。就像我先前在各種疾病之間橫衝直撞的時候，他們從未對我說過「我會等你」或「你回來吧」，只是一直陪伴在我身邊一樣，我也想陪伴在你們身旁。下面的故事，是思覺失調症患者紅豆與紫色愛心所講述的，希望各位讀者看完他們的故事後，可以更加理解思覺失調症患者精彩而豐富的人生。

在此向提供故事給我的女性思覺失調症患者表達感謝。雖然現在的你與發病前的你已不是完全相同的人，但與其介意這些，不妨好好思考今後即將一起度過的未來，從你們身上我學到了很多，在此致上我的謝意。

紅豆的故事

首先關於調絃病*這個詞，我想補充一下個人的想法。雖然變更名稱的立意是好的，但取了個既難念、就算聽了名字也不知其義的病名，人們對它的恐懼，才會變得更加嚴重。這疾病在香港被稱為「思覺失調症」或「思考知覺敏感症」，我認為這是最顯而易懂的病名。其實無論它叫什麼，都與分裂（schizo）脫不了關係。

從我開始感受到自己幾近崩潰、我已不再是「我」的時候，這疾病就開始與我形影不離。那是在我二十一歲左右的事，我感覺到身邊的人對我的態度發生了很大變化，也知道自己開始出現異常行為，我卻不願意承認自己有病。

直到二十四歲時，我才被醫師診斷出是思覺失調型人格障礙，也才知道何謂調絃病。我認為它是一種症狀像線團纏繞在一起的病，就像變得僵化的人格障礙一樣，這樣的說明大家能明白嗎？

得到診斷之後，我覺得全世界好像都瞧不起我，因此經常與別人產生糾紛。我無法理解為什麼我會有人格障礙，為何偏偏是我得到調絃病，但我也不想去追根究底，只是將其拋諸腦後。一想到自己被歸類在「瘋子」的行列，心裡就覺得非常反感，也很難受。

我從十歲開始每天都想尋死，想要消失在這個世界上，但一直到了國中，才知道這種行為叫做自殺。尋死的念頭一直存在我的心裡，雖還不到試圖自殺的程度，但曾有吞藥或勒住脖子的自殘行為。如今我不再嘗試吞藥自殘了。以前曾一口氣吞了一百顆藥，因此得了急性橫紋肌溶解症，被救護車送往醫院急救，只能躺在病床上動彈不得。後來回想，當初之所以那麼做，是因為覺得「做了壞事心情就會變好」。後來在持續用藥下，病症就慢慢消退了。這些經驗，可以當成我撰寫自傳的題材嗎？

我在學生時代一直是全校霸凌的對象。我在走路時總會口吐惡言、習慣看著地上，即使現在也還是改不掉。同學經過我身旁時，經常會說些像是「神經病」、「瘋子」等帶有侮辱性的言語。或者是「聽說你在學校很有名？知道你為什麼會出名嗎？」等向我挑釁的話，我的生活自然而然變得愈來愈萎靡。

印象最深刻的是，有次我坐在自己的位置上，邊聽音樂邊畫畫的時候，有人過來用腳將我踹倒在地，然後打了我一頓。當我抬頭想要看看是誰打我時，對方說：「看什麼看？」又繼續開打，可就算我轉過頭去不看他，他也沒有停手的意思。雖然大部分的霸凌事件我已不記得，但這些記憶並沒有遺失，仍會以第一人稱的視角來看待，因此我的心情五味雜陳。雖然那些都是造成心理創傷的場面，但我現在已經可以笑著跟別人聊起這些事。看來隨著時光流逝，我的情況也有所好轉。這些事情也激勵了我，讓我更想用學習來證明自己。國中時，只要我肯念書就能取得理想成績，考試對我而言只是件輕而易舉的小事。但從上大學後的某時刻開始，我的學習成績開始逐漸走下坡。

總之，當時經常與他人發生衝突，不過現在回想起來，這對發病似乎產生了好的影響。我本來覺得人們都很討厭我，想把我趕走，而這個想法慢慢演變成被害妄想，好像為了把我趕走，世界上所有的人全都聯合起來一樣。我認為情報局派人跟蹤我，或者是電視正在監視著我。加上我也覺得醫師開給我的藥很可疑，他可能在藥裡下了毒，我吃的藥都被汙染了。我也懷疑家人丟棄我的物品，外面的人都很排斥我，試圖把我趕走。這些想法在我腦中根深柢固。我怨恨這個世界，家人們好像也很厭惡我，最後總是落得吵架的下場。我老是拿家人出氣，如果我姊姊抱怨說：「因為你的病讓我很辛苦。」我就會回她：「明明都是在同一個環境下長大的，為什麼只有你辛苦？」她反駁道：「雖然小時候家裡狀況不好，但為何只有你生病，我卻沒事？我太委屈了。」因此我認為家人們已經厭倦了我和我的病。

有些狀況特別會對病情造成刺激。例如聽到侮辱性或貶低自尊心的話，我的內心就會受到很大衝擊。舉例來說，像是「為什麼你會活成這個樣子？」或者「你就一輩子當個精神病患吧」等等。

在道德上處於進退兩難的局面，這也讓我備感辛苦。在人際關係或戀人之間，雖然不可能永遠都扮演著善良的一方，但是我也想要扮演善良的角色，卻總是事與願違，每當發生摩擦時都讓我覺得很難受。

我已有兩次住院經驗。第一次住院時的環境十分惡劣，在那裡發生的意外也特別多，病患和醫療人員起爭執只是家常便飯，還曾聽到其他患者揚言說要把我殺掉。第二次住院的地方是一間大學醫院，環境改善很多，偶爾還會讓我想再回去住一陣子。當然，如果像試圖自殺等緊急情況發生時，請務必入院接受治療。

若是自己完全接受這個疾病，患者本人就不會排斥在社交平臺上建立與自身疾病相關的資訊型聊天機器人，也會產生一種使命感，認為自己應該要將自己的疾病公諸於世，這就產生了積極的效果。不但可以吸引他人的關心，也可以得到別人的共鳴。經常有人會問我關於思覺失調型人格障礙的問題，對我來說也很振奮人心。在提供他人資訊的時候，我會盡量以客觀的角度來解釋。從這樣的過程中，讓我意識到自己原來並不是無用的人。

經營聊天機器人對病識感管理也有很大幫助。當然，為了維持病識感，持續用藥是最基本的，按醫師指示按時吃藥絕對是首要之務。我認為吃藥這件事，是維護自身尊嚴的工作，再怎麼說也總比不吃藥到處惹事生非來得好。

如果說我的疾病有什麼固有特性，那麼應該就是曖昧感吧。在別人眼裡看來，我是一個讓人摸不著頭緒的怪人。但當我去精神科拿藥的時候，又覺得自己似乎沒嚴重到這個程度。

病情嚴重與否，似乎很難由自己來判斷。如果能區分清楚的話，那情況應該就沒有那麼嚴重。即使出現「你比垃圾還不如」、「你不值得活在這個世界上」這樣的幻聽，那也終究是來自於我自己的一部分。

如果問我因為這個疾病而蒙受了什麼損失，那就是智力下降。隨著病情加重，我覺得自己逐漸變得無法像以前一樣一心多用。思考的深度受到限制，想法也變得淺薄，當然實際上也對學業產生了影響。我的畢業考考了兩次都沒通過，一直到最近才終於順利畢業。

但若要說這疾病給我帶來什麼好處，應該是會聽到別人用「你很特別」、「你真的很四次元」、「你好有創意」等類似這樣的話來描述我吧？然而我認為，在思考的世界中最重要的是質量兼具，因為就算大量的思考，也有可能只是一些淺薄而貧乏的想法而已。

雖然人們說我在這方面的表現很特別，但我覺得自己除了特別的一面外，也存在著平凡的一面。我想成為一名創作型歌手，展現自己非凡的獨特之處，同時也想過著平凡的日子，兩種想法在我的腦海裡是共存的。不過同時我也兩者都不是，因為在特別和平凡之間搖擺不定，所以直到最後仍然什麼也沒做。既沒有努力過著平凡的生活，也沒有致力於成為非凡的人。疾病降低了我的身體機能，似乎也奪走了我在付諸實踐時所需要的體力。

當我承受過多的壓力，不知該怎麼去面對時，我就會淹沒在疾病的浪潮當中。雖然有時也會和家人聊聊天，但大部分的時候都只是在等待那段時間過去。如果說有什麼東西能給予我安慰，第一個就是音樂，另外還有畫圖、寫作、打電動，看Netflix……總之我喜歡以電子設備做為媒介所帶來的一切。

關於我的疾病，主要都是在網路上的空間與他人分享。即使好友或家人對我的疾病也有一定程度的了解，但我認為要談這件事還是會受到限制。雖然他們對我仍有不理解的部分，不過我還是可以感受到父母對我的支持。以前的我很討厭家裡的人，因為我認為當我在學校被孤立的時候，他們並未保護過我，也因此對他們充滿怨恨。但現在不管我在做什麼，我相信只有家人會無條件支持我，今後我想和家人一起度過更多美好的時光。

*原註：調絃病原來的名稱是「精神分裂症」，但這個用詞引起了很多誤會，人們大多誤以為是指性格或人格上的分裂。特別是在韓國，患者經常因為「精神分裂病」的病名遭受社會歧視的眼光，並出現嚴重的刻板印象。因此，大韓調絃病學會與大韓神經精神醫學會從二〇〇七年開始，著手進行病名修正工作，其後正名為「調絃病」。調絃的意思是「調整絃樂器的絃」。意思是指原先因疾病造成精神不協調，但就像調整好的樂器會發出悅耳的聲音，接受治療後，患者也可以回歸正常生活。調絃病是因為大腦神經網路出現異常而引發的疾病，所以也包含著必須將大腦神經網路進行適當調節的意思。參考朴美羅〈「精神分裂症」，因病名而招致誤解的疾病〉」，*Medical Observer*，二〇一四年十一月十一日。

紫色愛心的故事

大家好，我是紫色愛心。我在大學時主修的是心理學和法國文學，曾當過一年的廚房助手，後來變成無業遊民，之後更被判定屬失能等級，現在領著政府的基本生活補助金過日子。目前正在學習韓、中、日料理。我也是屬於性格比較內向的人。

我在藥物治療上遇到了很多困難。由於幻視的緣故，我總覺得我的藥上存在汙染物。雖然平時吃感冒藥之類的藥物並沒有問題，但精神科藥物上的汙染對我來說卻顯而易見，因此很抗拒吃藥。這也是為什麼我選擇了只要注射一次、藥效就能維持一個月左右的注射治療。雖然疾病的特殊性讓我在服藥方面遇到障礙，所幸還有其他治療方法可以替代。

從小學時期開始，被孤立已是家常便飯。從六年級起到國中時期因為成績很好，也比較有自信，雖然朋友不多，學校生活倒是過得還不錯。我從不違反校規，也不參加社團活動，自然也交不到什麼朋友。接著，我在上高中時退學了。一開始我選擇了理組，後來又想改成文組，不過若要更改的話就必須等到三年級，由於我想早點轉到文科，所以選擇退學。退學後我多了很多時間，可以在公立圖書館盡情看書和電影，用全身心去感受這一切，同時增進對音樂和審美的能力，覺得很開心。只不過身上沒什麼錢，日子過得有點辛苦。

從高中開始我就患有憂鬱症，但並不是因自願退學而引起。我本想去看精神科，只是父親反對，所以沒有接受治療。他可能覺得過一段時間自然會好，並沒有太在意。就這樣在未經治療的情況下度過了很長一段時間，在二十多歲以前一直飽受憂鬱症所苦。現在我能有條有理地分析父親的問題，也能好好控制我的疾病，若是高中時的我能夠看到現在的一切，應該會覺得非常羨慕。

二十五歲後，我開始出現妄想和幻覺。雖然修習過心理學和病態心理學等學科，我卻未能及早察覺這是一種疾病。我一直以為即使沒有智慧型手機，我也可以透過心電感應和喜歡的人溝通。因為我認為可以透過「腦對腦介面」或者「人機介面」與他人進行資訊交換，所以我並不覺得那是幻聽或妄想的現象。

住院後我得知疾病的診斷名稱，並以住院為契機，讓我承認了這個病。住院之前，總覺得別人在偷偷竊聽我的想法，所以反而故意不去思考，特別對於未來更是沒有太多的想法，但在住院之後發生了很大的變化。

之前只接受門診治療時，因擔心藥物遭汙染，我經常無法按照處方指示確實服藥。住院後由於院方會檢查患者是否有乖乖將藥品吞下肚，我也無法再逃避吃藥。不過吃了藥後，我自己也能感覺到治療效果有顯著提升。如果要問我最嚴重的症狀是什麼，有時我會聽到自己寫的文章起火燃燒的聲音，偶爾也會聽到某個叫我去自殺的聲音。那時我雖然很驚慌，不過仍會按照指示去做，像是用打火機將我的衣服點燃。我記得有一次，那個聲音指示我將螺釘或筷子插入電源插座裡，企圖讓我受到電流的襲擊。

幻聽會告訴我，當時我喜歡的那個人目前在某個餐廳吃飯，在某處做什麼事，叫我快點過去看看。當我趕到的時候，那人當然不在此處。幻聽還會嘲笑我說：「喂，他早就走囉。」我也總覺得有人要攻擊我，所以走在人行道上時，經常會被很多東西給束縛，像是絕對不能踩到某個東西之類的。別人只要五分鐘就能走完的路，我卻要走好久才能走完。光是在外面走動，對我而言就是一件困難重重的事。

幻聽嚴重的時候，它總是一直叫我去某個地方，告訴我如果去的話就能遇到誰，或者叫我不要回家，回家的話會有不好的事發生之類的，因此我經常在外徘徊徹夜不歸，這點讓我媽媽很擔心。由於深夜在街頭遊蕩，總會有男人纏上我，有的說要帶我去汽車旅館，有的則是要求我跟他發生關係，當我拒絕後，有的人甚至會破口大罵，曾經發生過好幾次讓自己置身於危險之中的狀況。

我在幻聽的要求之下鎮日在街上遊走，晚上也夜不歸宿，經常被警察送回家。我曾以為自己的手機裡出現閃電而向消防局報案；也曾經深信自己的護照被某個不知名人士盜用而向警察局報案；還有認為手機裡藏有劇毒物質而報案……後來因為太多不實報案而上過法院。在我哥哥去當兵的期間，我覺得他在我身上安裝了隱藏攝影機，所以即使他人在軍隊也能知道我在做什麼，我因此不敢外出，也變得害怕與人交流。現在這些症狀已沒有那麼嚴重了，最近幾乎聽不到幻聽，只有在車聲或噪音嚴重的時候，才會聽到嗡嗡聲，或者是某種好像快要形成幻聽、可是卻模糊不清的聲音。那種聲音又與白噪音不同，帶著幻聽特有的曖昧與刺耳的感覺。

我的人際關係十分多元化，從家人、鄰里朋友到網友等應有盡有。我和媽媽關係很好，但和爸爸關係很差，不過他們已經離婚了，所以也不會有吵架的狀態發生，對此我很滿意，也覺得很幸福。幻視較嚴重的那一陣子，總覺得有東西掉在食物裡，我跟爸爸說我不敢吃，爸爸就幫我把食物吃掉，還對我說那是一種「特殊的才能」。我住院後他也會來看我，身為家人該盡的職責，他都做到了。相反地，因為弟弟們都已經在上班，所以兩個人都沒來探望過我，對我被認定為失能等級也沒什麼反應，家裡只有媽媽對我的疾病算是比較了解的。

覺得很難受的時候，我會選擇大睡一覺，也會去散步或吃美味的東西。聽聽音樂或躺下來看著天空也是不錯的選擇。學習游泳、勸說父母離婚以及學習心理學等都對我很有幫助。

被診斷為調絃病的時候，一開始我對妄想這件事採取否定的態度，一聽到調絃病三個字就覺得心情很差。現在反而覺得被診斷出來是一件好事，它讓我整體的平衡得到了改善。起初我的人生曲線是呈現走下坡的趨勢，後來逐漸好轉，成了先抑後揚的曲線圖。我對疾病也有了正面的認識，現在對各方面都有很高的滿意度，還有了病識感，我覺得挺好的。

我認為獲得失能等級的認可，真的是件很好的事。只要提交曾經接受一年以上治療的紀錄，支付兩、三萬韓元的費用，拿到證書後交給居民中心，大約兩個月後就可以知道結果。有人說，如果被判定失能就會蒙受損失。對這樣的意見我並不認同，因為生病對我來說，才是最大的損失。

雖然我原本也擁有自己的個性和能力，但調絃病對此產生了很大影響。十多歲時我還能讀很多書，可現在就連參加讀書會也會遇到很多困難。其他同樣患有調絃病的朋友也因認知功能下降而非常擔心。不過，如果將出現在眼前的困難一一捕捉下來確認，就可以發現實際上並非如此。例如現在好像變得不太寫文章，這點對我來說倒是沒什麼，因為就算寫了也沒什麼用處，如今連日記也幾乎不寫了。

聽說調絃病發的時間若是較早，很多人都會在大學時期選擇主動退學。我是在已度過最需要學業能力的階段後才發病的案例，被影響的程度也相對小了很多。我曾在大學時期獲得成績優異獎，也獲得去海外研修的機會，當時非常開心，也覺得人生很有意義。後來調絃病發作，我老是覺得有人在窺探這時期的照片，所以把它們格式化，全部刪掉了。我覺得病症會在過往回憶裡逐漸茁壯，因此我才會把過去的一切都刪除掉，試圖抹去那些回憶。與其說是重新編寫自己的故事，還不如說是將其消滅來得更貼切。對我來說這完全是兩回事。

目前我把料理當成一種興趣來學習，不過將來我打算去學習會計相關事務，我想應該可以透過殘疾人就業介紹所的幫助完成這個目標。以前我本想從事與精神健康相關的工作，因為我對這方面很感興趣。不過真正開始找工作之後，卻成了廚房助理，也開始學習做菜（笑）。我計劃在五十歲左右退休，然後更加努力地做料理。

我想活得久一點，成為老奶奶等級的女同志。

PART 2

帶著精神病一起活下去

08

無法治癒的人們

我們之所以不害怕感冒，是因為我們知道它會痊癒。

初次發病的那段期間，當時我的身體還非常健康，能集中精神專注地去分析我的心情、感覺和疾病。如果心情不好，我會為了讓自己開心而無所顧忌；心情好的話，為了維持這份快樂，惹禍上身也在所不惜。當我想尋死時，彷彿已宣誓要為死神效忠，對自殺行為非常執著。我不認為自己正在橫渡一條永遠無法回頭的河，也不覺得我的行為是以身體為媒介來進行。我只覺得，即便精神已經崩壞，它仍然是種精神，對於自己不把生命當一回事，讓自己命懸一線的狀態也完全不以為意。

精神崩潰的人，最初與最終傷害的對象都是自己，特別是針對自己的肉體。許多精神病患會把身體和精神病分開來思考。我當時認為，若是無視體力下降、體重增加、嗜睡症以及睡眠障礙等身體傳來的訊號，並消除自己分析出的致病原因，就能解決目前遇到的各種問題。

在一開始，或者到某個時間點為止，這樣的戰略也許會奏效。在初次發作時，如果經過藥物治療讓病情出現好轉，很多人就會想盡快把藥物戒掉，其實這是個錯誤的想法。也有人會為治療疾病制定一份時程表，例如一到兩年的時間，並試圖在這段期間內解決所有問題，當然這又是另一種誤解。他們被自己設下的馬奇諾防線[15]所限，卻不知在治療過程中擅自作主、貿然停藥，反而會讓事情變得更加複雜。停藥後再度發作的可能性，絕對不是零，當疾病再度爆發，他們必然面臨崩潰，並再次為了尋找病因而四處奔波。其實理由是什麼並不重要，重要的是，當他們再度接受醫院的治療時，往往會比先前服用更高劑量的藥，這些情況愈是反覆出現，就愈容易讓疾病逐步茁壯滋長。

正在成長中的精神病是種很巧妙的東西，當它超越某個臨界點後，就不再是攻擊我們內部的擊球員，而會與我們自己緊密地融合在一起。不管你認為這是被疾病汙染，或是與疾病混而為一，總之在這之後，你會失去自己原有的感覺和心情，今後大部分的行為都會依照病症的命令來進行思考和判斷。疾病擴張的範圍會超越我們所感知的世界，在我們察覺它的存在後，它就迅速滲入其中，並將它的存在感持續膨脹。

在這個時間點，我們對疾病的控制慾望會逐漸上升，但其實已經錯過了可以控制它的時期，現在我們能做的只是試圖去追趕不斷擴大的疾病，讓自我感知維持一致性而已。於是我們終於恍然大

[15] Maginot Line，比喻外表看似堅如磐石，實則毫無價值的東西。

悟，原來疾病並不是從內部爆發，而是從外部將自己籠罩起來。這疾病並不是靠著吃我們體內的養分長大，而是以成熟的面貌從天而降。事到如今，我們除了虛心求教，別無他法，這個疾病是否有治癒的可能性呢？

在患有精神病的人當中，當醫師告訴你這一輩子都要吃藥，在生命的最後一刻到來前都必須與這個病為伍時，一部分的人會感到失望和狼狽；也有一部分人只是淡然接受，並表示自己也是這麼想的，因此今後不再以痊癒為目的接受治療，而是為了防止病情每況愈下而服藥。他們會致力於改善生活習慣，準備更加適於治療的環境和條件。但事實上，光為了維持現狀就已花費了超乎想像的金錢，有些人無力支付這些費用，只能勉強維持低空飛行，狀況差一點的很可能就此墜落，從此一蹶不振。最後在這種膠著狀態下，新的身體疾病逐一爆發。從輕微的藥物副作用開始，到肌肉骨骼異常、代謝疾病、各種感染、皮膚疾病、自體免疫疾病、甚至脫髮等問題層出不窮，身體狀況大不如前。相較之下，有明確原因和診斷的病症，還算是比較好應付的了。

有些人可能經歷過因藥物副作用或精神興奮狀態引起的發作。也就是說，他們曾有過完全無法控制自己的感覺和肉體、身體末端出現莫名其妙的異常疼痛、即使用盡意志力也無法擺脫的經驗。就算去看神經科也找不出原因，如果因症狀爆發而被送到急診室，也會被認為是毫無理由的「行動化作用（acting out，並非使用語言，而是以行為宣洩心中負面情緒的精神科症狀）」，於是你開始覺得，這是一種既折磨人又完全不講道理的痛苦。

自從十一年前初次發病以來，我就開始過著藥物誤用且飲酒過度的放蕩生活，過不了幾年就出現罕見的眼球疾病，我其中一側眼睛的視線，出現了失明程度的歪曲，幸好及時前往醫院求救，盡早得到診斷並做了手術，大約只有兩週左右處於視覺障礙的狀態。不過當時受到的衝擊仍然很大，花了很長一段時間才慢慢平復。那一側眼睛的視力並不是完全消失，而是像戴了很多層放大鏡一樣，讓我的視線變得嚴重扭曲和傾斜，人們在我的眼裡就好像法蘭西斯・培根[16]畫中出現的人物。視覺必須依賴雙眼才能發揮完整的作用，但我即使用雙眼視物仍會出現歪曲，幾乎無法進行閱讀或相關的所有活動。人很難獨自戰勝原因不明的、或不請自來的疾病（特發性疾病）。一直以來我都很聽從自己身體的話，也認為它和我是站在同一陣線的夥伴，但自從和精神病對抗以來，屢次感受到肉體對我的背叛，感覺就好像被人拋棄了一樣。

無論你心靈上的時光停滯了多久，你的肉體還是會慢慢走向老化。就像二十歲所感受到的宿醉會和三十歲時截然不同，這是件很自然的事。患病之後，身體不僅無法成為我的靠山，反而與精神病攜手同心走向另一個國度。你的思考障礙和精神病不僅侷限了你的思想，還會與你殘破不堪的身體結合，製造出各種異常事故。於是你開始盲目地相信，「唯有結束生命，痛苦才會結束」，也經常會去深究到底還要承受多少折磨才能得到解脫，進而將自己逼進死胡同裡。甚至你會認為，如

---

16 Francis Bacon（一九〇九－一九九二），英國畫家，作品以粗獷原始與令人不安的圖像著稱。

今只有逆道而行才得以解決問題，也就是先處理肉體上的疾病，才能夠減輕精神上的負擔。你的想法變得跟精神病初期時完全相反，但即使肉體的痛苦消失（消除或治療引發痛苦的原因和要素），精神上所產生的汙點也不會不見。即使這些汙點不以自殺企圖或自殘衝動等，類似這種自我破壞性強且明確的形態表現出來，也會透過貶低自我價值，或是因找不到照顧自己的理由而變得邋遢的模樣，呈現在世人眼前，最後無論病情怎麼發展，患者都流露出一種視而不見的態度。不管怎麼說，在與疾病長期的纏鬥之下，或是在病情時好時壞的折磨中，都迫使我們走上放棄自我的道路。

久病未癒的人總是感到悲觀厭世。他們承受不起身體出現其他疾病，即使只是微不足道的小病，例如腸胃炎之類的病症都讓他們難以忍受。說得誇張一點，就算只是口渴或噁心等輕微症狀，也讓他們眉頭深鎖，彷彿原本坐得好好的椅子突然崩裂了似的。

但壞了的地方並不是其他國家的世界盃體育場，而是自己的身體，那些久病未癒的人並不了解其中的連貫性。舉例來說，若是因憂鬱症而長期臥床，養成長時間躺著使用智慧型手機的習慣，那麼手肘自然就會過度承載身體的重量，即使沒打網球也會患上網球肘。就像這個例子一樣，不規律的飲食習慣也會造成逆流性食道炎或慢性腸胃疾病，再加上活動量不足且特定的肌肉負荷過重，會引發肌肉痠痛等問題。說不定大家早就都知道問題的原因正在於自身的行為，不過並不是找到理由並加以消除就能解決一切，因為這疾病的存在本身就是最大的問題，這也是讓患者們備感挫折的主要原因。

我很清楚全身是病的人是怎麼過日子的。雖然各種疾病在不同時期紛至沓來，但其中某些疾病彼此互依互存，有些疾病會聯合其他疾病共同壯大，也有一些表面看似輕微的症狀，背後卻隱藏著重大疾病的根源。疾病之間彼此環環相扣，所以我認為，若不是全員同時得到改善，那就沒有太大的作用。我曾因不規律飲食習慣和暴飲暴食等飲食問題，加上活動量不足及體重突然增加等因素，導致關節出現異常，並下定決心要一次就把這問題解決。我制定運動計畫，並確實地執行了幾天。遺憾的是，我的精神卻無法承受突然新增的活動而舉雙手投降，計畫只能以失敗告終。

即便是為了擺脫自己所處困境而奮戰不懈的人，屢敗屢戰之下最終仍不免舉白旗投降。因此在制定「疾病管理計畫」時必須謹慎小心，盡量用最簡單明瞭的東西來當作計畫的目標和核心。而且這計畫絕對不可能獨自完成，需要周遭人士的幫助。如果你想獲得他人協助，最重要的是一定要放下羞恥心，勇於開口求助。另外，在執行這些計畫時，你的疾病（無論是精神或肉體上的，亦或舊患新疾）隨時可能出現嚴重的起伏，這點請務必放在心上。

精神疾病需要有三大管理項目，長期接受精神科的治療、就醫可近性高的家庭醫學科以及飲食習慣管理。在精神病管理領域方面，我們不需要將目標設定在更高的地方，只要盡量維持現在的狀態即可。掌握好現在的狀態是首要之務，且必須同時進行藥物治療。在這過程中，有一個能夠掌握自己動態的精神科醫師是必不可少的，但這個人並不一定要了解自己所有的一切（家庭環境、性取向、其他背景等）。

所謂就醫可近性高的家庭醫學科，意思是當患者出現新的疾病跡象時，有一家可以盡快安排住院並採取醫療措施的醫院。精神病伴隨著呼吸系統方面的疾病（例如霧霾嚴重時會對憂鬱症造成影響等）、代謝疾病、皮膚疾病以及各種自身免疫系統的疾病等，所以最好選擇能進行綜合檢查的醫院。若是住院治療的次數愈多，累積的病歷也會愈詳細，當你出現新病症時，院方就可以進行適當的醫療介入。此外，因受精神病影響而出現脫水或營養不足等問題時，也可以到醫院接受輸液治療或領取相關處方，讓自己早一步進入復原階段。

飲食習慣和行為模式則是很難一下子就改變，即使改了也很容易恢復到以前的習慣，因此循序漸進的改善會是較好的方式。一開始只要達成原訂目標的百分之五十就算完成，之後再往上慢慢提升即可。

為改善飲食習慣，你可以試著實行以下方法。第一，預先保留和別人一起吃飯的時間。對於按時吃三餐有困難的病患來說，這是一個讓自己定時吃飯的好機會。第二，和別人一起購買食品。如此一來不僅可以節省生活費，還可以自然地分享簡單的料理訣竅，也可用更低廉的價格購買當季蔬菜和水果，同時不忘兼顧社會活動。第三，有意識地增加蔬菜和蛋白質的攝取量。由於患者長期服藥且活動量極少，容易導致營養素缺乏，對這樣的患者來說，均衡攝取營養是非常重要的。此外，若是有暴飲暴食或厭食等習慣的患者，其行為背後可能存在著病態的思維，那麼這就不能單純認為是由生活習慣造成，必須找出真正的原因。如果有攝食障礙，你可以諮詢醫師或接受周圍人士的幫助，並以此為基礎去尋找適當的改善方案。

即使精神病剛開始的時候症狀良好，患者也表現出積極的應對，但只要稍有疏失造成均衡失調，不可逆的破壞就會開始不斷出現，導致患者遭到孤立。就算吃了一千兩百毫克的鋰鹽、三百毫克的托吡酯（Topiramate）[17]以及八百毫克的喹硫平（Quetiapine）[18]仍然不夠，還追加了八毫克的理思必妥（Risperidone）和五十毫克的氯丙嗪（Chlorpromazine），可是病情同樣不見起色，只是為了不讓目前的狀態更加惡化，讓自己勉強保持清醒而已。沒有精神病的人，不會知道我們的悲慘，而且這種悲慘狀態就像吸收了很多優質養分的腫瘤般不斷增長，帶來新的疾病，這點讓人多麼痛苦，沒人能真正領會。對於必須永無止盡參加這場疾病接力賽的我們，還有幾項力所能及的事。首先，別把力氣全部花在說明和分析上，對於還可醫治的疾病，不要置之不理、讓它陷在絕望的狀態中，要積極接受治療。另外，你一定要抱持希望，即使你認為這場病已沒有任何機會痊癒、病情會嚴重

17 常見商品名包括妥泰（Topamax）、托必拉美。
18 常見商品名為思樂康（Seroquel）。

惡化或失去人生所有可能性，你也要讓自己充滿希望。

最後我想提醒大家，當你發現身上還有意想不到的病，而且還是重症疾病時，希望你不要將前來安慰你的人拒之門外。你應該要害怕被人孤立，因為孤立是一張前往死亡國度的車票，即便你早已買下這張車票，並視之為最後的堡壘，也請你將這份視死如歸的悲壯拋諸腦後，別忘了隨時尋求與他人之間的連結。

09 藥物的理解：基礎篇

如果你是精神病患者，而且正在接受藥物治療的話，請從以下項目中確認與你情況相符者。若你覺得符合項目太多，建議可以先去閱讀本書中「藥物的理解：進階篇」這個章節。

★ 可以表達出自己症狀的嚴重程度。

★ 知道什麼藥物適合自己。

★ 每天服用藥物兩次以上。

★ 曾經歷過因藥物引起的嚴重副作用。

★ 沒有中斷藥物治療的計畫。

★ 到目前為止至少已經接觸十種以上的藥物。

★ 有某項被自己認定為「唯獨這個不想戒除」的藥物。

★有一種被自己認定為「我絕對不吃這個」的藥物。
★周圍有人對你的藥物治療提出反對意見。
★如果不服用某種特定藥物，就會出現無法隱藏的症狀。
★曾經服用藥物卻完全看不到療效。
★想要改變目前正在服用的藥物。
★總是覺得自己吃的藥還不夠多。
★有某種想要嘗試的藥物。
★除了藥物治療以外，沒有經濟能力去嘗試其他治療方法。

藥物治療的途徑

在察覺到患有精神疾病的同時，最快速的治療方法就是藥物治療。對於第一次到精神科就診的患者，醫院通常都會開立一些苯二氮平類（Benzodiazepines，BZD）的安眠鎮靜藥物、神經安定劑、普萘洛爾或者是低劑量的抗憂鬱藥。另外也會觀察藥物的作用情況，慢慢增加劑量，有時候也會換成其他藥劑或是刪減處方。服藥之後通常一開始都會經歷一些副作用，當院方告訴我服用SSRI（選擇性血清素再攝取抑制劑）系列的抗憂鬱劑，需要歷時四週左右才會產生藥效後，我還以為只要過了幾個禮拜病情就會好轉，所以對藥物治療抱持著很大的希望。雖然理論上一般都會使用各式各樣的藥物，然後藉由觀察療效來尋找最適合的藥劑，但是我們知道，有很多患者別說是幾週，經過了幾個月，甚至是數年，也依然找不到那種讓人感覺是「最適合我的藥物」。一而再、再而三地前往醫院接受門診治療，但是治療進度卻總是停滯不前，只有副作用不斷地出現，讓人感到無比絕望。

第一次去精神科時，我以為只要有一位了解我的醫師，那這就是一家好醫院，但直到五年後，我才找到一家令我滿意的醫院。之前固定去的那家其實有很多缺點，之所以會繼續在那裡看病，主要是因為他們對同志比較友善（對同性戀者沒有差別對待），而且我和戀人一同前往醫院就診，他們也比較能夠理解我的關係問題，所以我相信在那裡可以得到比較好的處方和建議。

但現在我已經明白，在藥物治療上最需要考慮的並不是「是否能與醫師溝通」，因為就算醫師仔細聆聽我的複雜情況或與他人的特殊關係後頻頻點頭表示理解，也不見得就能開立適合患者的處方箋。為了前往能夠理解你的精神科就診，有時你需要到離家很遠的地方看病，或是必須待在患者聚集的地方長時間等待，經常必須在承受壓力的狀況下到醫院接受治療。但是，你一定要考慮投資的時間和費用是否真的對自己有幫助。如果光是前往精神科看病就能消除你大部分的壓力，那這件事對你就有益處，若否，那麼你就必須重新考慮這件事。

藥物並不是一瞬間就能解決所有苦惱、認同感、關係以及矛盾等的魔法工具。當然也不會因為吃了藥就立刻變得幸福。藥物治療可以分為下列幾個方向，針對像是不安、恐慌、憂鬱、狂躁、自殺企圖以及幻覺等症狀進行具體的治療。因為在服用藥物這方面，尋找一名值得信賴的醫師是我們在與病魔的纏鬥中必須爭取的條件。

每個接受精神病治療的患者，都曾使用過在個人歷史上留下創新高紀錄的藥物及用量。例如在嚴重的自殺事件當中，一般會讓患者服用六百毫克左右的高劑量思樂康（第二代抗精神病用藥，副作用比第一代抗精神病用藥來的小，效果也比較優異。一般來說為了幫助睡眠，至少會開二十五毫克到五十毫克左右的劑量，所以一提到六百毫克，你大概可以感覺得到劑量的差距有多大。若是吃了這麼高劑量的藥物，就像有人用磚頭敲你後腦勺一樣，你會立刻進入昏睡狀態。也許一口氣直接喝掉兩瓶燒酒也會得到類似的效果吧？）如此一來患者大概就無暇再思考關於自殺的事。不過這是相當罕見的情況，大致上只要一出現自殺的念頭，那就只有程度強弱的差別，很難徹底消除這個想法。雖有研究結果顯示，自殺意念與自殘衝動等會在二十四歲後逐漸消退，但由於患者十幾年來一直堅信著自殺是解決問題的唯一方法，所以這種根深柢固的觀念並不會一下子就變不見。長期因精神病所苦的患者們也常說：「過了三十歲之後就會比較好。」但就算過了那個年齡，症狀也不見得消失。因此，藥物治療應該從預防的角度出發，而不是把它當成是解決所有問題的萬能鑰匙。

像蚱蜢般在各家醫院來回穿梭的人

初次發病的時候，我認為藥物就像救世主一樣地拯救了我。而且在住院期間，病情很輕易地就控制住了，我以為自己已經痊癒，所以不再吃藥，也沒再去醫院，之後即使病勢略有上升也不以為意。當時的我實在是太無知了，一直到病勢上升到異常程度時，才又找了一家新的精神科看診，重新展開治療。也許正因為如此，我的病情沒有起色，自殺意念也愈發強烈，甚至曾走路走到一半突然衝進車道，所以我到世福蘭斯醫院就診，他們開了思樂康給我。我的自殺企圖和躁症同時並存，即使吃了九百毫克的鋰鹽與六百五十毫克的喹硫平也壓制不住，醫師追加了當時保險未給付的安立復（Abilify）[19]十五毫克，結果仍宣告失敗。所謂屋漏偏逢連夜雨，加上無力承擔昂貴的醫療費，我又回到原來的精神科。雖然我已是複診病患，但他們並沒有調高我的藥物用量。

我從二〇一五年冬天開始閱讀各種醫藥書籍，對藥物的興趣也愈來愈濃厚，因此累積了不少相關知識。從二〇一六年初起，我開始可以跟醫師討論用藥的問題。之所以有討論的必要，是因為我之前曾有誤用或濫用藥物的經驗，對藥物產生了抗藥性，能在我身上發揮作用的藥已所剩無幾。幾乎所有安定劑和抗憂鬱症藥物對我來說都沒有效果。即使嘗試了新的藥物，雖然大致上都沒什麼太

19 主成分為阿立哌唑（Aripiprazole）。

大副作用，但因抗藥性太嚴重，藥效也不明顯。

藥物誤用與濫用的世界

患者在服用藥物時，經常會出現誤用或濫用藥物的情況。主要有兩種情形：❶對於精神科藥物的知識不足，或是因為觀念錯誤而導致。❷被憂鬱、自責或自殺意念等病症折磨的患者，可能會在有意識的狀態下故意過度服用藥物。

首先要說明的是，抗憂鬱藥並不是帶領我們走向幸福的神祕物質。如果要用非常簡單的話來解釋藥物機轉，它可說是一種幫助大腦神經傳導物質達到平衡的東西，並不會因為多吃一點就讓心情變得愉快。

誤用或濫用藥物的行為本身不費什麼力氣，因此很多人輕易就陷入其中。這是一種讓人上癮的行為，在特定情緒（憤怒、憂鬱、孤獨或覺得自己毫無價值等）或狀況（遭遇挫折、產生矛盾）下很容易接二連三地發生，很難將嗜藥如命的念頭從他們身上移除。相比起其他自殘行為，年紀增長之後，誤用或濫用藥物的行為仍然會持續下去。

這種誤濫用會造成非常危險的後果，有時會讓患者經歷記憶空白（Blackout），如果再與酒結合的話，還會出現各種更嚴重的症狀。習慣性地誤濫用藥物，一般而言會造成大腦功能下降、記憶力衰退以及其他認知功能降低的問題。另外，與其他物質（酒精、果汁）一起服用的情況也是一樣。

以藥物濫用成癮的情況來看，上述❷的例子會比❶來得更多。在❶的例子當中，由於在法律規範下一般人很難透過吸食毒品追求快感，藥物濫用也就成了一直以來的替代方案。特別是對長期處在情緒低落且反應鈍化的精神病人而言，更是會帶來前所未見的奇幻感受。但是，並非服用大量抗憂鬱症藥物就可以得到這種幻覺，甚至就算剝開抗憂鬱症藥的膠囊外殼，直接用鼻子吸取藥粉也得不到任何快樂，所以請大家千萬不要這麼做。舉例來說，聽說ＡＤＨＤ[20]患者服用的派醋甲酯（Methylphenidate）[21]具有與古柯鹼相似的作用，因此經常被有心人士拿來使用。這種藥物也被稱為「有助於學習的藥」（聰明藥）。雖說效果因人而異，但對我來說，服用派醋甲酯之後，我就好像在圓形滾輪中奔跑的松鼠，生產效率突然飆升，心情也變得很愉悅。但精神興奮帶來的生產效率無法持久，效力很快就會消失，殘留下來的只有不快的感受。而且所謂發揮「生產效率」是否真的有益，也是個疑問。

絕大多數藥物都不是以愈吃愈有效果的原理所構成，如果你有這種感覺，那也只是一種錯覺。如果搭配酒精一起服用藥物，或是將氟西汀（Fluoxetine）[22]與葡萄柚汁一同服用等，都會出現讓人

---

20 注意力不足過動症（attention deficit hyperactivity disorder，縮寫為ＡＤＨＤ）。
21 常見商品名為利他能（Ritalin）。
22 常見商品名為百憂解（Prozac）。

失去記憶（暫時性）或是喪失一部分記憶的情況。舉例來說，人們可能會認為「即使吃了很多安眠藥，頂多也只是睡個一兩天就會起來了吧？」但依據我藥物濫用的經驗來看，事實並非如此，原本以為自己會昏睡，可打起精神一看，原來自己一直失魂落魄地在街上徘徊。這類說法我已聽過不下數百遍，某位慣性濫用藥物的人也同樣舉證歷歷，他說在長期藥物濫用下，突然某天開始搞不清楚住家附近的地理位置，只好在路上徘徊不定。誤用或濫用藥物都可能留下後遺症，不，是一定會留下後遺症。記憶力受損、手顫症、不寧腿症候群或腸胃問題等，都有可能隨時找上門來。雖然醫師們說目前最近的藥物已經相當安全，不會造成生命危險，但凡事總有例外。如果誤用或濫用藥物成為一種習慣，你可能面臨與死亡相距不遠的危險，即使不到這個程度，也可能出現意想不到的副作用或永久性的後遺症。

藥物的名稱和專業用語

精神病的特點在於無法使用人類的語言來表達它。當你想要說明的那瞬間，思緒總會偏離正軌，由於找不到適當的表達方法，只能在手足無措中讓時間流逝，最後因誤會和不被他人理解，讓自己變得疲憊不堪。

藥物可說是精神病人的第二外語。在由精神病患者組成的團體中，即使沒有詳細說明自己的症狀和痛苦，只要說「我喹硫平的用量又增加了兩百毫克」、「我還得吃帝拔癲（丙戊酸鈉的商品名）」、「醫師開了氟哌啶醇（Haloperidol，主要用於治療思覺失調症）給我，這個該怎麼吃？」等類似這樣的話語，不僅可以表達自己的病情，對於曾經吃過這些藥品的患者來說，也已提供足夠充分的訊息。對於服用藥物的精神病患者來說，擁有一個像這樣可以用第二外語與人溝通的團體，其存在是非常珍貴的。找到與自己吃著同樣藥物的人、在特定的社群網站上用暗語說出自己的疾病、診斷出的病名成為代表自身的另一個名字，經歷這些過程後，患者才能成為一名真正的患者。

有些醫師對於開立的藥物不會提供任何資訊，因為他們認為得到的資訊愈多，患者可能會愈容易執著於藥物的作用，若是過度執著，甚至會對治療帶來害處。但是與完全不了解藥物原理就直接服用的情況相比，對藥物作用機制稍微有些認識的話，在服用藥物時也會產生不同的差異。總之只要能夠接觸到這些資訊，即使資訊不見得完全正確，我們也會慢慢地吸收並加以辨識。有很多人第一次接受精神科的診斷後，都會產生一種共同的反應。「唉呀，原來如此，所以我才會變成這樣啊。」我們終於「認識」了自己身上的疾病，這對我們來說是一件多麼值得慶幸的事！對於藥物資訊有條不紊地累積也是同樣道理。現在幫我看病的，是一位很喜歡對藥物進行各種說明的精神科醫師，他會告訴我，在幫助睡眠的藥裡面加了普萘洛爾，是為了讓我減少外出衝動和自殘等異常行為；另外，阿普唑侖在被人體吸收之後，會讓人感到心情愉悅，也會帶來輕微的精神興奮現象，所以有躁症傾向時，盡量不要服用等類似這樣的資訊。每當我聽完之後，也會有「唉呀，原來如此，所以我才會變成這樣啊」的感受。

💧💧💧

最後，在理解藥物上有最重要的兩個基礎，那就是「尋找適合自己的藥物」以及「尋找（在藥物處方上）值得信賴的醫師」。不過想要完成這兩個目標，都需要跨過很高的門檻，因為每位醫師都有自己開立藥物處方的方針和偏好，所以你若覺得開立的藥不適合自己，即時向醫師反映是最好的辦法。否則的話，你就只能按照醫院的流程進行藥物試驗，可能需要很長的時間才會找到適合你的藥物。特別是以一級醫院（地區精神科診所）的情況來看，藥物治療的模式會因醫師的不同而有很大差異，有的診所只會開立二到五毫克的阿立哌唑給患者，有的診所則是給就診不到兩週的病患開立了三十毫克的最高劑量，其間存在著很大落差。

如果是在大學醫院就診並進行藥物治療，那麼你就會接觸到更多藥物，有時還會有使用新藥的機會。但如果想在大學醫院接受藥物治療，至少要花費八到十萬韓元（約一千八百至兩千三百元新臺幣）的診療費和藥劑費（包含非給付的藥物在內，以一個月為基礎，再加上昂貴的診療費），除了經濟上的負擔相當大之外，若是一般上班族還必須配合門診時間而請假，為了治療必須耗費大量時間和費用。如果把在大學醫院拿到的處方原封不動地帶回當地診所，是否能得到同樣的藥呢？答案是否定的。因為每位醫師對於藥物組合都有自己的看法，他們也會根據各自的方針來看病，所以大部分的醫師都不願意做這樣的事。有些醫師會用鋰鹽來治療憂鬱症，也有醫師在患者出現混合發作時絕不提供抗憂鬱藥。在出現神經障礙或身心症時，有的醫師會開立分量十足（！）的恩特來，有的醫師則是使用其他 β 受體阻斷藥來治療病患。

那麼患者能做的事有哪些呢？決定什麼時候去精神科看診、決定是否前往大學醫院就醫、找出更換醫院的理由、掌握藥物對自己產生的作用、明確分辨出藥物作用和副作用的不同、積極籌措醫藥費、主動前往醫院接受藥物治療、參與藥物治療的自助團體、養成按時服藥與遵守處方指示用藥的習慣，最重要的一點是，對於藥物不要過度執著。患者要做的事情實在太多，難以逐一列舉出來。不過結論卻很簡單，藥物治療是藥物的領域，因此藥物治療的事全權交給藥物處理就好，我們只要做好自己的本分就行了。

10

與精神科醫師對話的方法：制定治療計畫

一開始我們總是試圖向精神科醫師傾訴一切。

接著我們打算向精神科醫師說明那些理不清的思緒。

然後在某個瞬間，突然意識到其實沒有傳達這些訊息的必要，於是我們選擇離開了醫院。

到了下一家醫院後，我們的話變得少了，服藥的態度也比較隨便。又聽到朋友說他也在看精神科，所以決定轉到他那家醫院看診。

這家醫院的醫師話比較多，在談話時輕鬆不少。他開了很多我們從未吃過的藥，不過劑量是不是太高了呢？副作用讓人飽受折磨。

我擁有所有精神病院的自由通行證，那張通行證就是我的藥。如果把上面寫有藥物名稱和劑量的單子拿給醫師並告訴他：「我的藥吃完了，這是我現在服用的藥品。」那麼不管哪家醫院都會願意再開立相同的處方給我。

就好像法國料理的配方一樣，鋰鹽一千二、丙戊酸鈉九百、喹硫平五百、蘿拉西泮（Lorazepam）二、普萘洛爾八十、地西泮（Diazepam）二、阿普唑侖四，只要把這些寫在紙上交給院方，無論是任何一家精神科診所或醫院都會同意開藥給我。我之前大概在五家醫院之間穿梭來回，後來終於在一家新的醫院裡安家落戶，如今已固定在這裡看診超過一年了。

雖然有很多原因，不過最後我只在兩家醫院看病。其中一間是因為我回老家時身上的藥已經吃完，在不得已的情況下去的。雖然我並未向他們表明我的同志身分，但後來也陸續在那裡看診了六年，這家醫院對於平復我的心情有很大幫助。後來在與首爾的精神科討論增減藥物時，我也幾乎是以這家醫院開立的藥方為基礎。位於首爾的這家精神科也是深得我信任的地方，我和我的夥伴都在這裡看診，醫師對我和夥伴的關係也非常了解。而且只要一發生藥物副作用，醫師就會立刻刪除該項藥物，對於醫師的執行力和決斷力我非常滿意。因為以前去過的其他精神科醫院並非如此，就算我告知院方某項藥物會讓我產生嚴重副作用，醫師仍會笑著對我說：「就算這樣……」、「再吃一個禮拜試試看吧。」不但沒有減低劑量，反而還增加用量，最後我就逃之夭夭了。

對於患有類似疾病的人來說，如果聽到上述情況，大致上會有兩種反應。第一種是「我可以就這樣逃走嗎？」第二種則是「請幫我看看這是什麼藥」。在我周圍大約有十五位服用精神科藥物的朋友，雖然他們對自己服用的藥物帶有很多疑問，像是「為什麼我要吃這種藥？這種藥到底有沒有效？是否可以持續服用這些藥？」但從醫師那裡並未得到充分說明，只能將諸多疑惑放在心裡。特別是關於副作用、抗憂鬱藥物的使用以及非典型或典型藥物的使用，其實大多數患者都是在得不到任何資訊的情況下直接服藥，而未與醫師有過充分溝通。如此一來可能發生各種意外狀況，不管是醫師、病人或他們身邊的人，可能都會遇到讓他們難以理解的病情發作、出現精神病或不可逆的疾病，甚至發生前所未有的惡化導致患者必須馬上住院等。若是上述問題頻繁發生，可能導致患者在職場或學校等所屬單位無法再待下去，變得孑然一身，如塵埃般四處飄零。由於精神狀況相當不穩定，就連路邊的小狗吠叫，或微不足道的生活小事，也可能讓人再度發作。

對於還不熟悉精神病世界的新手患者來說，與醫師交談顯然是件很困難的事。光是哭著訴說昨天想尋死的事情可能就要用掉五張衛生紙，更別說要對醫師的藥物處方提出不滿或疑問，心中帶著難以克制的憤怒和悲傷，可能要五十萬張衛生紙才夠將眼淚擦乾。不過，對於一直以來在諮商過程與藥物處方上的不滿和疑惑，你還是必須跟醫師開誠布公地談一談。比起去面對已經成為瘋子的自己，相較之下，這件事應該也沒有那麼難吧。

與精神科醫師交談時之所以感到複雜，是因為初次進入精神科診療室時，原先累積在心裡的所有故事，全部爭先恐後地奔湧而出，大夥兒都為了搶奪第一拚命喊叫。從小時候在家裡挨打開始，幼稚園時期遭到霸凌、小學時家裡破產、國中時被不良分子圍毆，上了高中卻得了憂鬱症，大學考試也慘遭失利。一直以來累積的家庭矛盾終於爆發，甚至鬧到差點全家一起尋死。之後離開家去外地念大學，不僅戀愛不順，學業成績也老是被當。因為缺錢而去打工，卻遭他人侮辱，心裡甚至萌生殺意，最後才來到這裡……當我一邊擦乾眼淚一邊訴說時，不知不覺諮商時間也結束了，醫師的臉上露出為難的神色對我說：「等一下會開藥給你，下禮拜再過來。」每次到了這個時刻，總不免心生遺憾。醫師真的有在聽我說話嗎？為何對我說的話沒有反應？我看起來像個傻子嗎？為了支付看診的費用，就連必須低聲下氣的卑微兼職我也不得不做……懷抱著這樣的心情再度坐在候診室裡等待。可是，有時我也會自我安慰，至少來這裡還可以痛快吐露心聲。在護理人員的叫喚下終於領到了藥，打開後偷偷瞄了一眼，裡面有袋不知名的藥，終於我也拿到了精神科藥物，現在我也是一名公認的精神病患了。搭公車回家的路上，看著公車上的人們，突然覺得我和他們格格不入，大家都是過著正常生活的人，只有我被這社會排除在外。回到家後心情低落，又想到如今已被冠上精神病患之名，心裡也跟著焦躁起來。爬上了樓梯打開家門，從包包裡拿出藥袋，倒了杯水，虔誠地把藥放入口中，配著水一起吞進肚子裡。然而接下來的一週，什麼改變都沒有發生。

如果你是初次前往精神科看診的新手病患，那麼你應該記住以下幾點：

1到精神科看診是為了接受藥物治療，如果想接受心理諮商，請另外找心理醫師（心理師）。你不需要為了把大量資訊告訴醫師而費盡心力。

2並非所有醫師都是富同理心且個性沉穩的人，一定也存在著對於你的核心（例如曾被特定家庭成員施以暴力、性取向、是否信仰宗教、出身地以及學歷等）表示無法理解的醫師，請務必明白這一點。即使如此，你還是可以跟醫師建立良好的醫病關係，不過如果有讓你覺得浪費時間和金錢的感受，那麼請你盡量退避三舍。

3對於醫師說的話不要患得患失。

4如果醫師的言行舉止之中，讓你感受到推卸責任的態度或是露出輕蔑的神色，那麼請你不要再去那家醫院。因為前往醫院就診主要是為了藥物治療的諮詢。

5醫師並不是消滅疾病的主力，藥物才是真正的霹靂小組。與其在醫師的話語中不斷檢視自我，還不如將更換藥物帶來的感受詳細記錄下來。

6藥物並不是按照自己的感覺來服用，而是要根據統計數據開立處方。而且也不是一出現憂鬱情緒就立刻服用抗憂鬱藥品，而是要透過與醫師充分諮詢才能做決定。因此，醫師若是很少詢問你的狀況，那麼你就可以觀察一下是否需要另求高明。

7 由於想得到某種特定藥物，為了這個目的不惜裝病，這是一種危險和病態的行為，請盡量不要有這樣的想法。

8 和醫師諮詢時也是一樣，如果你一次提供太多資訊，他在對必要資訊進行取捨時也會覺得困難重重。因此在諮詢時，與其按照時間順序來談論自己的事，還不如按照重要程度依序排列，一次只說一項重點（家庭／朋友／學校／職場等）即可。

9 將想說的話用條列式的方法記錄下來。

10 在諮詢中未能說出口的話，若是在結束後才想起來，可以拜託櫃檯的護理人員，請他們幫你轉達。特別是藥物的副作用，如果在診間裡忘了跟醫師說，那也一定要及時向院方說明。如果你對醫師開立的處方箋有疑問，也必須如實告知。

11 進入診療室後請養成優先談論藥物的習慣，讓調整藥物成為診療的核心。

12 請將諮詢時間盡量花在談論藥物相關的方面，逐一確認對每個藥品的熟悉程度，尋找適合自己的藥物組合，並了解每一種藥物的特性和服用方法。

13 接下來請以其他人對自己的評論做為主要分享的內容，如此一來可以更客觀地觀察自己的言行和狀態。

如果想更完整地向精神科醫師傳達自己的資訊，請參考下列事項：

1 在去醫院之前，把想說的話先準備好。

錯誤示範：我和〇〇喝了酒，一直喝到第二攤，第三攤，最後〇〇說了對我人生很有助益的話，所以我哭了一會兒。雖然詳細情況想不太起來，不過總之決定以後要努力生活。那天回家後洗完碗就睡了。

正確示範：週三至週五飲酒過量。

2 應該告知醫師的內容，大致上包括睡眠、活動範圍及生產效率等，以及是否因情緒受到觸動而引發某些行為、是否有精神症的症狀出現、是否發生自殺事件、是否正常維持衣食住行及日常生活。除此之外，還可談論一下目前遇到的特殊問題（搬家、離職、分別及死亡等）。

3 關於現在服用的藥物是否適合自己目前的狀態，請跟醫師一起好好討論。

依據上述事項為基礎，在說明時可以參考下列例子：

★睡眠：睡了三小時左右。半夜醒來後就睡不著，結果整個白天都在補眠，生理時鐘被打亂了。

★活動範圍、生產效率：所以什麼都沒辦法做，只是躺在床上度日。

★用餐：由於什麼事也沒做，實在沒有吃東西的資格，如果肚子餓，家裡有很多豆漿，就喝那個充飢。

★心情：因為傷心而哭了好幾次，整個人無精打采，看到什麼都不覺得好笑，只覺得人生充滿幻滅。

★突發事件：被（有問題的）公司炒魷魚了。

★精神症：雖然目前沒有出現幻聽，但走進家裡時突然有黑影閃過，令我感到十分害怕。

★自殺事件：如果現在要自殺的話，還沒有準備好完美的穿著和足夠的計程車費，而且房間亂七八糟的，所以還不能自殺。

★衣食住行：一天只吃一餐，不洗澡，只睡覺。

就像這樣，將重心聚焦在自己的行為上，然後再跟醫師訴說病情。你可能會發現，原來自己的想法和感覺是如何開始和結束，其實並沒有那麼重要。愈是想要與醫師暢行無阻地談話，你就會知道原來除了語言之外，非語言的事物反而可以提供更多資訊。而且比起醫師直接給予的回應，藥物的更換中包含著更多你想知道的答案。儘管如此，我還是建議你多向醫師提出問題。例如問一下上次那個會讓人愛睏的藥有沒有換掉？是不是刪掉氯硝西泮（Clonazepam）了？是否重新加了鋰鹽？諸如此類的問題都可以提出。只要認真檢視大約半年到一年的藥物，你大概就能夠知道自己正在服用的是什麼藥，以及這些藥是否適合自己。那麼無論發生什麼事，至少在藥物治療方面都絕對不至崩潰，因為能為你的治療做擔保的醫師和藥物，從很久以前開始就是你堅強的後盾了！

11 憂鬱症的復原行動指南

「我走路時都是盯著地面走的，眼神盡量不與他人對視。不喜歡照相，只想一個人待在角落。心裡沒有激動或浮躁的感覺，容易出現重複性的慣性行為（例如模仿周圍人們的舉動）。我不太會說話，反應也很遲鈍。對工作總是拖拖拉拉，不但無法遵守與他人的約定，對他人的聯繫也總是採取迴避態度。三餐都吃得隨便，笑起來也很不自然，衣著邋遢隨性，說話時不敢看著對方的眼睛。若有人說我看起來無精打采，我頂多隨口敷衍幾句，態度也躲躲閃閃的。」

儘管你因為憂鬱症而失去了很多東西，但你身上仍存在著恢復的彈性、舊有的習慣以及慾望。我並不是那種相信愛可以全然彌補憂鬱症患者缺陷的人，所以就讓我們好好聊聊這件事吧。包括憂鬱症患者在內的精神病患者們，即使身上有著無法治癒的殘疾，我仍堅信他們都有開創機會的可能性。他們可以讓自己的想法付諸行動，並且重複地執行，把這件事視為是自己的責任。本章即將介紹憂鬱症患者能夠實際執行的行動指南。

憂鬱症患者對於冷酷的現實世界看得通透，所以會把最嚴苛的標準套用在自己身上。尤其在病情嚴重或是憂鬱發作的時候，絕不會認同幸福或快樂才是人生本質的想法。即使發生了什麼好事，他們也只是淡然一笑，接著馬上回到麻木和空虛的狀態。憂鬱症患者在歷經漫長且痛苦的折磨後，不可能再回到原有的最佳狀態，於是不期待自己處於最佳狀態成為了他們的基準點，而被疾病占據心靈，精神完全崩塌時則是「最差」的狀態。因此，只要能稍微脫離最差狀態，他們就會感到心滿意足。這些重症患者對痛苦的情況（自殘或意外等）已習以為常，就連感受痛苦的狀態對他們來說也是「舒服的」。

還有些憂鬱症患者只有在生活中發生不幸、矛盾或破裂時，才會感覺自己還「活著」。由於憂鬱的狀態持續了太長時間，有氣無力和鬱鬱寡歡成為常態，一旦陷入不在預期中的突發狀況，才會感受到憤怒和憎惡的情緒，他們從這個循環過程中，學到「感覺到什麼＝這是件好事」。最終，患者成了不是從好事、而是從壞事中尋找安慰的人；比起心情飛入雲端，他們更善於在心情跌落谷底時淘出屬於自己的黃金。不止心靈上的扭曲，就連身體也跟著變得彎腰駝背，走路時總是低頭看著地面，愈是靠近角落就愈感到自在舒適。

憂鬱症是種「中斷」之症。一般人只要重複執行某種行為，就可以累積相當的知識和資訊，但在憂鬱症的狀態下卻很難做到這點。無論他們怎麼嘗試，都只能繪出只有黑點聚集在一起的圖型，無法勾勒出那個人的人生全景，而且點與點之間的距離，就像天上的星星一樣遙遠而疏離。

大部分憂鬱症患者即使入睡也會經常醒來或輾轉反側，因此他們會說自己的疲勞難以消除。原先交付給他們的工作和作業，還能夠如期完成，但病發之後卻遇到了難關。就連準備飯菜、洗漱、整理使用空間、晾衣服、折衣服和洗衣服等，一系列必須連續性動作才能完成的行為也無法執行，因為在執行中途它們就變得四分五裂，慢慢地蒸發消失。有的患者為了整理衣物而把櫃子裡的衣服全拿出來，整理到一半卻無法再進行下去。衣服鋪滿了地板，不但因胡亂堆疊而變得皺巴巴的，走路時還會不小心踩到。患者因此承受了不小壓力，卻沒有解決的能力，只好把衣服推到一角，然後躺在上面睡覺，最終他們還是未能把衣服折好收進衣櫃裡。六個月後，憂鬱症的病情終於有所好轉，總算能打起精神把衣服重新收進衣櫃，房間也乾淨多了。但是與終於動手完成一件事帶來的成就感相比，他們對自己的拖延和無力更是感到慚愧不已。

憂鬱症帶來的這種中斷行為是致命的。原本輕鬆就能完成的工作，一直以來都得心應手的事情，在罹患憂鬱症後，每一件都變得難如登天。雖然患者本人打從心底想讓自己恢復健康，重拾那些對自己而言最重要的事。但憂鬱症對於你的想法瞭若指掌，它會在你最珍視的那些事物周圍設下最嚴密的守衛，讓你動彈不得。

如果原本就是一個「想很多的人」，那麼在進入憂鬱症狀態後，就會變成對很小的事情也會出現敏感反應，對於微不足道的資訊也會產生無限想法。對於已經沉沒於病態當中、想法嚴重扭曲的人們來說，憂鬱症甚至提供了他們一個更加寬敞的空間，讓他們扭曲的想法可以在這空間裡恣意發揮，這才是最嚴重的問題。也有很多患者對他人傳達給自己的訊息，會同時呈現出遲鈍和敏感兩種反應，讓患者的思維變得日益偏執。雖然憂鬱症患者看似沉默且遲鈍，但實際上他們的心裡充滿了各種想法和意識，有時這些思緒還會接連不斷持續好幾天。不管是自殺事件、世上所有不合理的事，以及回顧自己這輩子受到的所有傷害等，各種充滿負面能量的想法像鐵鍊一樣環環相扣，將自己捆綁起來。如果想打斷這些接連不斷的負面思考，就必須採取強硬手段。你可以試著集中精神觀察周邊的環境，例如數一數看得見的事物個數，試著形容一下它們的顏色，像這樣把注意力轉換到自己周圍的空間。轉移注意力不僅僅有助於擺脫負面想法，也很適合拿來當作處於憂鬱症狀態時消磨時間的方法。當你把關注的焦點放在自己所處的環境，或許也會出現不同的心態，說不定會想將它打造成更加舒適溫馨的空間也不一定。

為了證實自己的病情，你可能做出危險的抉擇，或者對病本身有了感情、有了愛，進一步為此奉獻犧牲。由於患者總是認為自己「所剩無幾」，所以會把憂鬱症當成自己的根基、全部或者長處。但這也是病症的其中一環。憂鬱症並不會老是用同樣的面貌或同樣的強度出現。也就是說，你不能將其視為適合扎根的穩定土壤。因此比起自己，你更應該把焦點放在疾病上，對疾病的存在抱持著一則以喜、一則以憂的心態，不管是愛意亦或憎惡，都不要傾注超出必要範圍的情感。這種疾病是以心情的起伏為養分而成長，所以請盡量避開那些會讓自己大喜大悲的事情。

處於慢性憂鬱狀態或憂鬱症持續復發的人，都很容易讓病情惡化，也可以說，惡化是日積月累的結果。所以，「現在能做的事」最好現在立刻去做，或許這是最理想的選擇。在上次發作期間能做的事，在下次發作時可能大都無法再完成。千萬別想著一次就要解決所有問題，而是應該去做力所能及的事，並盡量放慢腳步。在這段期間內，你的語言能力或閱讀理解能力可能大幅度下降，讓你的自信受到打擊，可是它不會威脅到你的生命。如果「能力下降」是困擾自己的最大原因，那麼建議你可以針對該項能力的領域進行復健計畫。不過最重要的目的並不是讓「能力」完全恢復，而是把重心放在讓自己可以使用該項能力回到社會。另外，你也需要明白，即便能讓下降的能力復原，其時間也是有限的，並非恢復之後就能長久維持。

憂鬱症會讓你的活動範圍縮小，原來能做的事也慢慢減少。一開始是很難走進公司或學校，接著是無法搭乘大眾交通工具，然後去家附近的便利商店也有困難，最後連離開床鋪走到洗手間都有問題。你的世界愈來愈小，生活圈愈來愈黑暗，在這種狀態下，退化性關節炎、關節異常、代謝症候群等各種身體疾病，就很容易出現在你身上。身體疾病一旦發作，精神世界裡的地平線也會在瞬間傾倒，於是精神疾病就會對你身上所有弱小的部分展開攻擊。

爲了憂鬱症患者所設計的活動實驗

儘管病魔如此難以對付，不過為表示我們的抵抗之意，你可以試試看以下的活動實驗。

首先第一個實驗，是觀察什麼樣的活動會讓疾病陷入困境並持續處於該狀態，並且將各種接連不斷的活動安排在自己的行程當中。就像電玩遊戲裡的主角，你必須假設自己有HP（生命值）或MP（魔法值）等各種能力值，並參與其中的活動，這樣理解起來應該容易許多。如同在遊戲中只要連續依序按下鍵盤上的W、A、S、D就能使出必殺技一樣，你必須持續行動，也需要適度休息以恢復體力。其實休息才是最重要的環節。在他人眼裡看來，憂鬱症患者似乎經常在休息，但實際上「真正能好好休息」的患者卻很少。因為陷入不幸的想法、自我厭惡以及萎靡不振的狀態，本身就是一件讓人非常疲勞的事。憂鬱症患者總認為自己「沒有休息的資格」，對於休息懷抱著一種莫名的罪惡感。此時不妨想像自己正在遊戲中扮演虛擬化身的角色，如果體力數值下降，你就必須為了補充體力而暫時休息；若是出現異常的睏意，那就必須消除這個異常狀態。別在休息和睡眠上附加額外的價值或意義，只要把它當成一件例行公事，如同機械般堂堂正正地完成它即可。

其實憂鬱症患者執行這樣的康復計畫並不難。具體來說，只要透過僅費時十來分鐘的一連串「起床－穿衣－攝取水分－上廁所－服藥」的活動即可完成。下一個步驟是輸入視覺資訊，以我個人的例子來看，我會先瀏覽推特和電子郵件，然後閱讀當日的新聞或社群網站上的動態消息。如果你對聽覺資訊的輸入比較敏感，播放音樂也是個不錯的選擇。只要像這樣有意識地讓自己清醒三、四十分鐘，之後就不會再想睡覺了。不過實際狀況還是因人而異，所以請試著去尋找屬於自己的完全起床方法。

如此一來，可以確保你的上午時間不會被浪費掉。如果是上班族或學生，接著只要在前往上班／上課的期間，繼續執行「輸入資訊」這項活動即可。到達該去的地方後，自然就會透過公司業務或學校課程，將你當天的行程全部填滿。

在這階段最重要的是別再躺回床上，不要讓自己繼續躺著。一箭雙鵰的辦法就是外出。你一定要讓自己在上午時段走出家門，不需要到很遠的地方，即使只是自家周邊範圍也可以，那麼你還可以回家吃飯。如果想去更遠的地方，也可以先在家裡吃過飯再出門。你可以從最近的便利商店開始嘗試，接著再擴大到其他商店、咖啡廳或是餐廳等地方。你也可以嘗試脫離住家周邊範圍，如果你住在A地區，你可以試著到B地區走一走。一開始在嘗試時，可能會出現一兩項變數，所以採取循序漸進的擴展會是比較好的方法。

由於活動實驗就等同於某種訓練的過程，因此你將訓練過程中發生的變數（失敗的原因）記錄下來。養成每天記錄的習慣對於控制病情是很有幫助的。最近智慧型手機裡有許多可以記錄心情的應用程式，你可以觀察自己的睡眠時間和生活步調並將其記錄下來。如果你怕忘記的話，可以透過應用程式中的鬧鈴通知提醒自己，也可以透過程式中的統計圖表了解自身的狀態。

你可以透過應用程式的幫助，或是用自己方便的方式製作確認清單，如此一來就可以條理分明地確認自己的狀態和心情。如果你喜歡喝咖啡或酒，可以把飲用的日期和時間記錄下來；如果你有抽菸，記錄數量時以盒為單位即可，主要在什麼時間（起床後、用餐後、就寢前）抽也要記下來。像我在完成一件事情後就會產生抽菸的慾望，因此透過紀錄我就可以推測出自己曾做過哪些事。喝酒這件事，尤其是喝得爛醉時會對身心造成很大負擔，對酒精成癮的憂鬱症患者更是影響甚鉅，所以更該把「開始」喝酒的時間記下來。是否有人陪同，或是自己一個人喝酒等，也是記錄項目之一，如此你就可以掌握到，有哪些因素會成為觸發自己飲酒的動機。

持續一個月左右的時間後，你會發現自己的行為模式已經藉由統計數據呈現出來。像無頭蒼蠅一樣盲目猜測，與利用具體數據來確認，是截然不同的。最重要的是讓本來沒有這種習慣的患者克服厭倦和不耐煩，把記錄行為這件事當作一種生活習慣並維持下去，這才是關鍵。行為的累積和重複會形成一種模式，而它會占據我們全部的時間。所以我們首先要做的就是確認模式為何，然後確認一下是否能夠去除不好的習慣，或是將好的行為加進去。如果對時間和生活有自己理想的憧憬，那麼就可以利用包括習慣在內的行為模式重新塑造它。如果能找出妨礙維持這種模式的因素並加以去除，患者就會明白自己對自身的掌控程度究竟有多少。就像這樣，對於自己建立的行為模式加以鞏固，不只會對控制病情帶來幫助，還可藉由突破厭倦和不耐，創造出有益於自身的時間，這才是我們的最終目標。

憂鬱症患者應該做的事

最了解自身疾病的人該是自己，能與你的疾病奮戰到底的人也只有自己。然而近來在各種建議和忠告橫行無忌的現實世界中，到底該如何處理自己的憂鬱症，可能會讓人困惑不已。那些奉勸患者絕對不要做的事，也許對自己是有幫助的；而那些所謂有益的建議，對自己來說也可能是完全做不到的事。

首先你要知道的，是如何確認和維持與醫師的關係，如果你正在接受諮商，那麼這個道理也適用於你與諮商師之間。其次你也必須知道如何確認和維持與家人的關係，如果是上班族的話還有職場關係，學生的話則是與學生和老師的關係，上述規則一律適用。你必須對你所建立的一切關係擁有明確的意識。其實對憂鬱症患者來說，即使不必特意叮嚀，他們也會非常在意這些關係。但更重要的一點是，這些關係是否能夠持續地發揮作用。

如果在你身邊沒有任何一個憂鬱症自助群組，你會感到自己形單影隻，然而想要僅憑自身力量來對抗憂鬱症並不是件容易的事，誰也不知道憂鬱症會持續到什麼時候。而且不管你用什麼方式解釋，人們都會對你的憂鬱症產生誤解。因此無論是從網路上認識的朋友、周遭朋友或兄弟姊妹，不管他們以何種方式理解與接納你的憂鬱症，只要你的身邊有一個這樣的群組存在，他們都會成為支持你的一股巨大力量。不僅如此，甚至還會讓你想進一步去幫助其他憂鬱症患者，而你的起心動念也可能幫助到其他人。其實，光是這個想對他人產生影響力的念頭就已經值得嘉許，因為對於早已「心如死灰」的憂鬱症患者來說，擁有積極的心態並不是一件簡單的事。

請記住下列行動指南：

1 首先必須打破原先因畫地自限而縮小的活動範圍。只要願意動起來，積極向外跨出一步，那麼你一定可以走得比現在更遠。

2 把情緒的起伏與心情的憂鬱當作身上穿著的衣服，只要你不把它當回事，它最後總是會消失。

3 集中精神去完成每件小事，複雜的思緒自然會離你遠去。

4 不要過於在意別人的大小事。

5 確保屬於自己的空間，並維持環境的整潔。

6 務必要將自己做不到的事列入清單，並向他人尋求協助。

憂鬱症患者除了照顧自己的生活之外，也必須負起其他責任。患者可能也要出門上班、要賺錢養家糊口、照顧寵物，甚至可能也有償還債務的壓力。雖然我們可能因憂鬱症而失去了很多東西，但我們的目標並不是活得「像正常人一樣」，我們不需要去模仿非殘疾人的生活模式。整個實驗過程外人都無法得知，康復的艱辛過程也只有自己明白。患者必須比一般人付出更多倍的努力，過程中很容易感到困難和委屈。所以，別人在休息的時候，你也要好好休息；別人吃東西時，你也要填飽肚子；別人在睡覺時，即使不想睡你也要努力讓自己入眠，唯有這樣你才能跟別人平起平坐。如果在這個過程當中試圖與他人攀比，只會加深你的相對剝奪感。能與你的疾病對抗的人只有你自己，並非他人。若你真的想與他人較量，那就等到漫長的康復實驗結束後再說吧。除此之外，你還有許多事可以做，也許在某些時候你可能變得更糟糕，也許在某些方面你會變得更優秀。你的現況並不會永遠持續下去，人都是會改變的，我們一定能夠生存下去。

12 管理躁鬱症

處於躁期的躁鬱症患者們都很清楚，我們對於理性的感受，其實與現實存在相當大的差距。雖然我們堅信躁期總有一天會過去，只是時間早晚的問題，可是卻總帶著一種不祥的預感。當然我們也知道，在這世界的任何地方都有戰勝躁鬱症的人存在，但與躁症奮戰後取得絕對性勝利的人並不存在。躁症就像潮水一樣湧來，不是將我們淹死，就是把我們推到岸上，甚至將我們推向更遠的地方。

相反地，鬱症就像是無限延伸的泥沼，延伸的方向或距離都難以預測。處於鬱期時，就像深陷這座泥沼中一般。雖然極力想要掙脫，卻找不到任何可以抓住的東西，只能拚命掙扎或踢動雙腿。反覆嘗次幾次之後，你意識到無論怎麼做都沒用，只是白白消耗體力，於是放棄了掙扎，變得一動也不動。

躁鬱症並非是躁症和非躁症，或是鬱症和非鬱症之間的戰爭，而是長達一輩子的自我與自我之間的戰爭。疾病愈是來勢洶洶，我們就愈容易失去自我，而且因疾病而喪失的某個部分可能永遠無法復原，這點我們必須牢記在心。

躁鬱症患者們必然會有自我分裂的感覺，他們也會試圖將分成數段的自我重新拼湊回接近原本的樣貌，然而兩者之間其實沒有太大的區別。不過我認為，無論是躁期時出現極端行為的自我，亦或是鬱期時臥病不起的自我，兩者都與真正的自己相去甚遠，只能將兩者之間的差集定義為自我存在的範圍。若用數值來比喻，正常狀態的自己為百分之百，當患者聽到自己處於「輕躁」狀態時，大概是百分之一百一到一百二的程度。但治療躁鬱症的醫師們設定治療計畫，通常會讓患者維持在百分之九十左右。而這其中百分之二十到三十的意見分歧，就是問題所在。對於早已達到過百分之一百五，甚至百分之兩百或三百程度的躁鬱症患者來說，他們絕不認為百分之九十是自己平時的狀態。就算退一萬步來說，他們最多只能承認百分之一百二算是自己「還不錯的狀態」。因此即使心情已處於高亢階段，在面對醫師時也會努力避免被察覺。在開立抗躁症藥物處方時，就算分量不足他們也置之不理。即使是那些在診療時坦誠以對，長期以來堅持服藥的患者，他們也依然會要求自己至少要達到百分之一百二左右的執行能力。

躁症就像一臺朝著未知目的地奔馳的超高速列車。患者本人雖也有強烈的不祥、危機感以及違和感等，可這些不協調感，完全無法阻擋躁症的強大動力。舉個例子，對於曾因一次重大躁症發作而陷入困境的躁鬱症患者來說，就算已經吩咐他們要為下一次的發作做好萬全準備，務必按時服藥，也要定期接受治療，他們本人也乖乖聽話，努力不懈地控制著自己的病情。但當下一次躁症來臨之際，只要躁症一聲號召，他們又會立刻奔向對方的懷抱。

有時候，我們會覺得躁症是一種人類無法「管理」的本性。經歷過嚴重躁症發作的患者都很清楚，那是一種多麼地令人暈眩，卻又符合常理的感覺。雖然我們經常因躁症發作而闖下大禍，不過比起我們對這事實的認知，我們更容易被躁症發作時感受到的真理所吸引，這裡所謂的真理，就是指高度的興奮、成就感、覺悟以及化身為更好的存在等感受，我們在這一刻成了具生產效率的人，同時也覺得自己是對社會有貢獻的成員之一。

如果你是經歷過躁期的躁鬱症患者，那麼你最好不要相信自己的軌道或信念是永遠不變的，因為一旦陷入躁症狀態時，你就會再度被巨大無比的重力所吸引。你不如把躁症視為一個絕對無法與之抗衡的黑洞，只要想著自己「這次又要掉進那個黑洞裡了」，或是把自己當成西洋棋裡的騎士，讓一切順勢而為，這樣反而能幫助你順利度過這次的躁症發作。

雖然得到躁鬱症的是同一人，患者卻必須面對面向截然不同的兩種病症。在躁期時，疾病會把你當作是棋盤上的那匹馬，對你指手畫腳，要求東要求西，讓你疲於應付；反之在鬱期下，卻存在著許多需要患者自己去承擔的部分。鬱症就像自己的世界裡下了一場雨，像細雨濕衣一般慢慢滲透到你的心裡。躁症發作時你還可以從病症中得到一些力量，鬱症卻只會讓你的力量流失，身體逐漸不堪負荷。但體力不支的你還是得打起精神，照顧心靈千瘡百孔的自己。

預測到躁症的速度愈快，控制病情的成功率就愈大。雖然最初的躁症總是突如其來，不過之後的發作都是有跡可循的，例如適逢某個季節、遭遇某個造成心理創傷的事件、壓力過大或精神上難以承受的時候。即使經常被人忽略的小事、好事或是值得慶祝的事情，對躁鬱症患者來說都是難以承受的情感事件，也就是所謂的壓力。好不容易咬牙苦撐度過長期的鬱症，此時最需要小心的是像禮物般出現的躁症。它就像是在危機中登場的超級英雄般，為身心疲憊的躁鬱症患者帶來面對未來所需的力量和自我定位，我們又怎能夠不愛它呢！

與患者本人的思考或感受等內在因素相比，躁症更容易受到外部因素影響。就像漫畫中的主角，在同伴遇到危機或面臨死亡時就會爆發出無窮潛力。當然現實生活中很少發生漫畫裡的情節，每當躁症發作，我們可能更像是在遊戲正要破關時，卻突然被擊中了要害一般。舉例來說，像是咖啡館的店員對我說：「不可以告訴別的店員喔。」然後偷偷地幫我的咖啡免費續杯，或者坐上計程車之後，發現腳邊有一張別人掉落的一萬韓元。我曾看過好幾個在受到他人感謝、好意、親切或是稱讚之後，躁症突然加劇的案例。上述例子的共同之處，就是他人在非特定的多數人當中選擇了自己，並讓自己獲得了好處。雖然這些「外部因素」的情況因人而異，不過在「特別的」、「被選擇」以及「顯眼的」等因素刺激下，往往會讓躁症的病情變得更嚴重。即使跟他人的言行無關，但是對於因為精神疾病發作而處於不穩定狀態的患者來說，隨時都會被強烈的刺激所吞噬，進而導致病情加重。

如果感受到躁症爆發和擴大，你應該立刻前往就醫，把病情變化告知醫師並開立其他處方。對於躁症來說，最重要的就是時間，尤其是發作初期的應對，若是處理不當甚至會造成嚴重的影響。即使你現在已經在服用情緒穩定劑或抗躁症藥物，最好也在與醫師商議後重新調整用藥。很多躁鬱症患者由於不想失去躁症初期帶來的「萬中選一」、「變得能幹」或是「好像無所不能」的感覺，因此耽誤了治療時機。但如果無法初期就將病情壓制下來，一般躁症發作都會持續一週以上（以DSM－5為基準），隨著時間流逝，躁症患者遭受傷害的風險也會愈高。躁症患者飛揚上升的情緒，並不一定都是形狀飽滿漂亮的氦氣氣球，若你希望任何時候來到你身邊的都是洋溢著快樂的氣球，那終究不切實際，它們很可能大多數是扭曲、重疊或皺巴巴的狀態。注意力散漫、精神無法集中、急躁、剛愎自用、神經質、睡眠和飲食不規律、身體變得有氣無力，然而你卻沒有好好照顧自己，反而到處橫衝直撞，製造更多麻煩。再加上身心症與精神疾病共存且持續長達一週（或者更長）之後，你會發現，躁症的出現絕不可能幫你成為更好的自己。

躁鬱症的特徵並不是只有一邊出現缺陷，而是兩邊同時發生了問題，就像是一個兩側各被咬了一口的蘋果。比起患者本身固有的韌性和恢復力，總是有凌駕於其上的病症存在著，伺機向患者發動攻勢。這場地盤爭奪戰在開始發動後就陷入了僵局，但只要病情稍有進展，那就會變成一局已無法逆轉情勢的黑白棋。

躁鬱症患者最常犯的錯誤，就是將躁症和鬱症視為一種雙方對立的局面。就像溺愛子女的父母，在鬱症時期未能付出應有的照顧，對於在躁症時犯下的錯誤和失敗卻又視而不見，除了把它們的戰場搞得一團亂之外，完全沒提供任何有益的幫助。對躁鬱症患者而言，最重要的事並不是獲得成果或創造變化，也不是讓自己回到「正常的」生活水準。雖然心裡很想「利用」躁症的優點，「忍耐」憂鬱症的缺點，不過別忘了，罹患兩種性質不同疾病的人都是自己，如果對兩種症狀的發作採取不同反應，那只會造成自我分裂。若每當病情發作時總是驚慌失措，那你就只能束手無策，乖乖地舉白旗投降。

對躁鬱症患者來說，在面對兩種性質截然不同卻又令人束手無策的症狀時，他們需要的，是即使引發群神之戰也不會就此破碎的強大自我（strong ego）。這裡指的強大自我，包括了從過去、現在到展望未來，具備一貫性和連續性的自我，也是經過人生歷練後仍然存在的特質。病情的發作會把我們的人生分割成許多片段，讓我們的時間莫名蒸發，在你與這樣的困境對抗時，強大自我的用處自會顯現。不過，強大自我並非光靠想的就能擁有或實現。如果你的人生是一篇故事，那讓故事中的每個環節緊密連結、牢固堅實，也是件很重要的事。只是，像這樣在思想範疇內進行的工作，很容易受到精神病的滲透而扭曲。躁鬱症患者們不能僅活在自己的思想世界，也要在現實世界中站穩腳步。即使思想已被病症支配，但是不能連現實世界中的生活也被奪走。

由於兩種病症錯綜複雜地相互交織，對躁鬱症患者來說，就必須要擁有一種不會輸給它們的牢固基礎。只被海浪衝擊一次就倒塌的沙堡，就算堆了成千上百座也毫無用處，只是消耗自己的體力和精力而已，請務必保持自己的一貫性。

如果一名躁鬱症患者在創造自己的故事時，每次都想往更高的地方邁進，那麼當他一遇到梯子就會欣然攀附而上，借助梯子的力量讓自己爬得更高。於是躁症來臨時，他自然會借助躁症的力量奮力一搏，最後摔得粉身碎骨。

正因如此，試圖描繪出繼續前進和發展的願景（比如上升狀的圖表）是不恰當的。讓我舉個別的例子，你可以想像自家後面有座大概一小時能走完一圈的小山坡，這樣的故事反而對你的疾病有益。因為當時間和力量都在自己所能承受的範圍內時，你就能擁有一個更連貫完整的故事。就算它在躁症時能輕鬆完成而鬱症時卻得花費好幾小時，只要完成這種平行的移動，不論處在躁症之中還是鬱症之下，都可以讓病症平穩下來。而且在鬱症狀態下，工作完成後還能帶來幸福的感受。就像這樣，不斷將每次的經驗累積起來，就會成為躁鬱症患者最堅實的基礎，而且它是全然獨立於疾病之外的。

再舉一個關於基礎的例子吧。首先是空間，這個空間可以是房間，也可以是整間房子。或許不是像房間這樣擁有個別形態的空間也行，只要可以確保自己有個最低限度的空間（床鋪或書桌），就可以發揮其作用。即使不是專屬於自己的空間也沒問題，你可以用自己花最多時間待著的地方（圖書館、讀書室的座位、學校或公司的位置、汽車座位等）來滿足一部分的需求。請盡量確保自己擁有一個這樣的地方，它會有利於躁鬱症的控制。頻繁搬家、不斷變換生活空間、同居者經常改變或是居住於經常發生變化的環境等，都會給患者帶來刺激。我們已能明確知道刺激的臨界點為何，但如果超過這個界限，沒人知道躁鬱症患者會發生什麼樣的事。

第二個基礎是人。人與人的關係不是只有因相互肯定而發展的關係，也不一定只有發展而來的關係才是有價值的。長期以來維持著相似的距離感，並互相給予相似感情的關係，往往會在此時發光發熱。就算一年只見一兩次面也沒關係，重要的是這段關係能維持多久。躁鬱症患者十分極端，他們不是像蚱蜢一樣四處飄蕩、不斷更換身旁的人或在各群體間來回穿梭，就是像死掉的動物似的一動也不動，維持同一個姿勢躺著，也不與任何人來往。因此對他們來說，不安定的關係是極需避免的。不管擁有幾段能維持數年的關係，這些都會成為躁鬱症患者的寶貴資源。如果可以的話，請把家人和醫療人員也列進這個範疇，如此一來，對患者的治療也將變得更加穩定。

另外還有身體，身體是直接承受患者病症的最前線。處於躁症過度的狀態時，大部分患者都會覺得體內有種神奇的力量，在興奮的精神狀態下不管什麼事都能三兩下完成，但這種神奇感受並非無遠弗屆。人類不可能在連續幾週每天只睡兩小時的狀況下，還能發揮出全身的力量；也不可能在長期有一餐沒一餐的狀態下，只靠咖啡因或糖分來維持生命。相反地，鬱症時期的患者會感到全身無力，無法打起精神，也無法按時吃飯。當患者身上出現異常消瘦或發胖時，身體皆無法正常發揮作用。患者本人也能感受到，病症愈是嚴重，身體負擔也就愈重。

如果身體受病症影響過多，發作時就會對身體帶來更嚴重的打擊，最終導致身體疾病爆發，讓身體承受身心疾病的雙重傷害，因此你需要打造一個較不容易受發作影響的強健身體。但你不需要在短時間內完全改變，只要將身上危害最大的壞習慣慢慢丟棄就行。舉例來說，你可以樹立「絕不熬夜」等生活守則。

最後一項是習慣。同樣地，這裡的習慣也不是只有養成「好習慣」，只要是「習慣」，不管好壞全部一律接受。早晨抽菸的習慣、回家後喝一罐啤酒的習慣、早上起來喝一杯咖啡，飯後再喝一杯咖啡的習慣、每工作五十分鐘就休息十分鐘的習慣、在地鐵或公車上偏愛某些位置的習慣等，不一定非要是健康的習慣不可。這些習慣最終會幫助你與猖獗的疾病對抗，因為習慣會要求我們去重複行使某些行為模式，並在反覆的過程中，讓其他想法、雜念或是因躁症而產生的各種思考等停滯下來，讓它們無法對你產生影響。實行愈是細微的習慣，就愈容易讓我們將現在與過去的時間與空間連結起來，能有效防止因躁症而引發的中斷問題。

如果你已經立志要好好控制躁症，那麼以上這些基礎，應該要像一座堅如磐石的城堡一樣存在於自己的體內。不過，你也沒有必要為了對抗像颶風一樣強烈的躁症而刻意回到已被颶風侵襲的家，房子再蓋就好，最重要的是讓你的精神狀態少受點傷。很多躁鬱症患者會認為，跟其他精神疾病相比，躁症已經算是較好的存在。但我們不能忘記，你在鬱期所累積的基礎，不僅能幫助到你，甚至下次鬱期發作時，它們也依然會成為你堅強的靠山。而你在躁期所遵循的原則也會發揮援軍的作用，有效阻止各種意外事件的發生。

沒人比躁症患者更熱衷於制定計畫，不過也不能因為他善於事先制定各種計畫而予以稱讚。因為只要計畫中有一小部分出現偏差，他就會認為計畫慘遭失敗，還會影響下一階段的計畫實施。即使是很小的東西出了差錯，他也會產生巨大的失敗感，因此躁鬱症患者所制定的計畫，幾乎沒有完全實現的一天。

身為躁症患者，最重要的事不是展望未來，而是好好度過每一天，把自己的故事一頁一頁地完成，把從早上起床到晚上入睡的時間當成一頁故事，你必須將它完整補上，然後才是制定一天內的連續性計畫，例如A計畫、B計畫等。如果不這麼做，那就像你已買了一張開往未來的火車票，卻因錯過火車而毀了自己的人生（實際上，在陷入躁症時就已感受到失去全部人生的挫折感了），如此只會讓自己感到殘酷和痛苦而已。

因此，在描述躁期病況時，無法簡單地說自己是「病情好轉」。同樣地，進入鬱期時，最好也不要認為自己是「病情惡化」。那麼，在治療躁鬱症時，最重要的核心是什麼呢？是平衡？還是控制？雖然說來有點可笑，不過不管是什麼，只要被病魔發現，那麼它就會全數奪走。即便如此，你也不能一味順從病症。從患上躁鬱症起，到在兩種病症下都能維持穩定狀態的程度，往往需要很長時間。不過他們經常會出現在剎那間得到莫大醒悟、高深學問或是足以改變世界的思維轉變，就連洞察宇宙對他們來說似也是家常便飯。可當周圍的人親眼目睹這一切後就認定他們優秀出色的話，也不見得是件好事。

躁症具有足以讓火箭飛上外太空的推動力，但其持續力則無法保證。在持續力方面，令人感到有氣無力的鬱症反倒能得到更好的成果。如果說鬱症值得信賴，聽起來可能讓人覺得不可思議，但是信任躁症的話，反而會比信任鬱症帶來更嚴重的危險，病患和周遭的人對此都該要有清楚認知。躁鬱症患者在病情嚴重時，甚至無法繪製自己的心情圖表，他們無法將情緒指數以數值化的方式記錄下來。因為他們的心情起伏一旦過去，立刻就變得模糊不清，不管是「更好」或是「更差」，他們都無法加以比較。然而，養成確認心情變化的習慣對病情是有益的，我們必須盡早掌握躁症發作的訊號，以便及時調整治療計畫。鬱症的狀況也是如此。鬱症在發作前也會發出訊號，如果能盡早察覺蛛絲馬跡，就可以快速啟動各種控制機制來應對，在鬱症初期就將它抑制下來，減少病情惡化的機率。

第二型躁鬱症的情況有些微不同。它的輕躁症持續時間較短（持續四到五天左右就可視為輕躁症發作），不太會引發嚴重問題，也不會出現明顯的精神症狀，但是處於鬱期的時間則會較長。輕躁症闖下大禍的機率較低，且患者會感覺特別有活力或創造力，因此患者在嘗過輕躁症的甜頭之後，往往會覺得自己的輕躁症是一份「禮物」，而有忽略其危險性的傾向。

如果說躁症是將自身燃燒到百分之兩百或三百的程度，那輕躁症就像一張有額度上限的信用卡，即使稍微享受一點也不會造成太大影響。由於對社會方面的思考與行為並沒有顯著異常，不管是自己或周圍的人都只是等閒視之。不過，若因此認為輕躁症就沒有任何問題，可就大錯特錯。一旦遭遇混合發作，患者也會陷入混亂，會因忽略食衣住行的小事而造成身心上的負擔。輕躁症患者也像躁症患者一樣會制定各種密密麻麻的偉大計畫，計畫不如預期時就會瞬間陷入深不見底的憂鬱，在很多方面都造成嚴重的障礙。因此，即使是第二型躁鬱症患者也要持續進行管理，避免病情繼續擴大。大部分第二型躁鬱症患者長期處於鬱期，輕躁症雖然也會出現，不過時間短暫，頻率也不高。雖然我們理解其中的不幸，但許多患者在經歷漫長鬱期後，反而會期待輕躁症的來臨，他們偶爾也會覺得躁症是神送給人類的一種合法毒品。

精神病與歷史相抗，它最先摧毀的就是時間。不管我在何處，做了什麼事情，這些都變得無關緊要，我們能夠清楚意識到的時間愈來愈短暫。相對的，隨手完成手邊任何一件小事，什麼都好，只要能將其完成，在那短短一瞬間裡，好像就能穿越迷霧，看到自己的存在。此時，躁症就彷彿一團綠色的燐火，指引著我們前進的道路，竟讓我們感到心安。在病症引起的奇異狀態下，我們反而會依靠疾病來解決眼前的問題。我們迫切希望在這一刻撥開迷霧，看見腳下的羊腸小徑，但周圍所有一切（包括自己的身體）卻無法好好走在這條路上。萬一日後某天躁症突然消失，那麼還留在這條漫長小路上摸索的我，必然非常困惑，因為我渾然不知自己身在何處，也不明白我所為何來。不過，只要一邊尋找當時留下的模糊指標，試圖返回原點，回到你原來的空間、回到你原有的人際關係中、回到讓你露出安心表情的地方、回到讓你感覺習以為常的空間裡。只要不是走得太遠，我們還是有機會回到原點。雖然，許多躁鬱症患者在受病症影響而走向遠方時，比起選擇返回原處，他們其實更希望去一個沒有人認識自己的全新所在。

病魔總是可以在最快的速度裡掌握患者的慾望，他會讓患者看到自己想去的地方，並在你耳邊呢喃，誘惑你走上那條路。而正當你準備在新的營地裡扎根之際，躁症又會再度上門拜訪，點燃你心裡的其他慾望，並向你招手發出邀請。

我認為躁症絕不是人類能夠忍受的疾病。它有時候會像某種生物，例如貓咪一般陪伴在我身邊，有時候又像黑暗或空氣一樣包圍著我。這樣的日子過久了，你會發現周圍什麼都不剩，只剩下精神病和我孤零零地被留了下來。而一旦鬱症到來，躁症又彷彿打從一開始就毫無存在價值一般，無聲無息消失無蹤。每當這種時候我都在做什麼？我只能在漫長的鬱症中期盼著躁症早日來臨，後來我才知道這是件多麼可笑的事。在我確認自己不會輕易地被抹去，已經在現實世界中占有一席之地，並也決定今後要留在現實世界後，我開始不希望自己躁症發作。即便如此，躁症還是會找上門來，它會在特定的某個季節，在你意想不到的時候，且依然以迅雷不及掩耳的形式。雖然還是有完美無缺且力大無窮的，不過也有支離破碎、不成形的，更有起不了任何作用的零散躁症存在。只是現在的我，已不會再搭上任何一班列車，就算我身上的某些部分已坐在列車上，並且會一直搭到終點站為止，但更多的部分會在沒有乘客的無人月臺下車，手上拿著一杯已經涼掉的飲料，默默地坐在販賣機旁的長椅上。

13

興趣：排遣時光的模仿者

你覺得下列敘述中，有幾項符合你的狀況呢？

★時間並不是公平流逝的。
★一天對你來說太沉重，太可怕了。
★雖然想做點什麼，但已經預知會慘遭失敗。
★情緒起伏並非均衡的狀態，而是偏向某一邊。
★對任何事都感受不到興趣和樂趣，這種情況已經持續了很長的時間。
★想透過零星的購物來獲得滿足，但也只獲得短暫的滿足感。
★對於在意識清醒的狀態下度過時間感到非常害怕。
★為了讓意識變得遲鈍，故意濫用藥物、自殘或飲酒。

★明白在家中或房間裡能做的行為是有限的。
★即使鼓起勇氣外出，也會馬上感到吃力和疲憊。
★沒有力氣嘗試新鮮的事物。
★認為從未做過的事情不可能做得好，所以完全不想嘗試。
★像留下紀錄這種具生產性的活動已經很久都沒碰了。
★若想打發時間則需耗費金錢，然而手頭上沒有閒錢。
★已經想不起來自己曾經沉迷過什麼東西。
★不管對任何事物，不是做一次就放棄，就是下定決心後就再也止步不前。
★懷疑自己是否有繼續生存下去的能力。

精神病和時間息息相關。就像生活空間、條件和環境會對精神病產生影響一樣，時間也支配著精神病和患者，讓患者無法逃脫它的手掌心。精神病是一種會讓人變得與世隔絕的疾病，特別是對發作頻繁者或重鬱症患者來說，精神病就像一株每天長葉開花，卻又在一天之內凋零的植物一樣，患者不僅對時間有著異樣感受，更會體驗到與外界切斷聯繫的感覺。對身心健全的人而言，時間的流逝就像呼吸一般自然。但對病人來說，時間的流動非常緩慢或沉重。而在某些情況下，它又如影子般稍縱即逝，讓你完全追趕不上它的腳步，在異於常人的時間感下，你所面對的狀況自也全然不同。然而，即使在種種條件受到挑戰的情況下，患者們仍會努力想在早晨起床、洗漱、外出還有好好吃飯。不幸的是，大部分的患者都朝著失敗的方向走去。

失敗的原因其實很簡單。第一，即便好好填飽肚子、把自己打理乾淨、努力走向外面等所謂的「努力維持日常生活」，並不會讓病人的狀況發生戲劇性的改變。第二，每當遇到這樣的障礙時，患者很容易心灰意冷。特別是那些內心極度渴望自己能脫離此處前往他方、努力試圖重新出發、希望「一下子」就讓自己的人生「煥然一新」的人，更是對此傷心欲絕。就算患者搬家、換新室友、養了隻貓咪、每天去咖啡館、上學、上班或做家務事等，也無法讓他們的心情轉為正面情緒，而這樣的事實令他們相當挫折。另外，即使已處於無法光憑意念去改變現實的狀態，他們仍然相信，只要下定決心，只要改變思考方式，就一定可以打破近來困擾自己的僵局。但這是非常狡黠的陷阱，一旦陷入「憂鬱是思考方式的問題」的泥沼裡，你就絕對無法逃出生天。獨自待在家中遙想未來是不行的，他們必須重新審視自己的狀態。在我身邊的患者當中，曾有人試圖控制所有變數，在行動前反覆進行模擬試驗，但自從發生了一件超出自身控制能力的事情後，他就陷入了自十年前發病以來最差的情況。我們都想擺脫過去，忠於現在並預防未來，但在大部分狀況下，這三者都無法同時完成。因此，我認為把忠於現在當作出發點，是最合適的選擇。

不管你是大學生、無業、研究生、上班族、自由工作者還是學生，或是其他任何職業都好，如果你有多餘的時間可利用，並且總是琢磨該如何度過的話，希望你能參考以下建議。如果你的工作過於繁重或是從事重度勞動的人，完全抽不出空閒時間，建議可以先從裡頭最基礎的休息部分開始實行。

患者若是想打發時間，做什麼事情最好呢？在外面逛了大半天，並不代表這一天過得很好。時間會隨著一連串的行為而流逝，重複同樣的行為模式，用各式各樣的事情貫串生活時，患者會覺得自己過得無憂無慮。雖然一次性的事件可以幫助我們轉換心情，但這種短暫的心情好轉並不足以改變我們原來的生活。我們一直在尋找能打破現況的新鮮事物，一般人稱之為「興趣」，它不需要很專業，進入的門檻也不高，還讓我們有機會一窺其他世界的面貌。

在病情嚴重時，病患只能暫停大部分的活動。患者大都有反應速度過慢或思考嚴重扭曲的問題，難以流暢地與他人對話。由於重鬱症而長期待在房裡，或是處於與先前相比、社會能力和自信心大幅下降的情況下，只要一提起所謂的「興趣活動」，就會讓患者聯想到必須面對新的經驗與環境，他們自然會感到相當害怕。在沒有做好充足準備的情況下，貿然嘗試新事物很容易受挫，所以建議，最好從一個人就能做的興趣開始慢慢做起。

一個人能做的興趣當中，最基本的就是「休息」。對患躁症的人來說，累到筋疲力盡就是一種休息；但對患鬱症的人而言，不是認為自己不該有休息的時間，就是雖在別人眼裡處於休息狀態，但自己的大腦卻像機器似地不停運轉，即便正在「休息」，也得不到真正放鬆的感覺。我們就以因陷入憂鬱而有氣無力的他們為例，他們大部分的人最多都只在床鋪和洗手間來回，過著吃飽睡、睡飽吃的生活，他們若想好好休息，就要從這兩個空間開始著手。

休息具有轉換心情的能力，讓原先惴惴不安的心鎮定下來，身體的疼痛也逐漸緩解，一睜開眼就覺得自己頭腦很清醒。原先讓自己喘不過氣來的那些沉重行李，現在似乎也能提起勇氣將它們卸除，這樣的心情正是在得到充足休息後才會出現的狀態。你一定很好奇，到底該怎麼做才能好好休息呢？

為了獲得高品質的休息，首先需要將「最常休息的空間」好好整理一下。其實做法一點也不難，只要把用了很久都沒換過的棉被、被罩和枕頭套洗好晾乾再裝回去就行了。也可以將洗手間裡的香皂和擦手巾換成新的，這樣自然就有煥然一新的感覺。之後你就可以在這兩個空間裡好好整頓心情，有助於自己提起腳步跨出家門；晚上回家時，這兩個地方又可以成為你舒服洗漱並放鬆休息的地方。

睡眠是休息的根本。若想保有正常的睡眠，無論晚上幾點回家，最好都在同樣時間內入睡。盡量把會造成妨礙的物品放在遠處，對於淺眠或是對噪音敏感的人，最好備齊耳塞、眼罩以及遮光窗簾等必要物品，以確保自己能安然入眠。患有睡眠障礙的患者，建議可以到醫院開立安眠藥的處方。如果擔心會有副作用，我可以跟你分享我的例子。我大概從四年前開始長期處於失眠狀態（又稱為睡眠不足或睡眠剝奪），因此出現了急性躁症等更危險的症狀，此後躁症不僅沒有消失，反而更加嚴重。如果持續無法入眠，你的狀態會迅速惡化。雖然大家都已耳熟能詳，但睡前不要使用手機等智慧裝置真的是件很重要的事。想必大家都有類似的經驗，只要開始滑手機，轉眼就到了凌晨，雙眼開始泛紅充血，對手機的癮已戰勝了安眠藥的藥效。透過社群網站的演算法進一步連結到YouTube等各種讓你感興趣的網站，看完一個又一個的影片後，終於累到沉沉睡去。下次醒來已是隔天傍晚，於是你覺得自己又搞砸了一天，心情變得烏煙瘴氣。

早上起床之後，最重要的是別再倒頭大睡，為達此目的，你可以採取一些行動。在剛起床迷迷糊糊的狀態下，巨大的聲音或是強烈的氣味會讓你瞬間清醒，但沒人願意用震天價響的鬧鈴聲來開啟嶄新的一天。就我個人而言，會利用自己喜歡的東西設置一個「聯覺想像鬧鐘」。我很喜歡吃蘋果，因此在睡前我會想像「隔天早上起來，我踩著客廳冰冷的地板走向廚房，坐在長長的餐桌前吃著又甜又脆的蘋果」，喚醒之前曾經有過的美好回憶。

如果這種想像在心裡留下足夠強烈的印象，那麼隔天早上「吃蘋果的場景」也會更加生動地展開，為了快點咬下一口香甜的蘋果，起床這件事也會變得容易許多，忽然間我會發現自己已朝著客廳走去。接下來如果可以自然而然地服藥、做個伸展操或是吃飯，這個流程就會成為一套非常有效益的模式。加上為了實行這個方法，通常必須在前一天就先準備好自己喜歡的水果、飲料或食物，那麼就也順理成章地養成提前做好準備的習慣。

總的來說，休息時間裡的第一要務就是好好睡覺，接下來才是去做你的興趣愛好，而且最好選擇在房間內就能做的。

在房間裡能做的事情很多。我自己會在家裡捏製陶器，雖然形狀不怎麼好看，不過還算有模有樣。最近我的愛好則是磨刀，只要有不錯的磨刀石和具防滑作用的橡膠墊，我就可以磨出非常鋒利的刀刃。磨刀是種非常激勵人心的工作，光是聲音就有撫慰心情的效果，當你把刀子磨好後，發現它可以輕易地把堅硬的蔬菜切成薄片時，所得到的快感更是難以言喻。心情不好時，我也會把家裡所有刀子全找出來，花上二十分鐘時間專心磨刀，看到被磨刀石磨得愈來愈薄的刀刃，也是件令人愉快的事。自從家裡的刀具全部處於待命狀態後，我變得更喜歡切菜了。此後我也開始食用大量蔬菜，烹飪方法和飲食習慣也隨之產生了變化。

一開始我做的料理只有我自己願意捧場，但如今全家的飯菜都是我一手包辦。為了大家的健康著想，我會盡量減少烹飪的過程，幾乎不放市面上販售的調味料，取而代之的是從合作社購買製作調味料的基礎食材（鹽、醬油、鯷魚等）。許多人都說過，做菜時內心不會產生雜念。我也覺得在料理過程中，如果能一邊備菜一邊洗碗，以這種方式將各種工作快速串連起來，會讓人相當愉快。

我曾在「垃圾房間」裡生活過幾年，自從去年十月躁症發作時學會打掃後，如今已養成適度清理房間的習慣。雖然與每天使用吸塵器或抹布擦地板的人無法相提並論，但確實比以前進步很多。現在我喜歡一邊放音樂一邊跟著哼唱，按照我與室友事前分配好的工作和順序，將自己負責的範圍打掃得一塵不染。

雖然能在房間裡做的事情看似無窮無盡，但能在房間裡發揮的可能性還是有其限制。房間和屋子對自己來說，首要之務是成為一個舒適、溫馨而且安定的場所。如果想追求新的挑戰，家裡總不可能是你的火箭發射臺。為了有意義地度過你的時間，也為了不被時間的洪流捲走，最後，你還是必須走向外面的世界。

如果你已走到外面來，請給辛苦的自己一個鼓勵和禮物吧。愈是患有精神病的人，就愈應該努力不懈地擴大自己的生活範圍。因為精神病患很容易被這個社會孤立，遇到經濟問題時也很難向他人請求協助，個人處境也會變得日益狹隘。我們必須不斷向外擴展，當然，無論是從事社會活動，或是培養外向型的興趣等，並不意味你就會脫胎換骨成為一名外向型的「正常」人。但我想給那些試著走向外面世界的人一些建議，希望可以幫助你們減少犯錯的次數。以下是我個人在開拓新興趣時最重視的三個條件。第一，入門時別太吝於投資金錢。第二，最好是一個人也能做到的活動。第三，該活動在室外也可以做。

上述所提的方案適用於必須花錢且要備齊各種用具的興趣愛好，當然，也是有不需花錢，或只要少數預算就可從事的活動，這也是我們應該極力去開發的不毛之地。如果問人們有什麼興趣愛好不用花錢，大家經常都會回答「散步」。雖然散步不大適合我的性格，但確實有些人能透過散步來拓展自我空間。你也可以參加社區運動中心開設的課程，或是去聆聽免費的釣魚講座等。還有博物館、科學館、賽馬場（門票非常便宜，還可以欣賞馬匹）、圖書館以及美術館等，其實可以去的地方不少。無論如何，重要的是去尋找一個適合自己的地方，定期前往，享受那裡帶給你的感覺。

「興趣」並不僅僅意味著「做自己喜歡的事情」，雖然兩者有相似之處，但從大範圍來看還是不一樣的。為了「更加」喜歡自己喜歡的事而花費時間，其實更接近一種收集物品的感覺。我們會忠於自己喜歡的東西，每分每秒確認它的存在，並設定鬧鐘提醒自己，表現出一種近似成癮症狀或是賭博的性質。但興趣與此不同。興趣比較類似於轉換心情，就像給被職場或學校壓抑的自己，提供一個讓身心消除壓力的時間和機會。雖然認真鑽研自己喜歡的東西時也有學習之效，但最重要的是，興趣可以拓展我們的世界，一旦踏上廣闊土地後，患者就不會想再回到從前，也會持續不斷地給患病的自己提供新鮮的空氣和水分。

我的興趣大致上都是從三十萬韓元（約七千元新臺幣）左右的事物開始的，像是可以挺直腰桿騎的自行車（二手貨，三十萬韓元）、DSLR相機和單眼鏡頭（二手貨，三十五萬韓元，約八千一百元新臺幣）以及雙筒望遠鏡（三十萬韓元）。這三樣物品大大拓展了我的世界，特別是自行車，託它的福我的運動範圍已擴張到鄰近的三個地區，就算在沒有公車的深夜也能快速返回家中。相機讓我非常滿意，原本深陷鬱症的我並不喜歡拍照，但多虧這臺相機，讓我的朋友能在不同地方幫我拍照留下紀錄。雙筒望遠鏡主要用來賞鳥，為了賞鳥我變得喜歡到外地去冒險。這些東西都是我花了好幾年時間才一步步準備完成的，對我來說每一項都具有重大意義。精神病患最容易踩到的陷阱是追求「快速」、「為了擺脫現況」、「隨便什麼都好」以及「立刻改變自己」等行為，但這些都不是一下子就能完成的，甚至有時連其中一項都無法達成。我們必須學會謹慎地等待，好好思考每件事的輕重緩急，這世界並不存在毫無用處的興趣愛好，無論什麼事情，只要能長期堅持下去，就會成為那個領域的專家。若要從我的各種興趣中選出幾個比較奇特的項目，那麼包括「遊覽全國的韓醫院」、「購買男裝」、「模仿貝爾．吉羅斯[23]」以及「唱重金屬歌曲」等，都是我多年來累積的長期愛好。興趣給予我們忘卻時間的自由，興趣也讓我們能夠自由地投身於某件事物之中。

許多精神病患者往往覺得自己在浪費時間，他們什麼都不做，覺得自己對這世界一點用處也沒有。他們覺得時間不僅是一座監獄，也像是一種緩慢的死亡，就像兩側逐漸往中心靠攏的高牆，最終會把他們夾得粉身碎骨。但他們仍會懷抱改變這一切的夢，希望能找到將自己帶往全新領域的事物，於是他們在兩者之間徘徊不定，不知道該走向何處。但他們心裡也很清楚，世上並沒有可以消除自身痛苦的魔法藥水。如果每次嘗試之後還是會回到原點，那就代表你必須尋找不同的方法。為了不讓自己老是原地打轉，想要讓世界逐漸向外拓展的話，那麼你需要的正是培養新的興趣。

很多患者都想培養繪畫或畫漫畫的興趣，但大部分的人都不知該如何著手進行。即使已準備好繪畫工具，卻從頭到尾都不知該用什麼樣的速度來推動這件事。不知所措的心情最後演變為煩躁不耐的情緒，於是乾脆放棄一切，過沒多久又開始窩在房裡讓自己無所事事。這樣的狀況不僅僅發生於繪畫，有的患者會購買各種美術工具，有的則是購買樂器，除了有形的事物外，也會發生在無形的事物上。以成人為對象的繪畫、運動、芭蕾或編織等各種一日課程應有盡有，選擇非常多，但問題在於持續性，太多人都只是上完單次或短期課程就不再繼續，導致興趣活動很快發生中斷。

想培養興趣的人，反而無法忍受在學習中度過的時間。就像所有事情一樣，培養興趣同樣也要經過教學流程和入門階段的學習，才能真正練就自己的手藝，或者享受這個領域的樂趣。我們應該好好面對並解決在一開始就放棄的現象。一般健全的人在每個階段都會獲得成就感，並進一步加深想嘗試的慾望，繼續朝目標前進；但精神病患只要一看到眼前出現障礙物，就會覺得自己只是在白費功夫，於是選擇停下腳步。其實光是參加課程這個想法，本身就讓他們產生彷彿已實際參與課程般的疲憊感，所以應該要注意別讓這兩件事產生交集，要把思想與現實明確區分開來。

目前（二〇二一年初期）由於冠狀病毒的全球大流行，所以幾乎無法到外地旅行，而有些患者的興趣卻正好是旅行，無法離開此地的壓迫感，與無法擺脫某種狀態的挫折，有著相同的面孔。我本身信奉的是說走就走主義，但這點總是會被醫師關注。一般醫師很少向精神病患者推薦旅行，特別是國外旅遊。因為躁症患者十之八九會在當地發生意外事故，憂鬱症患者則是在旅行途中就已精疲力盡，所以醫師也會擔心他們無法安全回來。即使是為了接觸全新且陌生的文化而前往國外，實際上看到的現實也會與想像大不相同。就算到了中國的偏遠地區，也可以從雜貨店裡買到一瓶冰涼

---

23 Bear Grylls，英國探險家、電視節目主持人，以拍攝《荒野求生祕技》（*Man vs. Wild*）系列節目聞名。

的可樂，甚至連便利商店都有。也就是說，即使想透過改變周圍環境給予自己不同的感受，現今的世界也不會再給你這樣的機會。就算我們身處不同國家，也可以透過 Wi-Fi 隨時交換資訊和照片，或打一通視訊電話與對方聊天，甚至當我們去外地時，由於在社群網站的發文更加活躍，反而會與他人產生更多交流。這種讓人難以想像的同步性，讓「旅行」一詞所包含的意義也出現了天翻地覆的變化。正因如此，患者更加無法出國旅遊。你的身體、所處條件和環境以及你的精神都還停留在原地。也許好不容易出國一趟回來，反而會因為沒有找到自己期盼中的事物，或者沒受到任何刺激而感到失望，覺得只是白白浪費大把鈔票而已。

有時，會聽到有人說很羨慕我（因為當我的躁症來臨時，自然就會有想做的事情）。但躁症期間想做的事和當時的愛好，在躁症離開後就成了一堆廢紙碎片，或者對我造成其他的刺激，引導我走向奇怪的國度。從這點來看，我們這樣的躁症患者其實一點都不值得羨慕。

相反地，對重鬱症患者來說，他們對未來的煩惱是抽象的，對過去的煩惱是具體的，對現在的煩惱則視而不見。他們的身體總是有氣無力，不禁讓人懷疑，他們最常使用的部位難道不是大腦？雖然他們總是在煩惱，但這種煩惱與一般意義上的煩惱不同。他們不撞南牆不回頭，固執地反覆思索，無法停下。這些漫無止境的想法和思考一定會對他們產生幫助嗎？答案是否定的。因為他已被煩惱困住了，必須斬斷這條鎖鏈才能再次動彈。他的時間不僅單調，而且被割裂成無數片段，每天都處在這樣的狀態中，這種痛苦是一般人難以想像的。

為了那些實在不知道要做什麼的人，在此特意補充說明一下。興趣就是先想像一個你期望中的場景，然後朝著那個地方直奔而去。那裡並不是你待在原地煩惱就能到達的地方，而是必須打敗煩人的時間，並且用自己的雙手一點一滴的累積才能打造出來的城堡。只要你從任何興趣愛好中得到些許的滿足，時間就會被你擊敗。請致力掃除障礙，讓時間得以順利流動，將時間的主導權重新握在手中。不管是重拾自小學之後就再也沒有碰過的直笛，或是需要重新調音才能使用的鋼琴，還是學打麻將、學圍棋、在網路上學五子棋、學撞球、學單簧管、學打鼓、學唱歌、做木工、養盆栽、賞鳥、彈吉他、學做菜、學金工、學陶藝、學格鬥競技、健走或慢跑等都可以。別只是去做自己喜歡的、擅長的或專業的事，希望你也能去嘗試看看那些你從未踏足過的領域。你無須過於害怕，覺得好像獨自一人走進了這扇門裡，因為我們都是模仿者，對這領域有興趣的人們最後總是會聚集在一起，我們會如鳥兒般成群結隊地飛翔，希望你也加入我們的行列。

14 精神病和貧窮

她是個窮困潦倒的人。

她生來就一貧如洗，不，應該說是在出生之前就已經一無所有了。

有一天她覺得自己不太對勁，似乎需要到醫院去看看，她對母親說：「我好像得了憂鬱症，應該要去醫院看看。」診斷結果出來，上頭寫著：「重度憂鬱症發作，需要六個月以上的治療。」醫師對她說：「你需要做綜合心理檢查，下次回診時，我們會幫你做這項檢查。」檢查費用大概要四、五十萬韓元（約九千三百元至一萬兩千元新臺幣）。她知道母親的手術費更加急迫，所以沒再回醫院複診，最終病情演變到無法上學的程度。

後來她決定復學，在家附近的讀書室裡念書，在她第二次參加大學考試後，政府重新修訂了國家獎學金制度，得益於此，她終於考上大學。她在學校附近找了一間月租三十五萬韓元的考試院[24]，即使盛夏也沒有冷氣可吹，她那臺老舊的筆電就在這樣的環境下因過熱而發生了故障。

每個月的生活費是三十萬韓元，光靠這筆錢只能過著捉襟見肘的日子。幸好考試院提供免費的白飯和雞蛋，她每天都靠這兩樣食物維生。考試院位於繁華的商業區，附近的服飾店和鞋子店櫛比鱗次，不過即使有看中的東西，她也只能默默放在心底。

她開始談起了戀愛。對方會帶她出去玩，也會請她吃飯，最後她自然而然地搬到戀人家裡住，展開了同居生活。

她第一次見識到用金錢就可以買到的廣闊天地，再也不用只靠三角飯團來填飽肚子。她的戀人光是一個月的零用錢就高達一百五十萬韓元（約三萬五千元新臺幣），雖然兩人一樣是大學生，卻過著截然不同的生活。戀人想跟她見面時，就搭計程車前來，如果想多跟她相處些時間，偶爾還會在週末邀她去附近最好的飯店住一晚。她的戀人也像她一樣喜歡看書，卻抱著「書籍費免錢」的心態，認為買書的錢應該算「教育費」，不該從零用錢裡支出，而是另外向父母索取。她有什麼需要的東西，總會選擇價格比較便宜的那個，或者乾脆省略不買，但她的戀人對購物的立場是「如果喜歡就兩個都買下來！」如果需要買專業書籍，她會到二手書店去尋找，但她的戀人則是直接上網訂購，熱騰騰的新書就直接送上門。

---

24 韓國的一種租屋形式，空間小但租金便宜、租約靈活。起初專門租給備考的學生，後來因其低價特性，也成為許多單身上班族與貧困族群的落腳處。

他的戀人什麼都不缺，身邊的電子產品都是蘋果公司出品，包括 iPad、MacBook 兩臺（Pro，Air 各一）、iPhone 及 iPod 一應俱全，就連聽音樂用的也是高端的音響設備。而她自己擁有的物品當中，最有價值的是什麼呢？答案是那臺珍貴的 iPod。那是她父親從事家電用品維修工作時，把別人隨貨附贈的東西順手牽羊帶回來給她的。

另一方面，由於幾天前母親說這個月可能無法將房租匯給她，於是她隨便找了一家考試院，在男女混住的樓層選了一間月租三十萬韓元的房間，把行李全搬了進去。她心想，反正會住在戀人那裡，所以沒有太在意。

然而，歡樂的時光總是特別短暫，當戀人對她說：「你也該學著在你自己的家裡生活，我需要一個私人的空間。」無奈之下，她只能回到當初隨意挑選的那個房間。三個月前堆積如山的行李依舊，房門也依然是上次來時沒有鎖好的狀態。沒有暖器設備的房間，就像冰窖一樣寒冷。那時她已經申請休學，正在準備重考。報考韓國藝術綜合學校的初試已經合格，正在準備之後的複試。她心想，如果考上的話應該會搬到學校附近，所以正計劃要搬到石串洞一帶。

但考試院的環境無情地打擊了她的計畫。隔壁房的男子每天大聲說著些奇怪的話，其他房間也時不時傳來吵架的聲音，木造的建築總散發出陰森森的氛圍，房內刺骨的寒冷，還有沿著每個房間偷窺的瘋女人，加上失戀的打擊，所有事情聯合起來將她推入無底深淵。她開始把自己關在房裡，還出現了一些異常行為，像是蜷曲著身體窩在包裝行李用的箱子裡。某天，幻聽也找上門來，準備考試的事自然不了了之。聽著奇怪的聲音，看著莫名的幻覺，她隱隱約約知道自己已經沒救了。

於是她到精神科求診。

過了一段時間後，她的母親以停藥和復學為條件，替她租了一間套房。那是一間保證金五百萬韓元（約十一萬六千元新臺幣）外加每月房租三十萬韓元的房間，她對母親說：「既然你已經幫我處理好房子的事，以後的事情我會自己想辦法。」於是家裡也不再寄錢給她。她開始打工賺錢，每天從早上六點起在便利商店工作。值得慶幸的是，她整學期都維持著優秀的成績，偶爾還可以幫別人代班賺點外快。但學期結束後，她筋疲力盡。因為體力嚴重不足，身體也變得虛弱，她知道這樣的日子不可能永遠繼續下去。為了控制嚴重的幻聽等症狀，下個學期她沒再回學校上課，取而代之的是前往精神科就診。只要狀況稍有好轉，她就去做全職打工賺取生活費和房租，然而在不知不覺間，她耗盡了學校規定的休學年限。如今她只要再多請幾次病假，可能就會被學校開除，害怕畢不了業的不安緊緊抓住她不放。

在休學年限到期前的最後一個學期，她仍然繼續做著全職打工。某天銀行的應用程式裡出現了「申請小額貸款」的廣告通知。她半信半疑，但又急需用錢，所以按下了申請按鍵進入了網頁，選擇了一百萬韓元（約兩萬三千元新臺幣）的金額並輸入確認身分的個人密碼後，立即收到了審查完成的通知，幾分鐘後就收到通知一百萬韓元入帳的簡訊。

那種感覺就好像將整個世界都握在手裡一樣。她在大學醫院接受了精神科治療和檢查，將診斷書和鑒定書遞交到學校，申請延長休學的期限。包括檢查費在內總共花了六十萬韓元（約一萬四千元新臺幣）。

「天啊！我竟然還有四十萬韓元（約九千兩百元新臺幣）！」她立刻走進平時總是大排長龍的服飾店，迅速拿了那件覬覦已久的衣服，火速衝到櫃檯結帳。這是她第一次擁有一件毛織大衣，現在就算走在寒冬的街上，她也不必再瑟縮發抖了。她也幫自己買了一條保暖絲襪，買完後立刻到附近的洗手間裡穿上。當時她心想：「我還有沒有缺什麼東西呢？」走進咖啡店裡點了咖啡和蛋糕，坐下來看著窗外陷入了沉思。

她用這四十萬韓元買了之前無法購買的各種用品，把拖欠的各種帳單繳清後，這筆錢就一毛也不剩了。一陣猶豫過後，她點開了其他銀行的應用程式，用同樣的方式又借了兩百萬韓元（約四萬六千元新臺幣）。自此之後，每當在去便利商店打工之前，她都會像山林中的小鳥一樣早早起床，穿著新買的衣服出門，找一家不錯的咖啡館坐下來，考慮該從數十種甜點中選擇哪一項當早餐，然後思考著今天該去哪裡購物。自從可以恣意揮霍金錢後，在便利商店工作變得一點都不累。她覺得自己只是穿上乞丐外衣的公主，因此反而能夠和藹可親地接待客人。

她一生中所感受到的匱乏和不足，似乎在有錢之後就能全部解決。只是她的腦海中各種想買的東西接連不斷出現，例如想買電子書，那麼就需要電子書專用的閱讀器，如此一來也需要買一個閱讀器專用的保護套，以及裝電子書專用的黑色皮袋，東西陸陸續續加起來也要一百萬韓元。如果說她與生俱來的貧窮是一個巨大坑洞，那麼這些慾望就像是兔子窟一樣散布在四處。人的慾望無窮無盡，她總是能快速找到下一個想買的東西，為了填滿這些慾望的洞窟，她帶著信用卡在各個店家之間穿梭。有時她在鬧區的服飾店裡買了一大堆廉價的衣服，然後把錢一次付清，店員還以為她是外國人，比手畫腳地要她去辦理退稅。接著她又在另一家店裡花了四十萬韓元購買一件她認為是「基本配備」的衣物。這樣的消費行為不斷反覆出現，雖然她的內心也感到些許不安，不過並不是擔心自己債臺高築，而是害怕被周圍的人發現。由於她一直以來都給人生活拮据的印象，所以只好對身邊的朋友謊稱自己中了樂透三獎，還送了價格昂貴的香水給他們。雖然不知道朋友們是否相信她的說詞，但當時的她（就她自己看來）覺得自己好像是一位無限慷慨且樂於施捨的慈善事業家。從她的支出能力來看，似乎沒有上限可言，偶爾還會告訴別人：「我給了在街上乞討的老奶奶兩萬韓元（約四百六十元新臺幣）。」於是她逐漸相信，像這樣的揮霍正是自己該有的人生。如果把所有的錢全部花掉的話（不管是為了自己還是為了別人），她的人生也就該結束了。她認為自己已經做過很多幸福的事情，擁有了很多想要的東西，即便現在死掉也不會留下任何遺憾。對於這樣的結論，她甚至還感到十分滿意。

她無法按時償還像雪球一樣愈滾愈大的負債，所以總是躲在家中不敢出門。不管在外面敲門的是快遞、房東或傳教士，只要傳來「腳步聲」和「說話聲」，例如：「請問○○○小姐在嗎？」她就會變得極其敏感，最終引發精神官能症。好幾次都是我替她前去應門，告訴他們：「她去工作了」、「她現在不在家」，不過這麼做也只是徒勞無功。某天她與房東正在談論積欠已久的房租問題，她帶著「一切盡在我掌握之中」的表情告訴房東：「我正好要去找銀行的人談一談。」語畢她走出家門，然後好長一段時間都沒再回來過。由於無法回家，也不能報警，她身上身無分文。雖然她急忙打電話向弟弟求救，但弟弟只說了句：「你自己看著辦。」就掛斷了電話。當時的她雖然也想過尋死，但又不明白自己為何要走上自殺一途。她開始嗜睡，出現無法預測的行為，並時不時提起她的思考障礙。那時我經常帶她去精神科看診，她對債務問題並未思考周全，對於不斷被追債感到十分恐懼。醫院開了很多抗憂鬱的藥物給她，但這些藥物無法治癒她的貧困。她開始失眠，擔心討債的人隔天又會再度上門。

她一直無法再找到打工的機會，她想八成是因為生病的關係。當時她處於重鬱症的發作期，同時患有睡眠障礙，加上尚未從大學畢業，無法去應徵需要大學學歷的工作。而且，由於長期的憂鬱症，造成身體功能低下、渾身無力及情感遲鈍，當時的狀態已難以用藥物來控制，服用藥物都沒有太大的幫助。她在一年中幾個特定時期，總會出現病症加重的情況，然而這些時期其實相距不遠。母親已切斷了對她的一切援助，其他家人也不會伸出援手。如果她手中握有租賃合約的話，還可以申請居住福利支援，但當時租房時並沒有簽訂合約。若是想申請低收入戶補助，則需要得到家人的同意才能查核他們的帳戶，這個方法對她來說也不可行。

最後在走投無路的狀況下，她只好回鄉下老家翻箱倒櫃。母親信仰的宗教曾教導她：「你要視黃金為石頭。」當時她並沒有深究這句話的意思。沒想到已拖欠房租兩個月左右的她，一打開老家抽屜就看到一個非常厚實的錢包，裡面有好幾張幣值一百元的美金，還有十幾張五萬韓元的紙鈔，當下她只能露出無奈的苦笑。後來她才知道母親所屬的宗教領袖曾指示母親：「她以後會自行回到家人的懷抱，所以可以斷絕對她的一切幫助，也不必再為她費心。」最後她加入了那個宗教團體，前提是母親必須提供她生活費。她拿著極低的薪資在那個宗教團體裡工作，不過還不到三個月的時間就逃之夭夭。這惹怒了母親，提供生活費的事也因此沒了下文。

現在的她只要看到五顏六色的催收郵件插滿信箱，就會一把抓起這些信件說：「哼，一定是○○討債公司寄來的。」一心認定這是討債公司試圖對債務人施加精神壓力而設計的手段。爬上樓梯回到家裡後，她就會把這些信件全數丟進垃圾桶。如果有人在外面咚咚咚地敲門，她就會閉上嘴巴保持沉默，幸好並不是整天都有人來敲門。如今她的信用卡已全被停用，負債資料也被各家金融機構記錄在案，連月結型的交通卡也無法使用。貧窮已逼得她走投無路，陷入窮困潦倒的境地。如今她習慣了貧窮，不幸和債務也都是她的老友，對於這些她已沒什麼特別的感覺了。

我並不認為精神疾病對一切都一視同仁，得病後對個人經濟上的打擊，可說是影響最劇烈的部分之一。

如果你仔細觀察長期處於貧窮狀態的患者，就會發現他們變得退縮、被動。當他們假設自己處於最壞的狀況，或是真的陷入最惡劣的地步時，反而會感到安心。把最好當作目標、努力實現它並獲得成就感，並不是他們習慣的生活方式。他們之所以感到絕望，並不是因為目前處於多麼糟糕的困境，而是因為無論賺錢或借錢，不管做什麼都不會讓他們人生有所好轉。所以債臺高築的他們出現不尋常的想法或思考障礙，也是理所當然的事。

對生活在谷底的人來說，憂鬱症其實並不顯眼。在他們的人生裡出現缺陷、不安和絕望都是天經地義，野心和理想反而都離他們很遙遠，當別人在他們面前提起這些，他們不是沒有任何反應，就是表現出敵意。這樣的狀態與憂鬱症的病症十分相似。對原本就已窮困潦倒的人來說，一旦得到精神疾病，就很容易造成病情惡化。如果說疾病是火種，貧困就是助長火勢的那把扇子。

對貧窮精神病患可能有幫助的幾個要點

★ 無論是尚未繳納，或是逾期未繳，如果身上沒錢支付，而遇到催繳的情況時，患者很容易陷入恐慌。但債務人也有其權利，讓我們一起學習如何因應非法討債的要領。天無絕人之路，首先讓我們熟讀金融監督院和國民金融振興院網站上所提供的教育內容[25]。透過債務托收指南等資料，掌握自己目前的債務狀況。如此一來，當郵件中出現的可怕的催收用語時，你就不會產生「萬一明天被扣押怎麼辦？」或是「如果我的帳戶被凍結該如何是好？」的恐懼感。

★讓我們確認一下自己是否屬於經濟弱勢階層，政府對於該階層提供了支援政策和教育資訊，甚至還有專屬的金融商品。

★由於當下身無分文，大部分的人都會以為無法選任律師，因此乾脆放棄爭取應有的權益。其實在申請破產、個人債務重整以及企業重組之前，你都可以先到國民金融振興院[26]請其提供諮詢。

★請不要輕易相信來路不明的〇〇貸款、路上隨處可見的借款廣告、「不需任何審查就能當天拿到錢」的標語、「只要有手機就能賺錢」的廣告，特別是使用類似「救命錢」等用語的地方。

★在打工或從事其他僱傭勞動的時候，你可能會覺得要求僱主簽訂勞動合約是件很困難的事。但除非你被歸類為勞動收入者，否則會對你造成很多不利因

25 關於臺灣的金融知識與相關法規，可參考金融監督管理委員會網站：www.fsc.gov.tw。

26 在臺灣如需相關法律扶助服務，可參考財團法人法律扶助基金會網站：www.laf.org.tw。

素。像是當你想申請為青年勞動者量身定做的社會福利，或是想跟銀行貸款時，他們可能要求你提交勞動合約做為依據。如果僱主拒絕簽訂勞動合約，那麼這種人所經營的公司會有什麼樣的氛圍，你大概也可以推測出來。

★讓我們到「福祉路」[27]網站上尋找適合自己的政策。瀏覽過後你大概就可以推測出自己屬於何種類別，以及能夠得到何種程度的支援。

★如果打算申請的話，你可以利用就近的居民中心[28]。將你的情況告訴負責的公務員，了解自己是否符合「緊急生活支援（包括一般居住補助、醫療支援等細項，補助辦法會根據地方自治團體不同而有所差異）」的標準、是否能夠獲得低收入戶者的居住補助等。另外他們也可以依據你目前的收入、資產和健康狀況，幫你找出適合你的福利政策，並且協助你完成申請流程。

當居住空間狹小且生活環境惡劣時，由環境因素帶來的負面影響將持續存在。即使是狹小的房間，不，應該說愈是狹小的房間，就愈是要每天整理打掃，才不會讓你的心情變得惡劣。但對患者來說，每天打掃環境是件非常困難的事。當你看著亂七八糟的房間，也許會想乾脆全部炸毀算了。但是，讓我們從眼前的小事開始著手，例如把用過的三張衛生紙丟到垃圾桶，或是把堆積如山的衣服折好。周圍環境對我們而言是非常重要的因素，無論是多麼狹小的空間，只要我們學會享受控制空間的感覺，獲得保持整潔的成就感，它就會回報我們實際上的利益。如果你正陷於無力之中，請從這件事開始做起。如果真的受不了自己的「垃圾房」，又對它束手無策，那麼請對外尋求幫助，也就是找清潔公司來幫忙。清潔公司的收費一般三小時大概是三到五萬韓元（約七百至一千兩百元新臺幣）之間，你可以向周遭親友們借錢，或自己存錢後再去申請。由於不需要與他們見面就能享受服務，很推薦給對於自身環境感到絕望的人們。

居住在貧困環境中，常見的問題是治安不良、人身安全疑慮以及無法確保私人空間等。為解決這些問題，確保自己能安全回家，有的人會建議使用防身警報器，或事先演練一下經過危險區域時該怎麼應對等方式，不過這些都治標不治本，無法徹底解決問題。居住在這樣的地方時，患者會承受持續性的壓力，很容易對病情造成刺激，而為了緩和這些壓力帶來的負面影響，反而必須支付更多金錢，可謂得不償失。

貧窮的病患很少有安定的住處，他們通常居定無所，常處於飄移不定的狀態。雖然頻繁搬家，但往往沒有搬到更好的環境，而是在相似水準的空間移動，甚至搬到環境更惡劣的地方。為了適應新的居住地和環境，他們必須再度付出更多的努力，而頻繁搬家會造成心理上和物質上的負擔，讓

---

27 韓國的社會福利網站 www.bokjiro.go.kr。臺灣衛生福利部社會及家庭署的官網（www.sfaa.gov.tw）亦有提供類似服務。

28 如需申請相關社會福利，可至各地區公所或社會福利服務中心。詳情可參考各地方政府社會局網站，或撥打福利諮詢專線一九五七。

本就不寬裕的他們變得更加拮据。

當成癮症（酒精、尼古丁、咖啡因、遊戲、藥物或者某種行為）患者同時患有精神疾病時，更容易觀察到因貧窮導致心理萎縮的現象。對酒精、香菸、咖啡、電玩以及智慧型手機等上癮的人，即使窮到沒錢吃飯，他們也只會去縮減其他的需求，絕不會停止讓他們上癮的行為。他們把花在成癮行為上的費用當成「基本費用」，彷彿這是天經地義的事。不過若是仔細計算一下，就會發現這些費用占據了你大部分的支出。儘管如此，他們還是認為花這些錢是值得的。因為對他們來說，成癮行為能讓他們在高度且持續的壓力中「鬆一口氣」，所以才把成癮行為視為人生中的第一順位。就連餐費或醫療費等其他基本開銷，他們也沒把這些東西放在眼裡。我認識某個人曾因為沒錢，窩在房間裡餓了兩天都沒吃飯，但一發現香菸沒了就怒氣沖沖地東翻西找，遍尋不著之後開始在大街小巷中徘徊，甚至還撿起地上的菸蒂抽得不亦樂乎。

貧窮的病患通常會呈現毫無起伏的呆板情緒。他們不是躺著不動，就是躺著看影片或滑手機。喝完水後躺著、吃過飯後躺著、上完洗手間後又繼續躺平。在他們身上，可以看到一種明顯的絕望感，他們沒有什麼想做的事，對未來也沒有任何憧憬，對於當下也沒有任何想法，對所有的一切都感到很無力，只有身上的精神疾病變得愈來愈嚴重而已。

貧窮會在耳邊叮嚀你：「因為你沒錢，所以不能吃東西。」（如果患有進食障礙的話，情況會更為嚴重）或是「因為你沒錢，所以別去那些需要花錢的地方。」病患在缺錢的情況下，很容易出現「與其把這些錢拿去醫院接受治療，還不如花在別的地方會更好」的思考模式。若是未能在精神科的治療上感受到戲劇性的改變效果，就更容易導致他們做出停止服藥等中斷治療的行為。按時服藥是保持我們精神狀態穩定的堡壘，如果這座堡壘崩塌，必須花很長的時間才能重新將它築起。

長期以來「貧窮」都是精神病患者的熱門話題，從生活習慣、思考方式乃至生活各方面，都能夠感受到它已根深柢固在每一個角落。在貧窮的情況下，可選擇的範圍勢必變得非常狹窄，也無法替自己準備一筆可應付意外狀況的緊急預備金。以生存下去為首要目的、總是把自己逼到絕境的貧困患者，在很多情況下都會說：「我非這麼做不可，如果不這樣我一定會完蛋。」極端的想法對他們來說也是不得已的選擇。他們承受著巨大的壓力，從來沒有感到放鬆的一刻。

逃避和放棄是他們擁有的優點，同時也是缺點。如果能將這些優點發揮出來的話，他們可以迅速保護自己，阻斷造成危險的原因，進而避免消耗不必要的能量，也不用讓自己承受新的壓力。換句話說，雖然他們無法得到新的事物，至少也不會失去任何東西。但若是為了保護自己而長時間斷絕與外界的聯繫，那麼最終一定會導致患者處於孤立無援的狀態。

在孤立無援的狀況下，他們更難去照顧自己，因為被疾病毀壞的生活習慣已難以改變，他們無法踏出房門的情況也會日益嚴重。在衣食住行等一切生活完全遭到破壞的情況下，周圍人士給予的小小幫助，就像是拿著噴霧器往快要枯萎的花盆裡澆水，得不到什麼實質成效，他們需要的是更加明確的處方。若想一次就打破這個局面，那可不是請他吃頓飯，或是帶他去醫院接受藥物治療等就可以解決的，最好的辦法是直接安排他住院。比起朋友、情人或家人替他做的各種大小事，透過住院直接改變環境，或許更容易得到立竿見影之效。儘管如此，我們還是很少接受住院治療。是因為害怕偏見嗎？不是。是因為需要等候病床嗎？也不是。正確答案是沒錢，無法支付住院費用。如果病情過於嚴重，已到了需要住院的程度，但是卻因為沒錢而無法實現的時候，請你先別急著放棄。我建議你可以把這件事告訴精神科醫師，和院方商量一下住院費和住院時間的問題。我有個朋友就曾有過這樣的經驗，他在和醫師商量後，院方願意讓他享有相當低廉的住院費用，不過必須以住院一個月為條件，於是住院對他來說變成一個值得考慮的選擇。如果住院的門檻不再那麼高不可攀，那麼病患就等於多了一個新的選擇。雖然這只是個極端的選擇，但是對患者來說，不但多了一個新的機會，也會讓他們的內心多了一點彈性和空間。

如果你是二十來歲的貧困青年，且正值病情初次發作時期，可千萬別因擔心到精神科看病拿藥會造成很大經濟負擔就打退堂鼓，請你千萬不要氣餒，盡可能接受治療吧。現在精神科的診療費用已經比以前下降許多，如果你是到社區醫院就診並且適用健康保險的話，以二〇二〇年的情況為基準，診療費大約是七千韓元到一萬韓元（約一百六十至兩百三十元新臺幣）之間。若是每次開立兩週的藥（由於非給付的藥物比較昂貴，可以在與醫師商議後，請他開立單價較低的替代藥物），一次吃五顆藥丸左右的話，藥費大概是一萬韓元左右。如果兩個禮拜去一次醫院，每個月花在看病的費用是五萬韓元左右。另外，在初診時可能會產生其他的檢查費用。

通常醫師都會建議患者最好不要隨意中斷服藥，但患者在缺錢而無法就醫時，往往會自行停藥。由於平時服用的藥物不多，患者可能認為不吃藥也不會怎樣，但若是反覆出現中斷服藥的情況，在短短幾年之內，藥物的劑量可能就需要往上調整一倍。簡單地說，如果中斷服藥，那麼當你下次因症狀加重而就醫時，就必須服用兩倍劑量的藥物才能達到相同的療效。因此，即使你對藥物治療產生懷疑，若是正處於發病初期，而且發作狀況還沒有那麼嚴重的時候，請務必堅守在相同的崗位上，按時服用藥物。若是想防止精神疾病進一步惡化，請不要錯過這個生命中難得一見的珍貴時期。

就我個人觀察，病情加重的起始點大致上出現在十五歲到二十五歲之間，有時也會在稍微年長一點之後才出現。萬一你在發病後立刻得到醫師的診斷，並開始接受藥物治療或心理諮商的話，那真是一件值得慶幸的事。不過即使不是這樣，也請不要感到絕望。重要的是，人生中那些重要時期（入學、畢業、辭職、生離死別、結婚等重大事件發生時）所帶來的壓力，可能會引發之前從未經歷過的嚴重發作，就像天氣驟然變壞一樣，當疾病像暴風雨般到處肆虐，你會因為驚慌失措而感到疲於應對。如果當下未能取得任何幫助，沒有錢又沒有藥的話，生存這件事本身就變得岌岌可危。為了確保自己能按時服藥，或是能順利辦理住院手續，平時最好和醫院方面保持密切的聯繫，並且事先準備好一筆緊急預備金。

人們似乎很容易理解貧窮和憂鬱的關聯性。是因為它們的屬性很相似，所以才能輕易地聯想在一起嗎？持續復發的重度憂鬱症患者若是想再度回到正常的生活軌道，需要花費很大一筆費用。以患者的狀況而言，參加社會活動是非常困難的，他們會想盡辦法隱藏自己，好不容易跨出這一步，可是從中所獲得的好處卻比支出的費用少很多，因此他們對這類活動往往退避三舍。其他精神疾病也很有可能伴隨著貧窮而變得嚴重。舉例來說，若是貧窮和躁症的結合，你所擁有的財富很可能在一瞬間變成負數，犯下竊盜或貪汙的機率很高，因為對越過犯罪底線這件事，他們並不會有太多來自良心的譴責。在賭博方面，除了走進實體的賭場外，他們也很容易沉迷於購買彩券和「線上」的賭博平臺。貧窮和精神症的結合也很常見。對於無法理解為何自己會處於貧窮狀態的他們來說，貧窮就像是一個布滿陷阱的世界，他們很容易深陷其中難以自拔。

對長期處於貧窮世界的人來說，想要擁有「金錢觀」是件極其困難的事，就像要求從未做過料理的人直接進廚房準備一桌飯菜。但金錢觀又是不可或缺的，如同精神疾病患者必須擁有病識感一樣重要，這也是生活在資本主義社會的我們應該具備的基本觀念。

你必須先了解是否具備自己目前所需的環境、其中有哪些不足、哪些部分可以用錢解決、哪些部分需要人為幫助，還有哪些部分是自己永遠也無法動手解決的。舉例來說，如果你長期以來都為了住宿費用而煩惱，那麼為了減少支出，你可以考慮找室友分擔，或是住在共享住宅（Share House）。雖然聽起來好像不錯，不過究竟自己是否真的可以和別人一起生活，也要親身經歷過才會知道。當然，上了年紀後你也會學習到如何跟別人共處，萬一經濟狀態緊迫時也不失為一個可考慮的替代方案。如果你能和別人同住，那麼你在金錢上的餘裕也會更寬鬆一些。前面也提過，如果環境實在是過於髒亂，且室友們都沒有能力處理的話，那也可以交給清潔公司，這是最快速和便捷的解決方法。兩三個室友們一起大掃除八個小時，會讓你們的感情變得更深厚嗎？我想，三個人打起來的機率還比較高，或許以後連室友也做不成。在這種情況下（除了床鋪外的空間都是髒亂的，吃飯也只能在床上吃），精神病患者首先要做的並不是一起反省錯誤，而是不要把三個人的關係搞砸，快點恢復環境的整潔，然後好好重新適應環境。

唯有擁有安定的居住環境，患者才能安心治病，最後需要考量的項目才是醫藥費。在我以前看病的那家醫院裡，曾聽到兩位看上去只有十來歲的患者在結算醫藥費時和醫院職員的對話，他們說：「請不要留下任何紀錄。」職員回答：「那樣的話費用會提高很多，沒關係嗎？」其實他們無須這麼擔心，因為我想強調一點，那就是個人的醫療紀錄絕不是任何人都可以閱覽的，其中「任何人」包含了大學和公司在內。當然你在申請病假或休學的申請書時，為了證明醫療行為屬實，還是必須提供醫院開立的診斷證明書或就醫證明等文件。如果你覺得公開精神疾病對你來說是件很為難的事，那麼你也可以試著和醫師商量看看。

病情愈重，花費愈多。如果你出現自殺或自殘行為，有時為了密切觀察患者的狀態，醫師可能會要求你每兩天或三天就回診一次。

貧窮是一個看似不經意、實則在縝密計畫下接近你的魔鬼，它會控制你的生活，而這與你實際上的債款金額並沒有太大的關係。如果你察覺到它的存在，那它不僅不會逃跑，反而會像電影裡的場景一樣，加速向你飛奔而來。我們必須團結一致採取行動，極力避免與貧窮，還有與貧窮相關的一切扯上關係。安定的住所、井然有序的環境以及不間斷的藥物治療，三者之間息息相關。不過，若是想靠一個人的力量同時實現，也許對你來說是一件難以負荷的事。但愈是鞏固這三者之間的關係，你就愈是能夠在難以脫身的貧窮沼澤，還有導致精神疾病惡化的沙漠中堅持下去。慢慢來，緩慢地移動就行了，因為沙漠的夜晚還很漫長呢。

15 適應職場和學校

對於精神病患者來說，最危險的時候，就是沒有「歸屬」的時期。這裡所說的「歸屬」可以是學校，也可以是職場，或者是居住的地區或某個團體也可以。

對患有精神病的人而言，歸屬就像是一個幫助他們在精神病的無情引力下生存下來的安全機制。當然，有的人並沒有固定的歸屬，也有的人甚至沒有歸屬。但是對患者來說，沒有歸屬的時期愈長，就愈容易讓他們陷入雜亂無序的狀態，這點請大家務必牢記在心。雖然至少我們可以透過興趣、喜好以及與他人的關係等，架構鬆散的歸屬，來尋求讓自己內在更加穩定的方法，但最終還是會迎來要求我們回歸現實社會的那一天。

如果我們是學生，在校要達成的目標，既不是在幾百名學生中脫穎而出、得到第一，也不是成為人人口中稱讚的天才，而是為了順利畢業，至少達到學校要求的最低標準，好讓我們可以結束自己「學生」的身分。

脫離學校的青少年們，很難建立一個屬於自己的歸屬團體，如果又患有精神疾病，狀態的不穩定性就會翻倍，所以一定要將各種形態的目標、生活習慣、模式以及行動範圍等做好分類，分為自己熟悉的東西、非熟悉不可的東西、新的嘗試與挑戰等類別，將它們放置在自己周圍。當你和病魔攜手前行時，難免遇到因失控而橫衝直撞的時候，此時若是將這些零碎東西聚集在一起，就會成為具緩衝效果的一股力量。

有精神疾病的人不管在學校或職場都會聽到很類似的評價，所遭受的待遇也十分相似。一開始，他們會因為善於發揮能力，被大家認為是一名人才。過不了多久，他們的出勤率和出席率突然急速下降，遲到和缺席的狀況也頻繁出現，周圍的人開始發現他們的不安定，紛紛給予「心情起伏很大」或是「不夠認真」這樣的評語。當壓力變大，他們會變得更加無法隱藏自己的痛苦和情緒，無法克制時就會從表情或手勢中流露出來，最後慘遭學校淘汰或離開工作崗位。

從二〇一一年開始，我與精神病展開了高強度的鬥爭，但是每次都會犯下同樣的錯誤。以下正是我的例子：

★ 嚴重缺席

★ 相信只要心情好的話／狀態好轉的話就能解決問題

★ 如果不夠完美就會放棄

★ 無法獨自聽課並與他人分享資訊
★ 害怕與教授面談。
★ 課表的安排以看起來輕鬆的科目為主
★ 休息時間不足
★ 恐慌
★ 對於造成心理創傷的場所和時期沒有足夠的應對能力
★ 經常逾時繳交作業

精神疾病首先影響的就是你的出席狀況。當你出現憂鬱症病情加重、進食障礙、自我厭惡以及性別不安等症狀時，你會變得無法進入學校這種每天人來人往的公共空間。剛開始去學校註冊時，還滿懷著以後每天都會去上學的自信，甚至制定時間表或未來計畫，卻沒有任何助益。不過，如果假設最壞的情況，以無法控制疾病和病情惡化為前提來計劃時間，反而更有助於學業的持續發展。為完成出席這項工作，我們在早上起床後必須前往學校，坐在教室裡等待教授點名，這過程若是拖得愈長，缺席的可能性就愈高。為了讓從起床到前往教室的過程變得緊湊且自然，我們必須知道如何好好安排，好讓它就像水往下流一樣理所當然。這個做法和安排憂鬱症時的生活流程是一樣的。起床－服藥－洗手間－洗漱－穿衣服－出門－搭乘大眾交通工具－步行－到達學校－到達教室，這是一個非常漫長的流程，我們必須像《糖果屋》裡的兄妹一樣沿路布置麵包屑，如此一來才能最大限度地減少上學的壓力，提高自己上學的機率。這過程只要重複執行一到兩個月左右，身體就會完全習慣它，逐漸讓自己變得很自在。就像製作一張3D圖畫一樣，學校的空間並非無限廣闊，裡頭的個體也不是隨機釋放的物件，個體間有聚散離合，也有各自的好惡，只要你能掌握並熟悉其中的每一條道路和階梯，你就可以在不與人碰面的情況下安然抵達教室。

出席率是學分裡一個非常重要的因素。其實大多數學生很少會有缺席的情況，課程計畫表上也都會清楚寫著出席所占的分數比重，這項占據百分之十到四十的分數差異，會影響到每個人的成績，對經常缺席的患者更是影響甚鉅。我的意思並不是要大家為了爭取好成績而拚命出席上課，雖然我們經常因無法控制自己而導致出席狀況不盡如人意，但在身心健全的人眼裡看來，我們只是因為偷懶或嫌麻煩而不來上課，因此我們必須改善這個狀況才行。

請務必在學期開始的第一週向學校申請與教授面談，趁這個機會告訴教授「我有精神疾病」、「可能無法達到出席成績的標準」等，說明在某種情況下可能會發生的問題（在報告過程中出現恐慌症、無法到校上課），並與教授協商有無其他應對之策，例如教授可能會提議用繳交作業來取代等，那麼你就可以依照教授的指示來執行。在我們學校有一個患有自閉症的學生，每當他想要進教室的時候，如果教室的門是關著的，他就無法進入教室（雖然出現這種行為可能有很多原因，但只要門是關著的他就無法進入，這種想法已經在他的思考模式中根深柢固），也就無法出席該堂課。

聽說這位教授對學生缺席的事感到很奇怪，後來透過諮詢得知真相後，為了讓那位學生順利進入教室上課，從下一堂課開始就再也沒把教室的門關上。

事實上，很多老師都不知道該如何去對待生病的學生，有的老師認為精神疾病只是「裝病」，也有的老師會指責學生為何會連出席這點小事都做不到。這些都是因為他人不了解疾病的症狀而導致的問題。關於病症的事，若是直言不諱地說「我無法從睡夢中醒來」、「我被困在鏡子裡出不去」或是「我好想死」，其他人恐怕還是難以理解。但那些有年紀的教授們，大部分都至少曾有過一次痛苦的經歷，或是身邊有人曾經生過病（例如曾與罹患癌症的親友們相處過），因此他們多少能夠理解你的狀況。疾病的特發性或突發性，亦即突然患病會如何毀掉一個人的人生，以及為對抗病魔必須付出多少努力等，這些都是值得大家深入探討的問題。當然，你在和教授討論時，很難像是在跟自己的心理諮商師說話一樣。與教授的諮商並不是為了得到理解和共鳴，而是為了用鄭重的態度傳達自己身為患者的特殊情況，以期尋求對方的諒解。切記謹言慎行，事先想好自己要說的話，再找教授進行諮商。希望大家能將以下兩點當成討論的重點：

❶ 如實描述自己有病的事實，以及如何制定治療計畫。

❷ 最好將最擔心的部分（出席，小組討論等）坦誠以告，並討論是否可以用其他作業來取代。

另外，如果狀態突然變差導致無法上學，千萬不要以斷絕聯繫的方式突然消失。如果真的難以啟齒，建議可以寄電子郵件給任課教授，說明自己因為什麼緣故需要辦理休學。雖然當時看來你可能會認為這是件非常羞恥且令人感到絕望的事，但就教授的立場來看，比起沒有任何解釋就逃跑的學生，他們會對即使只有三言兩語、但是對自己坦誠以對的學生留下更好的印象，以後見面時多給予關照的機率也會比較高。

在與教授面談之前，請務必事先發送郵件，約好面談時間。就像你在和精神科醫師見面前會先想好要說什麼，同樣地，跟教授面談前也要先做好準備。有些教授會主動找缺席率高或無法按時繳交作業的學生約談，希望大家在收到這樣的約談通知時不要感到太害怕，更不要落荒而逃，請務必前往赴約。因為通常這樣的教授都是願意去關心學生狀況的人，先別急著恐懼，試著好好與教授聊一聊。

有精神疾病的人最常犯的錯誤就是追求「完美」。無論任何事情，他們往往期望自己能做到完美無缺，或不知不覺地要求自己要做得更好。為迎接新學期的到來，我們會先購買各種精裝筆記本和文具用品，甚至準備 iPad 和智慧型觸控筆等，就算花大錢也在所不惜。我們也會有計畫地制定時間表，不是以小時為單位，而是以分鐘為單位來安排時間。我們的字典裡沒有「勉強」一詞，沒有人會認為這是一件辛苦的事情。只是我們的體內分別存在著一個認為可以確實執行的自己，與一個因為完全無法執行而顯得無能的自己。若是能好好執行以分鐘為單位的計畫，就可以輕鬆度過一天，但隱藏在各角落的變數，會讓計畫像沙堡一樣在轉眼間崩塌。這些患者在看到自己制定的計畫崩塌後，他們也會跟著倒下，難以重新振作。只要計畫中的某一項出現一點偏差，他們就認為所有計畫都已結束，彷彿自己的人生已無藥可救，所以不是選擇自殺，就是打算永遠消失在人們面前，進而切斷所有聯繫。為了讓我們跳脫這個困境，順利進入下一個階段，我認為應該要腳踏實地一步一步往前邁進。但在這世界上，若是想前往下個目的地，有時需要向上跳躍，或踩著墊腳石才能前進。對飽受精神病折磨的這些人而言，若不是實實在在的石橋，他們絕不會從上面走過去。一個微乎其微的小問題也會被他們解讀為危險或不祥的徵兆，然後立刻舉雙手投降，並陷入類似「我就是如此無能的人，不如死掉算了」的極端思維。他們很容易放棄，一有不對勁就會逃跑，或者乾脆躲起來。

即使不是完美主義者，也會以詮釋寫得不夠完整為由，而無法將已寫好的作業交出去；或是以出勤分數已經岌岌可危為由，乾脆整個學期都不再去上學等。如果患者無法達到自己設定的要求，他們就會放棄一切、躲藏起來。這裡的問題在於，他們認為自己「不夠完美，並沒有達到我的標準，根本沒有讓別人看的價值」，這樣的想法實在過於悲壯。但在患有精神病的情況下，唯有遠離悲壯才能存活。不允許自己出現任何誤差的人，很難生存在這世界上，他們很容易把自己逼到絕境。

我偶爾也會遇到在學校裡沒有任何朋友的病患，但在上學時還是需要與他人共享最基本的資訊（例如突然停課或考試時間變更），就算是不知道自己患病的人也沒關係，至少要有幾個互相認得對方的朋友。對這類人來說，他們從很久以前就已過著被孤立的學校生活，但他們最該警惕的並不是人類的無聊和無趣，而是早已習慣被社會孤立的的自己。下列所描述的幾種狀況真的都是很大的錯覺，尤其對我來說特別嚴重。像是在課堂上一邊打瞌睡，一邊寫下「今天的筆記交給明天的我來寫……」，我堅信只要出現躁症的話，就能夠戲劇性地解決目前紛至沓來的所有作業。又或者原先以為現在的自己是「狀態良好的我」，實際上已處於瘋狂的狀態。在這種狀態下完成的作業，可以說完整表現出精神症的支離破碎，儘管如此，我依然認為它幾乎是「曠世巨作！」結果到了下一堂課，我在大家的面前慘遭批評。

又比如，在憂鬱症好轉的情況下，本來已可以好好閱讀長篇文字，也可以寫出流暢的文章，但後來憂鬱症再度發作，變得什麼都做不了。雖然我很喜歡憂鬱症本身帶來的洞察力，但卻對執行力為零這點感到不滿。另外，若不安或焦慮的情況太嚴重，也會導致寫作時完全無法下筆。而在躁症狀態下，心情會變得很好，不但可以輕易讀懂原作，還可以予以富有新意的解釋或分析，所以我一直在等待躁症的來臨。這樣的心態會促進病患與疾病的勾結，讓患者成為依賴疾病的人。成為依賴疾病的人之後，很容易進一步成為熱愛疾病的人，最後變成深愛疾病的戀人，與疾病攜手同心走向疾病的國度。

在高度自由的大學生活中，患者自然會想憑藉疾病的力量去嘗試各種事物。但如果你只做讓自己心情愉快的、看起來有趣的、好玩的還有想做的事，不久你就會明白，經歷那麼多事情之後，逐漸成長茁壯的並不是自己，而是疾病。

病症的特點之一就是不讓自己休息，即使休息，也會因休息這件事產生愧疚感和羞恥感，而這就是病症的證據。飽受精神病折磨的人往往有把自己逼入絕境的傾向，苛求自己時，他們就變得像心理變態一樣麻木不仁。要知道，適當的休息和睡眠對人類來說是不可或缺的。只是，患者如果心情好、正處於勢頭上或好事接連不斷發生時，他們總是欣然投身其中，絕不會為了其他任務或業務而保有餘力，只為達成眼前目標拚盡全力。在學期開始前，患者們必須先分析一下「不需要太努力也能完成的事」以及「需要付出很多心力才能完成的事」，做好適當分配。如果你是無法讓自己休息的人，那在學期一開始就致力於完成作業和報告，可能是更好的選擇。因為到了學期後半部，你的體力和精神都會下降，此時一旦出現問題、失敗或矛盾，很多患者都會鬱鬱寡歡，再也無法發揮自己的能力，也無法如期完成學校指定的作業。若是以第一學期[29]來看，那麼在六月時通常需要繳交各種期末作業、考試和報告，因此最好在這之前就先把能做的部分完成。如果是第二學期，這狀況則會出現在十二月。

對於有精神病的人來說，公共場所是一個讓他們感到窒息的地方。由於患有嚴重的恐慌症，所以從家裡到學校的過程，例如乘坐大眾交通工具，或經過車水馬龍的街道，都會讓他們承受很大的

29 韓國大學的兩學期制，第一學期約為三月至六月，第二學期約為九月至十二月，具體時間仍會視各校規定與選課狀況而有不同。

壓力。若是校園裡的某些地方曾發生過不愉快的事件，例如病情發作或報告時暈倒的教室、與人們發生爭執的場所或是有過性暴力的空間等，只要他們再次經過，甚至只是到了附近，都會讓他們十分痛苦。我曾在報告時因恐慌發作而從學校被送往急診室，那裡（教室和該棟建築物）就成了我心理創傷的場所，即使日後復學，也無法再去那間教室聽課。就像我的情況一樣，即使自己並不想要這樣，但是患者能活動的範圍卻變得愈來愈狹隘，不僅出門意願愈來愈低，也會選擇盡量避免與他人見面。就像大象在瀕臨死亡前會去找一處隱祕的地方躲起來，患者也會慢慢地將自己與外界隔離開來。

面對曾有過心理創傷的場所時，你可以採取這樣的方法，在那棟建築物、那間教室以及其他類似的「地方」，建立一個讓自己有安全感的小空間。若以教室為例，你可以每次都坐在相同的座位，把自己喜歡的書寫工具和筆記本等物品放在桌上。坐在位置上看著外頭熟悉的景色，也是個不錯的選擇。至於建築物或街道也是採取同樣的方式，對這些經常往返的地方感到安心是件非常重要的事。就像這樣，用相同的模式打造出你習慣的動線。等到習以為常後，最好也盡量在相同時段行動，如此一來更有相得益彰之效。對外面世界感到恐懼的人，可以先從習慣自己的房子、自己的房間以及自己的床鋪開始。熟悉自己的床鋪可以給病患帶來充分休息、睡眠和休閒時光，因此你可以先從小地方開始著手。患有恐慌症的人並非只在感到不安全的情況下才會發作，而是在每天都會經過的街道、待在習以為常的地方以及使用熟悉的設施時，突然覺得自己快要窒息、喘不過氣似的，內心驚慌失措，變得動彈不得，哪裡也去不了。恐慌並不是只要有安全感就能預防的，若恐慌症嚴重的話，請務必隨身攜帶常備藥品，在乘坐大眾交通工具時一定要坐著（可以利用博愛座），也可以使用能阻斷感覺的隔音工具（抗噪耳機）或是可以遮擋光線和眼睛的帽子等，這些都會對患者帶來很大幫助。但基本上，恐慌症主要發生於壓力狀態下，如果想從根本上獲得解決，最終還是要勇於面對自己所遭遇的問題。

精神病使人疲憊不堪的症狀之一，就是難以開始行動。它會讓人難以起床、難以上學、難以如期赴約、難以按時完成作業，以及難以準時完成工作。如果說我們可以預見患者將來的成績單上不是 C 就是 C^{+}，這句話可一點也不為過。不過我還是斗膽在此給大家一個建議，如果能達到畢業門檻，希望你能盡量取得畢業證書。對病患而言，比開始更困難的，正是有一個好的結束。

無論用什麼方式度過大學時期，你都可以在專屬於大學生的安穩身分中繼續你的生活和學業，但告別學校之後，就必須用社會新鮮人的身分邁向新的階段。就算實際上並不是什麼宏圖偉業，不過就畢業所賦予的意義來看，等於向你人生旅程中的某個階段告別，並為它劃上一個圓滿的句號。身為一個有精神病的人，完成大學教育正是你克服無數困難的證明，該替自己大聲喝采才對。如果你在大學時期發現自己患有精神病，建議你要想辦法盡快取得畢業資格。病情發作初期，患者往往會認為「從現在開始我只要去聽寒暑假的短期課程就好，這樣我就可以一邊打工存錢，一邊到醫院接受治療。等下個學期再恢復正常課程，到時病情應該也有所好轉，可以恢復以往的生活。」然後不斷地用「只要病情好轉，一切就會恢復正常」來安慰自己。如果你有以上想法，這是一件非常危險的事，而且絕對不可能實現。

我看過很多這樣的例子，他們不是為了能夠獲得更好的成績而與其他人競爭，就是假裝自己的能力仍與發病前一樣，會為了達到他們理想中的標準而展現出完美主義或強迫症的一面。如果有一兩項作業或報告搞砸了，他們就很容易因打擊太大而反覆向學校申請休學，不然就是認為自己沒有取得理想成績而導致病情逐漸惡化。也有很多人到了這時就會去打聽別的大學，試圖以轉學來解決問題。然而一旦中斷學業、離開大學，今後要面臨的是更加艱難的道路。為了得到「想要的東西」千方百計地四處奔波，最終還是選擇回到大學念書，過沒多久又因上述情況再度離開，陷入無止盡的惡性循環，這樣的例子還真不在少數。也許一般人會覺得「畢業有什麼大不了的」，但對精神病患者來說，畢業可是一件大事。一旦畢業之後，我們就再也不能回到大學這個令人感到有歸屬感的地方，必須做好背水一戰的心理準備。對於那些具逃避性和防禦性的病人而言，畢業也等於是一種相當具攻擊性的武器。

◊ ♦ ◊

在患有精神疾病的情況下，想好好度過學校生活已很困難，而想準備就業，更是難上加難的事。

本來應該以沒有歸屬的狀態準備就業，但患者若處於沒有歸屬的流動狀態，再加上精神病本身的影響，就會產生非常負面的協同效應。許多患病的待業青年很容易陷入酒精成癮和藥物誤用或濫用，或是斷絕與他人的聯繫，讓自己變得孤立無援。因此，如果可以的話，請盡量不要在無歸屬的狀態下進入求職階段，建議最好能在畢業前找到一份工作。

患有精神病的人往往認為就業對自己而言是一種「妄想」，但如果要求不要太高，只是想找一份普普通通的差事，其實沒有那麼困難。問題在於患者本身認為「（我）不可能對這個社會產生作用」或者「這社會上不可能會有想要錄取我的公司」，他們必須戰勝這種茫然的恐懼感。而他們很容易就鑽牛角尖，打從心裡認定自己再也沒有任何機會。不過還請試想，職業二字是由「職」與「業」所組成的，「職」代表付出勞力賺取金錢的工作，而「業」則是用一生去揹負的事情。以這個角度來看，如果你的疾病是你的「業」，那麼當然要與屬於僱傭勞動的「職」兩者同時並存，才能達到均衡。因此，你在找工作時沒必要過於在意良心問題，也不需要深思熟慮後才做出選擇。也就是說，就算是不怎麼樣的工作，只要能順利就職足矣。你不必去在意求職帶來的恐懼感，也不要去找任何的理由或藉口，唯有這樣你才能順利踏上你的求職之路。

成為上班族後，你將迎來海嘯般前所未見的巨大壓力。以下是我在職場中一邊向大家隱瞞精神病一邊工作時所獲得的經驗，以及被公司裁掉後才恍然大悟的事。

第一個月是適應期：不管你的公司位於何處，你都必須為自己開闢一條新的路徑，調整起床和就寢的時間，掌握什麼時段來往的人最多，以及你所搭乘的交通工具何時最容易有空位等。當公司分配位置給你後，你可以適當裝飾一下你的辦公桌，但不建議你花大錢買各種各樣的東西來擺放。我個人認為，在第一個月裡只需要做好兩件事，第一是早點出門上班，第二則是跟同事們打招呼。不論是初次就業，或事隔多時才重新找到工作，在患病之中對自己成為社會一分子而感到興奮的你，可能會在工作一兩天後就覺得自己已掌握了這家公司所有內部政治、人物性格及社會地位等。雖然這可能也的確是事實，但處於這種興奮狀態下，你可能出現以下舉動，例如試圖去控制公司的員工、扮演另外一個角色，或是用內心裡的另一個自我代替你去上班等，這才是最大的問題。就算腦海裡的進度已超前許多，但這並不是現在的你所需要的，在所謂的職場裡，你必須放慢自己的速度，就像一隻壽命長達三百年的烏龜一樣慢慢地適應即可，千萬不要操之過急，這點請你務必銘記在心。

請不要搬家：找到工作之後，勸你搬到公司附近住的建言，會開始從四面八方湧向你，甚至就連自己也開始擔心，如果住得離公司近一點，就可以節省上下班時間，這樣是不是對自己更好呢？但是對於居住的問題，身為精神病患的我們應該謹慎以對。如果你已經開始上班一個星期才決定搬家，之後你可能會很後悔，因為搬家沒有那麼容易，最好至少提前三到六個月的時間來做準備。搬家這件事本身就不是一件令人愉快的事，從保證金、月租、房仲、房東、合約、入戶申報、申請天然氣管線、打包行李、整理行李到適應新家等等，這些都是需要投入大量精力的事。就算搬進很好的房子，或是整個搬家的過程非常順利，你也無法完全擺脫壓力。另外，也是有這樣的例子，某位患者在公司附近租了房子，後來在公司出現了心理創傷，之後就很難在這附近一帶走動，甚至連外出都不願意。

一位比我年長的前輩曾告訴我：「我爸爸跟我說過，不管是學校還是公司，在通勤時間二十分鐘左右的位置找房子，是最合適的。」因為他父親認為，在這二十分鐘的時間裡你可以沉思，也可以欣賞外面的景色，偶爾還可以用步行（徒步約一個小時）來取代交通工具，至少要保有一段能夠整理思緒的距離，你才能夠將外界事務與個人生活區分開來。

患有精神疾病的人要小心不要有過於頻繁的變化。就業本身就已經是一種巨大的變化了，所以其他部分（空間、行動模式）要刻意保持安定，最好不要再出現任何變動，這樣對我們的病情才會有正面的助力。萬一真的非搬家不可，和離職一起匆促地處理反而能有效紓解壓力。另外，從搬家、整理行李到重新布置一個具安全感的房間等過程中，請盡量在最短時間內投入最大限度的資源，集中精神一次完成。

花錢投資好的寢具：上班族最需要的是睡眠，患有精神病的人最需要的，則是優質的睡眠。對於處在兩個交集中的我們來說，寢具是非常重要的東西。不要只是買張床墊放在地上，你應該要好好存錢買一組床架；不要隨便拿件花朵圖案的棉被來蓋，而是去挑選一組你喜歡的寢具。因為這些會影響你的睡眠，而且它們還有幫助你「產生睡意」的效果。但我不是要你從一開始就花一百萬韓元購齊所有物品，只要一點一滴地改變就可以了。如果資金不足，可以先換枕頭，有錢之後再買枕頭套。在床上度過的睡眠和休息時間會給第二天的你帶來能量，舒適的睡眠會使病情變得難以猖獗。對於多夢、經常做惡夢、不寧腿症候群或患有睡眠呼吸中止症的人來說，更是需要一組適合自己的優質寢具。身處一個新環境時，與其前往附近的美食餐廳吃東西，還不如盡快打造一個可以睡得舒服的床鋪、讓人感到安心的空間以及溫馨的房子，這才是我們的首要之務。

摒棄工作與休閒生活並重的想法：你必須先認知一點，在剛入職的一年內，想要將職場生活與個人休閒生活兩者並行是非常困難的。因為一開始你必須投入大量時間在工作上，無論工作多麼令人厭煩，你還是得把自己的時間奉獻給公司。另外，由於有病的人通常有疏於照顧自己的傾向，所以他們認為既然都得特地花時間照顧自己了，那麼不如也順便從事休閒活動好了（如購物，去咖啡館等）。可是，休閒活動雖會讓你感到快樂和滿足，但這份滿足無法替你補充體力，反而讓你連週末也無法好好休息。週一來臨之際，或許你已經把全身的力量都消耗完了。所以至少在前三個月的時間裡，平時除了工作外，其他時間只能用在給自己好好做頓飯、讓自己睡個好覺上面。即便你可能覺得這樣的安排太委屈自己，去咖啡館寫寫文章、在街道上或百貨商店逛街購物等，似乎做這些事情才會讓你的人生更有意義。但說真的，若是你在剛踏入職場就這樣消耗時間，最後一定會因為疲勞和體力下降而節節敗退。

即使花錢也要兼顧家事：只要在職場和家之間來回往返，家裡一定會變得愈來愈髒亂。物品的數量急速上升，逐漸走向難以收拾的境地。但我們也很清楚，自己沒有完成家務的時間和餘力，在這種情況下，請一定要找清潔公司的人上門幫忙。在公司帶著烏煙瘴氣的心情回到家，如果看到家裡髒亂不堪，我想任誰都會一肚子火。就好像奧斯威辛集中營裡放棄洗漱的人，因失去生活目標，所以很容易失去生存的意志，我們的房間也同樣代表了我們的心態。在乾淨整潔的環境中休息，與在像戰場般一片狼藉的垃圾堆中休息，有著天壤之別。如果你的房間裡到處都是吃外賣剩下的垃圾，蒼蠅四處嗡嗡飛舞，洗手間裡連衛生紙都沒有，想在這種環境下好好休息，為了明天充電，簡直難如登天。

愈早出門上班愈好：在職場生活的初期，建議你最好能比預定時間提早三十分鐘出門。這樣做的目的並不是為了展現給公司看，而是因為只要提早三十分鐘出門，你所搭乘的交通工具就不會那麼擁擠，這對你的精神狀態有所幫助，心態上也比較從容不迫。病患們一般認為自己投入在公司的時間和努力有多少，就應該要得到相同的回報，但若以這種條件為前提，對我們來說是件很不利的事，因為這其實並不合理，對於才剛進公司幾個月就表現出這種態度的新人，公司自然會用挑剔的眼光來看待他們，上面的人若是不滿隨時可以裁員，再選拔新的人員來取代，所以請千萬不要認為只要自己付出努力就一定可以得到即時的回饋。

工作不要表現得過於出色：在工作初期最好不要將你的能力一次全部展現出來。一開始你只要早點到公司，好好地向大家打招呼，這樣就可以得到不錯的評價。如果你擔心自己被炒魷魚，所以將經營社群網站、出版書籍以及善於設計等經驗透露給公司知道，那麼超過你業務範圍的工作就會紛紛落到你頭上。如此一來，公司或許會把原本該委託給外部業者的工作全部丟給你也不一定。無論你在其他方面的能力多麼出眾，公司之所以錄取你一定有其目的。如果你忽略了自己本分內的工作，而去插手其他事情，公司也會懷疑你是否有能力勝任工作。所以在工作時千萬不要以百分之百或一百二當目標，設定在百分之七十至八十左右是最恰當的範圍。你可以把依照這個目標完成的成果呈交給上司過目，再請上司協助修正不足的百分之二十至三十，以這種方式「一步一步」地往前邁進。

以學校、醫院和軍隊的方式來應對：患有精神病的人在就業後，經常會對如何適應公司生活這件事感到手足無措。首先你可以採取學校的方式，就像學校會規定上下課的時間，而我們會配合上學的時間準備到校一樣，你也要同樣重視公司所制定的上班時間。第二種是醫院的方式，病患在就醫時無論發生任何事情，醫院都會逐一確認和報告，即便轉診也會將你的資料全數移交。請以這樣的方式來處理業務，也別忘了向上司進行匯報。最後是軍隊的方式，這是一種精神病患者不想讓外界知道自己有病時可以使用的方法。說話的語氣要嚴肅，尤其是在報告的時候，更要用「莊重」來取代「輕佻」的態度。上班穿的衣服最好也像軍服（制服）一樣，你可以準備幾套正式服裝固定換穿。交辦工作給你的時候要確認清楚，將業務處理好後要向上司報告，接著處理需修改的部分等，按照自己的本分做好分內之事。

做好時間分配的重要性：最後一點，時間的分配對精神病患來說是至關重要的。公司工作愈是辛苦，患者就愈可能將個人時間拿來處理公司的事。這種「自己的」東西被搶走的感覺會加速病情惡化，讓病患怒不可遏。但如果是不得已的情況，建議你可以依照下面的順序來安排。第一是利用午餐時間，接下來是提早起床，然後把早起的時間拿來工作，再則是加班，最後是利用週末的時間來處理工作。但如果週末加班的次數過於頻繁（即使平日已利用額外時間，仍無法如期完成工作的話），你也可以重新考慮一下是否要繼續做這份工作。

精神病患們不容易相信自己。雖然我們也會試圖客觀評價自己的行為及其結果，卻經常掉入認知錯誤的陷阱，進而得出負面的結論。不僅如此，不管是擅長或不擅長的項目，或是自己的失敗和成功，就我們的感覺而言，兩者之間的差異就只有一張薄薄的白紙，於是更是加重了我們的混亂程度。

也是有因為受到病症影響而失敗的例子。雖然大家可能會認為，這些狀況都是可以經由控制或調整而解決的。但如果連續幾天都沒睡好，在狀態很差的狀況下出門，怎麼可能不一邊工作一邊打瞌睡？若是早晨搭地鐵時剛好恐慌症發作，上班又怎麼可能不遲到？如果可以，我們也不想這樣，但實際上並不像大家所說的那麼容易。「這些都只是細微不過的失誤，只要稍加注意就不會發生。」雖然我們可以把話說得很簡單，但實際上做起來並沒有那麼容易。在患病的情況下，你以不發作的狀態為前提來設立目標，並要求自己非達到不可的話，那麼最後必然自食惡果。

在患病的狀況下想「完美地」完成學業和工作是種奢望，雖然我們總是太理所當然地賦予自己這樣的任務。我們告訴自己：「我一定可以做到。」「我之所以失敗，只是因為某個微不足道的原因。」當我們面臨失敗時，心裡第一個念頭是：「等到狀態比較好的時候，我一定要再挑戰一次，到時肯定可以一舉成功。」我們替自己辯解，告訴自己其實狀態並不差，然後再度挑戰過去未能成功的事。

我們想超越眼前的不可能任務，想重新回到「巔峰時期」並再度挑戰。但如果挑戰再次失敗，病患會開始貶低自己，指責自己為何又錯失良機，還會斥罵自己根本沒有活下去的資格，這樣的態度真的能對我們產生幫助嗎？

患有精神病的人對於困難程度很難做出客觀判斷，他們會說：「我覺得自己沒問題。」也有患者會在他人面前（特別是給予自己機會的家人和朋友們）極力宣稱自己：「真的表現得不錯。」但身為精神病患，我們比任何人都清楚，維持自己的職場生活是一件多麼累的事。其他精神病患也是一樣，我們努力地找一份工作，好不容易通過各種面試，終於開始正式上班，卻在工作過程中四處碰壁，即便如此，我們仍會拚命堅持著，這些我們都很清楚。我們揹負著無法對外公開的精神病，即使因為疾病遭受羞辱，也只能責怪自己：「一切都是我的錯。」所以請別問我們：「你沒事吧？」我們不可能沒事，踏入這片領域的人都不可能安然無恙。工作中的辛苦是誰也幫不上忙的，只有我自己能夠幫助自己，因為這是我和我的病必須一起開拓的道路。

16 藥物的理解・進階篇

「我已經吃藥吃到很膩了，不管吃什麼藥都沒辦法讓我的狀態好轉。和醫師的諮商總是沒幾分鐘就結束，不知道到底還要說些什麼，才能讓人們了解我。藥物對我一點效果也沒有。」

我們會埋怨藥物，埋怨開藥給我們的醫師，甚至埋怨需要吃藥的自己。耳熟能詳的藥物使我們感到不安，完全沒效果的藥又只會給我們帶來一種無力感。我們抱怨藥的副作用，但藥卻對我們的怨恨一無所知，它們只是幾種化學物質的組合物而已。服用那些藥物的人是我自己，就算藥袋就放在我的枕邊，它也不會自己跑進我的嘴裡。每天早上一起床，我們通常一邊揉著眼睛，一邊把早上該吃的藥物全吞下肚。但對於睡眠模式已遭破壞的人來說，每次剩下最多的就是早上的藥。就連他們自己也覺得可笑，所以經常把剩一堆的早上藥物拍照上傳到社群網站上。但就一般而言，依靠藥物治療的我們，仍會努力克服怨恨和無力感，按部就班地好好服藥。

在厭倦藥物之前，有件事請你務必嘗試看看，那就是對這些讓你厭煩至極的藥物做一些探索。

在本章節中將介紹關於藥物方面，有哪些是我們能做的事。

關於藥物的一切，你可以有更多的認識，久而久之一定可以找到最適合你的藥物。而且關於你所服用的這些藥物，你可能有很多事情想與醫師分享，當醫師說「我會開某某藥物給你」的時候，你可能會提出要求：「等等，我之前吃那種藥時有很大的副作用，請開別的藥給我吧。」如此一來我們能得到兩項好處，第一，藉由減少嘗試錯誤，大大縮短整個治療過程的時間。第二，與醫師的醫病關係將變得更加牢固，進而提高我們對治療的信心。

認識藥物的第一步，請從熟悉自己所服用藥物的化學名與商品名開始。

舉例來說，Alprazolam（阿普唑侖，化學名）這藥物最有名的商品名就是 Xanax（贊安諾），另外還有 Zanapam、Xyren、Alpram 以及○○ Alprazolam Tab 等多種商品名。我們不需要把這些名稱都背下來。這其中也有類似背英語單字時一樣的訣竅，如果其中最有名的是「Xanax」，那剩下的大部分商品名也會取與其相似的名字。Fluoxetine（氟西汀，化學名）則以 Prozac（百憂解）這個商品名最廣為人知。另外還有 Proctin、Foxetin 等衍生出來的商品名，以及○○ Fluoxetine 等在化學名前冠上公司名稱的方式。同樣地，Lorazepam（蘿拉西泮）最有名的商品名是 Ativan（安定文），另外也有源自於化學名的 Loravan。就像這樣，雖然精神科的藥物數不勝數，但你只要認識常用的幾項藥物即可。你可以從網路上進行搜索，其實光是從藥物的外形就可以輕易地查出它的名字。這些都會成為我們認識藥物的基本知識，知道藥物的化學名對我們來說會更有幫助，為了有助於我們完成這項工作，這裡推薦一本必備的工具書，正是《精神藥物治療指南》（金熙淑、李慧景、朴妍熙著，情談出版社，二〇一二）[30]。

這本書本來是以護理師為對象而寫的，書中以藥品上市的年度為基準，介紹了目前市場上流通藥劑的化學名與多種商品名，並附有照片，雖是黑白照片，不過聊勝於無。之所以存在如此多樣的商品名，是因為只要過了該藥物可以獨家銷售的專利期後，其他藥廠也可以生產成分相同的「學名藥」，最先取得專利的一般稱之為「原廠藥」，不過兩者的品質療效並沒有太大差異。當然，每個人都可能存在安慰劑效應。就我個人的例子來看，當我吃某個特定的原廠藥時，不知為何，總會比吃學名藥來得更有療效，就連藥劑的顏色看起來好像也更漂亮，總之吃了原廠藥後，就會覺得心情變好（以上純屬個人意見）。雖然並不是什麼大不了的事，但對藥物有所認識之後再吃，與莫名奇妙被逼著吃下肚，在心情上還是有差。

透過上述過程，你大概就能知道處方上用的是什麼藥。原來這個是氟西汀，這個是喹硫平，還有這個是普萘洛爾。如果藉由這種方式了解自己所服用的藥物種類，那麼你就可以推測出醫師開立這些藥物的理由。如果真的不明白開立該處方的原因，你也可以主動詢問醫師，讓治療過程增添更多的互動。有些醫師認為如果患者過於了解病名或藥物，對於治療就會變得固執己見，因此不會主動提供相關資訊。不過如果醫師帶有這樣的想法，那麼病人可能更容易因為得不到資訊而變得敏感，他們會想盡辦法從各種管道搜索自己的病名、症狀以及藥物等資訊。

那麼現在讓我們準備進入藥物治療的世界，最快速的學習方法就是從各種書籍裡尋找你想要的知識，如果你罹患的是憂鬱症，你可以參考《憂鬱症》（朴元永、閔景俊著，Sigma Press，二〇一八）；若是躁鬱症的話，那麼可查閱《躁鬱症》（朴元永、全德仁著，Sigma Press，二〇一九）；其他資訊可以翻看《變態心理學》（Ronald J. Comer 著，吳京子譯，Sigma Press，二〇一七）[31]，另外還有綜合各種資訊的《臨床神經精神藥物學》（朴源明、金燦亨著，Sigma Press，二〇一九）等書籍。就讓我以躁鬱症為例，躁鬱症的處方以情緒穩定劑為基礎，主要使用的三大藥物為鋰鹽、丙戊酸（Valproate）以及拉莫三嗪（Lamotrigine）。鋰鹽被用來當作躁鬱症的治療藥劑，少說已五六十年，它是預防躁鬱症發作效果最顯著的藥物，同時也具有優異的抗躁症效果，是一種廣泛應用於精神科治療的藥劑。丙戊酸鈉對急性躁症發作與混合發作有成效。卡馬西平（Carbamazepine）以前常用來治療躁症、急性期躁症以及混合發作，但最近似乎比較少看見它的蹤跡。取而代之的是占據情緒穩定劑第三名的拉莫三嗪，主要應用於雙相情緒障礙的鬱症與第二型躁鬱症的治療，上述內容都可以從書籍中獲得相關知識。一般的躁鬱症主要會使用這三種情緒穩定劑的其中一種，但也有同時使用兩種或三種的情況。如果你是躁鬱症患者，除了情緒穩定劑

---

30 本書所介紹之韓文醫學專業書籍，臺灣目前均無譯本，如想進一步了解相關藥物資訊，或可參考《精神藥物手冊（第三版）》（林式穀醫師著，合記書局，二〇一九）。

31 繁體中文版：《變態心理學（二版）》（林美吟譯，心理，二〇二二）。

之外，最好也了解一下躁症發作時使用的非典型抗精神病藥物（此時不常使用典型抗精神性藥物）有哪些種類。

我個人是屬於嚴重的躁症，需要快速控制症狀時會使用奧氮平（Olanzapine）[32]，它的抗躁症效果與其他藥劑相比非常迅速，幾乎所有症狀都能控制下來，但只要吃了兩週，體重就會增加十公斤左右，它存在著這個讓人無法忽視的副作用。喹硫平對我而言成效不彰，如果要發揮作用至少必須服用四百毫克以上，不過它有控制自殺意念或其他思考障礙的效果。若是想在最嚴重的躁症期間或是躁症發作中幫助自己入睡的話，必須要服用六百毫克的速效劑型才會有效果。阿立哌唑最近在很多醫院也備受關注，它可以讓我原有的生氣、煩躁以及暴力念頭全部消失殆盡，即使我已經坐立不安到想要逃離此地，或者靜坐不能（Akathisia）的症狀變得嚴重時，只要服用十五毫克的阿立哌唑就可以將這些全數壓制下來。

以上是我在服藥幾年之後，透過個人經驗所學到的事實。而這些事實是以包括書籍在內的資訊為基礎，再加上與醫師針對藥物進行諮商後所獲得的。

首先，就從檢查自己服用的藥物有何作用與副作用開始。你必須先了解它帶給你的作用與副作用，是藥物本身的常見作用與副作用，還是只出現在自己身上的特殊情況，這樣對自己的治療計畫才有所幫助。另外，如果出現特殊的副作用，也不一定是因為某一種藥，有可能是好幾種藥加起來的重疊效果。如果沒有基本的專業知識很難做出判斷，因此建議你一定要與醫師討論來做確認。

上面所提到的書籍中都可以找到憂鬱症、躁鬱症、思覺失調症以及精神症等各種精神疾病的症狀和其治療藥物，藥物的作用和副作用等也都有詳細說明，還包含非常基本的治療方針。憂鬱症的處方是抗憂鬱藥，躁症的處方是抗躁症藥，精神症的處方則是開立相應的藥物。在這些藥物的基礎上，如果出現不安、焦慮等症狀，或是伴有恐慌、睡眠障礙的時候，會再適時添加相應的神經系統鎮靜劑等，這是處方藥物最基本的形態。另外，在產生幻覺或出現思考障礙時，還會再使用其他藥物，抗精神藥物和非典型抗精神藥物就是應用於此的。關於這方面的圖書請參考《非典型抗精神病藥物的臨床》（金容植著，首爾大學出版文化院，二〇一四），本書對非典型抗精神病藥物有著非常詳細的說明。如果你有服用阿立哌唑、喹硫平或是奧氮平，你就可以通過閱讀相關書籍獲得正確可靠的專業資訊，我個人認為這本書的介紹非常詳細，而且可近性很高。當你在查閱那些關於藥物治療的書籍時，千萬不要因看到各項藥物可能導致的副作用，就盲目相信那些副作用都會發生在自己身上，這點請務必多加留意。

為了深入了解發生在自己身上的症狀，我們對藥物進行探索。但是無論如何我們都不能忘記，這只是一部分的事實而已。如果光是看書就能斷言自己出現的症狀是某種藥物的副作用，那就等於已經吃了二十年的阿斯匹靈後才要求醫師開立處方箋一樣。對於自己服用的藥物，你必須提出來與

---

32 常見商品名有金平（Zypine）、津普速（Zyprexa ）、金普薩與金菩薩等。

幫你制定治療計畫的醫師討論，擅自調整藥物劑量或是變更藥物種類是非常危險的行為。另外，以書籍或網路資訊做為基礎，任意制定一套屬於自己的治療計畫也是一大禁忌。如果你覺得醫師的處方不適合你，那你還不如換一家醫院，制定新的治療計畫，這樣反而對你更有好處。若是因為你認為不適合自己，就自作主張決定「換掉這個藥，另外一種再多吃一顆」，像這樣任意換藥是非常危險的舉動，也有可能是因為病症所導致。

既然如此，你可能會想，「那為什麼我們要去了解藥物呢？反正醫師會替我解決所有問題，不是嗎？」第一個理由是我們必須藉由了解藥物和病症，當我們面對各式各樣的症狀時，才會知道如何去解釋它。舉例來說，當我處於躁症的時候，即使腦海中出現了某個想法，但忽然間我又會立刻跳到下一個想法，而且這兩個想法間可能沒有任何關聯，甚至沒有任何邏輯性。現在我必須用好幾句話才能描述這個症狀，但如果我事先知道這個現象與罹患躁鬱症或精神症有關，而且已經被命名為「意念飛躍（Flight of Ideas）」的話，就可以更簡潔地傳達自己的症狀，並且進一步去調查相關資料，找出應對方法，也可以針對該症狀與生產力之間的關聯性等問題做更深入的研究。也就是說，我們不必再為了描述病症的狀態而苦惱，只要去思考它在什麼樣的狀態下容易發生，該用什麼樣的方式來應對和處理即可，這才是真正對我們有幫助的做法。

第二個理由是，當我們愈是了解藥物資訊，就會愈熟悉應對症狀的方法。對付嚴重的精神症要使用抗精神藥物或非典型抗精神藥物；在深夜出現衝動行為時，用普萘洛爾來控制會很有幫助；阿普唑侖在發揮藥效時，會有一種飄飄然的感覺。以上不僅是我自己摸索而來的資訊，也是醫師以自身臨床經驗為基礎分享予我的知識。對藥物作用機制愈是熟悉，就愈能掌握自身的病症。對於與過去處於隔絕狀態的精神病患者而言，這種做法就像《糖果屋》裡的漢賽爾與葛麗特沿路用麵包屑做記號一樣，它也可以成為衡量我們過去歷史的一種機制。由於我能在嚴重躁症出現前就預測它的到來，所以會先服用奧氮平來因應，比起記住躁症與各種意外發生的瞬間，其實更應該記住何時服用了奧氮平，以及再度戒掉奧氮平的時間。藥物可以在我們與病魔戰鬥的征途中成為一種標誌，我們也可以以它為基礎，架構一則屬於自己的精神病故事。

最後，關於藥物的知識可以幫助孤軍奮戰的我們，發揮一種類似於自助團體的作用。甚至我們只要根據醫院所開出藥物劑量和種類，大概就可以推測出自己現在的情況。雖然藥物可能永遠無法獲得令人滿意的效果，但至少它會一直站在我們這一邊，在疾病管理中占有一席之地，並忠誠地扮演它的角色。如果主要藥物從SSRI改為SNRI[33]或DNRI[34]，那麼當藥物發揮效力時，自己就會知道「原來這才是適合我的藥物」。如果知道藥物的作用機制，了解它是如何發揮效力的話，你就會明白哪個種類的藥物對自己有效，或是什麼樣的藥物在緩和病症時更有用處。如果憂鬱

---

33 血清素與正腎上腺素再攝取抑制劑（Serotonin-norepinephrine reuptake inhibitors，SNRIs）。

34 多巴胺與正腎上腺素再攝取抑制劑（dopamin-norepinephrine reuptake inhibitors，DNRIs）。

症發作，我們就能以此為依據，告訴醫師自己適合使用哪一種抗憂鬱藥。如果看不懂艱澀難懂的專業圖書和文獻，你也可以簡單地將重點節錄下來，例如當某種症狀（具體地描述，例如「緊張和不安」）出現時，吃了哪些藥（贊安諾，並追加利福全〔Rivotril〕），以及是否有控制下來（整體狀況還可以，但早上狀態不佳）。如果可以，最好記住自己服用藥物的形狀和特徵。這樣即使憂鬱症時期再次來臨，不安感逐漸上升，你也會感覺好像有人跟你一起並肩作戰，不再是孤身一人。

有些人是因為突發憂慮而短期服用藥物，之後就可以逐漸減少藥物的劑量，但也有人在未來十年左右都需要持續進行治療。以後者情況來看，如果能對平時的處方用藥、因副作用而中斷的藥、對不安或恐慌等特定症狀特別有療效的藥等等都掌握得宜，這就會成為管理疾病時的最佳戰略。當你預測自己快要發作時，可以把自己的預感告訴醫師，讓醫師能在事前調整藥物，這會對管理精神疾病產生莫大幫助。

如果想掌握這些經驗，需要經過數年對症狀的觀察與統計，並記錄當時服用的藥物種類和用量，這並非一蹴可幾的事。第一次因發病而吃藥的患者往往會感到很混亂。暫且不論哪一種藥對自己比較好，光是擔心自己為什麼會變成這樣、這是否算是一種病等等，對患者而言就已相當辛苦。在這種情況下，與其想盡辦法搜尋各種資訊，費盡心思向他人解釋自己的症狀，還不如先做好長期與精神疾病奮戰的心理準備，尋找能好好度過這段時間的方法。

即使被冠上同樣的診斷代碼，但每個人的症狀都不一樣，處方也會不同。因此就算藥物的臨床副作用症狀與自己的情況相符，可是當你告訴醫師：「這種藥有這樣的副作用，我也出現了同樣的副作用。」實際上並不會有太大的效果。還不如只說明自己身上出現什麼樣的副作用就好，不需要去做比較，因為臨床是臨床，發生在自己身上的又是另外一回事。

另外，走遍各家醫院的資深精神病患應該都很清楚，每家醫院都有自己的作風，風格可謂五花八門。有的醫院信奉安立復；有的醫院則愛用好度（Haldol）或Peridol[35]等罕見的藥物；有的醫院會依據病人的症狀隨時變更藥物；也有的醫院會用幾年的時間長期觀察病患，先了解患者的病情具何種傾向才會變更處方。有作風保守的醫院；也有輕而易舉就可以得到殘疾診斷的醫院；有基督教的醫院；也有對同志友善的醫院。如果你本身對藥物有足夠了解，你就會知道這位醫師喜歡開什麼藥，或不願意開什麼藥。若是你覺得他的開藥方式不適合自己，那麼你可以選擇到其他醫院就診，也可以直接向醫師提問。提問的方式可參考如下，例如：「上次去的那家醫院開了助眠的安立眠給我，但吃了之後沒有什麼效果，能不能開別的安眠藥給我呢？」或者是「氟西汀對我來說沒什麼作用，不過文拉法辛（Venlafaxine）倒是挺有用的，不如開速悅（Efexor，文拉法辛的商品名）給我，醫師覺得是否可行？」也就是說，並非以網路的藥物資訊或是書籍中的臨床結果做為依據，而是以自己服用藥物的經驗為基礎來提問，會是更好的選擇。

---

35 暫無臺灣譯名。與好度主成分均為氟哌啶醇（Haloperidol），多用於思覺失調症與妥瑞氏症。

另外，我們還要準備好與妨礙或干涉我們吃藥的人鬥爭。我想先在此聲明，這場鬥爭的目的並不是為了贏過對方，而且鬥爭本身對服用藥物的人而言是非常不利的，請務必先將這點列入考慮。以我個人為例，有次我將和精神病有關的陳年舊事（同時假裝發酒瘋）拿出來與父親爭論。我提高音量放聲大喊，其他家人都被嚇得躲在房間裡不敢出來，我說：「如果！不讓我！吃藥的話！我就要去偷東西……」我還記得當時父親的表情，臉上一點訝異之色都沒有。到了隔天，我只好說因為自己喝得太醉，什麼都想不起來，並且為自己大聲喊叫表示歉意。如果因為服用藥物的影響而與他人發生糾紛，最終只有自己受傷的可能性反而更大。

儘管要面臨他人的不諒解，我們還是要為了服藥進行鬥爭，因為我們無法孤立自己。我們知道不吃藥會有什麼樣的後果，但別人並不知道，或許其實他們根本也不想知道。為了面對不知何時會發生的爭吵、遇到對自己的信仰堅信不移的人、或是想解開某人誤會的時候，最好事先準備好幾種說詞。例如「我患有睡眠障礙，在這樣的狀態下堅持了八個月後，身體實在不堪負荷而住院了」、「我有恐慌症，經常會在地鐵或公車上暈倒」、「我有強烈的自殺意念和衝動，不過只要吃藥就可以稍微鎮定下來」，就像這樣，請盡量將關於自己的「事實」傳達給他人。即使解釋過後仍然帶著疑心，那麼直接帶他們去醫院看看也不失為一種好方法。不過也別對這個方法抱著太大期望，因為他們聽了醫師這種權威人士的話之後，雖然看似被說服，但只要走出醫院的大門，他們馬上又會忘得一乾二淨。

服用藥物的當事人就是我們，所以我們很容易把焦點放在與藥物相關的訊息上。但是對帶有偏見的人來說，再怎麼解釋藥物的作用機制或傳遞藥物資訊可能都是徒勞無功。不過還是請你先別放棄，我們的盟友並不是這些對我們有疑慮的人，而是支持我們的人。若是在特定場合裡表明自己正在服用藥物會對我們產生負面影響的話，那麼不需多說也無妨。你不必把它當成是一個謊言，也不必對說明真相感到有壓力。所有的事實都只要在你本人願意的時候、在你認為需要的時候，即便是在最後一刻才揭曉也沒關係，最重要的，是要學會「不責怪自己」的心態。

藥物並不是一種完美的存在。不管時代再怎麼進步，它都有其不足和缺陷，甚至還有副作用大於作用的可能性。儘管如此，我還是願意相信藥物，並不是因為它能控制一兩天或一兩週的病情，而是因為即便我遭遇疾病的割裂，而藥物的作用仍會持續，對我而言這是件很有趣的事。之前有一次我拿了處方箋去藥局領藥，聽到藥劑師們正在聊天，有人說：「四顆鋰鹽來了。」剛開始聽到的時候覺得簡直不可理喻，但之後每次想起都覺得很好笑。原來與其說我的真面目是個人類，還不如說我是四顆鋰鹽更為貼切，之後我開始偶爾會把藥物擬人化或視為自己的化身。特別是在憂鬱症發作的時候，因為必須分別服用情緒調節劑和抗憂鬱藥兩種藥物，才能讓我恢復最低生活功能，所以我經常會想，對我而言，藥物到底算是什麼？

它與我密不可分，雖然我不會盲目地信任它，但它仍跟我十分緊密。藥物讓在疾病中苦苦掙扎的我，偶爾能恢復一兩天的自由之身。雖並非全然相信，但比起其他人，藥物更是值得讓我信賴。

「你能發揮作用到什麼時候呢？」雖然它就像一顆定時炸彈，雖然似乎有無數種藥物供我選擇，但最終在轉了一大圈之後，我還是回到某幾種藥物身邊。對此我感到怨恨，覺得飽受挫折，最後變得麻木不仁，且對一切感到懷疑，因此決定要更深入認識它。就像在服飾店裡尋找一件適合自己的衣服一樣，即使試穿了好幾次，也照過鏡子反覆打量，但買回家後還是覺得不適合自己而棄之不理。可是，即使犯下錯誤或是希望落空，我們仍要繼續尋找和摸索，因為在不久的將來，它會成為另一個自己。

17 閉鎖見聞錄

住進封閉病房是件特別的事，也是件微不足道的事。它既不是要確認你病情的嚴重性，也不是要讓你知道自己跟外界有多麼脫節，更不是要讓你明白原來自己的人生已經結束。全國各地存在著各式各樣的封閉病房，有位於偏僻地區、沒沒無聞的精神科醫院，也有大家耳熟能詳的大型醫院。我在很久以前初次發病的時候，曾在一山[36]某家醫院住院治療，在那裡待了大約三個禮拜。因為當時資訊不發達，而且我在被送到急診室後，馬上就被轉送到那家醫院，所以連挑選醫院的餘地都沒有。當時的我也意識到自己需要住院，自然也沒去想如果當時候能夠選擇醫院，如果能稍微給我一點時間做好心理準備的話又會如何。反而是在後來的某一天，我的躁症變得非常嚴重，已經到了要闖下無法掩蓋的大禍、自殺意念也已無法抑制的時候，我才產生了「我應該去住院嗎」的想法。當

[36] 首爾西北方的衛星市鎮。

時我最需要的東西有兩項，一是資訊，一是費用。

會被送到封閉病房住院的人，大多是因為出現極端自殺事故、嚴重自殘或試圖自殺等行為，而被送到急診室的患者。急診醫學科的醫師會先聽取事情發生的經過，再請精神科醫師過來會診。這段時間院方會先幫病患注射安定文等鎮靜劑，讓病患在急診室的病床上等待，然後與精神科醫師面談。如果到精神科就診時病情就已經很嚴重，醫師認為有住院必要時，也可以直接安排患者住院接受治療。或者你也可以向平時看診的醫師反映，自己的病情已嚴重到影響日常生活，請他協助辦理住院手續或安排轉院。如果該院本身就有封閉病房而且尚有空床，那麼你也可以直接入住，否則請他們推薦其他相關醫院給你。在精神科主治醫師的推薦或建議下安排住院時，院方應盡量考慮患者的情況，積極聯繫患者或家屬。因為一般入住封閉病房的理由，包括有危害自己或他人的可能性、患者需要外在環境的變化以及需要控制病情的狀態等。

大多數封閉病房都有相似的特徵。他們會提供早餐、午餐及晚餐；財務金錢必須交給院方保管；如果需要私人物品（例如咖啡牛奶等）的話，必須填寫申請書；護理師會推著像餐車一樣的藥車進來分發藥物，看著患者服藥並要求病患張嘴確認是否吞下，而且大部分的病房都是不能關門的。醫院裡也會有簡單的運動設施，像桌球設備（桌球拍和球使用完後要交還護理師）和健身腳踏車、有與醫師進行檢查與面談的空間、使用電話卡的公共電話、淋浴室、可從外面打開的洗手間、公用冰箱、飲水機，以及惡名昭彰的鎮靜室（雖然醫院賦予的名稱和患者稱呼的名稱不同，不過通常被叫做囚室、監護室、監獄以及「那個房間」等）。

在選擇封閉病房時，請確認以下條件。第一，醫院的開放病房和封閉病房是分開設置的（住院時必須考慮要住在開放病房或封閉病房。但由於開放病房的等候時間通常較久，若是緊急住院的話，大部分都會選擇入住封閉病房）。第二，盡量不要距離市中心太遠。第三，院方不會信誓旦旦保證患者一定會痊癒。

是否能滿足這三個條件，對患者的治療成效會產生很大影響。我有個朋友因極度焦慮症在幾家地區醫院之間輾轉來回，關於這方面的事他根本連提都不想提。我在一山某醫院的封閉病房住院時，有位大叔每天都在病房裡蹦蹦跳跳，好像很開心的樣子。後來我才聽說他之前曾在一家可怕的醫院待過，不僅病房髒得可怕，對病患的態度也很差，嚴格禁止病患外出，有時還會動手打病人。雖然我無法走遍首爾地區、近郊或是全國各地的精神病醫院，也無法詳細了解內部的狀況，但如果符合上述三個條件，至少可以保證那家醫院不會有太大問題。特別是有幾家地區醫院打著要讓患者「痊癒」的招牌（甚至對於難以痊癒的邊緣型人格障礙患者也同樣照說不誤！）進而強制要求患者住院半年到一年，甚至是更長時間，或者要求病患家屬簽署「絕對不讓患者出院」的同意書，像這樣的地方，請大家務必避而遠之。

即使是封閉病房，也不會像人們固有偏見所想的那樣，總是把患者關在病房裡面。有的病房會提供共同散步的時間，有的則不會，兩者之間有很大差異；另外，會為患者提供吸菸時間的醫院與不提供這項服務的醫院，也有很大差別。如果患者是因試圖自殺而住院，通常院方不會允許此類患者外出，而且必須在長時間的觀察後，判斷患者沒有自殺或自殘的可能性後，才會允許他們外出。我住院的時候是冬天，雖然外面非常寒冷，但幾乎所有能行動的患者都會選擇到外頭走動。不過外出、外宿頻繁以及親友探視時間過長等狀況，對患者並沒有好處，外出與其說是一項優點，還不如說是一種拉著患者向病症的引力前進的機制。我認為會適當管控患者的地方比較適合我，對其他患者來說也是一樣，過於頻繁的外宿或外出，反而容易導致患者對封閉病房的幻想破滅。

當然，近來人們對於精神病和封閉病房的印象已經有明顯好轉，醫師們也會鼓勵患者住院，並告訴他們：「好好休息吧。」但封閉病房並不是一個適合休息的好地方。我的意思是，如果你期待的是一個能夠讓你休養的地方，那麼除非是環境相當舒適的醫院，否則一定會跟你所想像的畫面有著很大出入。首先，這裡會有一種讓你刻骨銘心的孤獨感、無聊至極而且吵吵鬧鬧，其他患者都像瘋子一樣瘋瘋癲癲，你會突然不知道自己為什麼會待在這裡。由於每天無所事事光是吃飯，所以很容易發胖，但是又沒有可以讓你活動身體的私人空間。令人疲倦的日常總是讓人不禁產生「難道我非得把錢浪費在這種地方？」的疑問，最後待不到一個禮拜就選擇了出院。在男女病患混住的病房裡，總是會頻繁出現性騷擾的行為，所以經常會聽到患者大聲喊叫的聲音，甚至有時就連看護人員也會出現這樣的行為。患者之間常常因為一點小事發生爭執（例如「你這娘們是不是偷拿我的零食？」），所以護理師們都很疲憊，沒有多餘精力去聆聽患者的心聲。由於手機也是禁止物品，所以想打電話時只能用電話卡撥打公用電話，但來電顯示的號碼很陌生，很少有人願意接聽。以上就是封閉病房的生活。

進入封閉病房後，即使你下定決心「我在這裡絕不開口說話！」展開個人的沉默抗議，但只要過了兩三天左右，你也會因為過於無聊而開始觀察周圍的不合理現象，大部分的人都會希望把自己目睹的情況記錄下來。很多人都會提早出院，而他們的住院時間最長也不超過一週以上，因此你只要在那裡待超過一個禮拜，就可算是已經通過適應期，正式跨入住院治療的領域。從大範圍來看，這裡一般會聚集精神病、失智症以及酒精成癮三大種類的病患，如果你住的地方只有精神病患者的話，那整體而言就算是環境較好的病房。不過這只是一種不明確的分類，並不代表將不同種類的病患混在一起，就一定是惡劣的醫院。

接著你在這裡的社交生活就此開始。如果你是因為厭倦人際關係而選擇入住封閉病房，建議你至少前面三到四天先申請單人病房或是雙人病房。因為人們會不斷向你提問，病名、住院原因、住在哪裡、是哪裡人、在哪裡念書、做什麼工作、病情最嚴重時做過哪些事並造成了什麼後果、是否曾自殘或試圖自殺等。問題在於你必須二十四小時都跟這些人待在一起，就像赤身裸體走進澡堂，完全沒有任何隱私可言。特別是在封閉病房裡判斷他人的時候，一般會以兩項指標為基準，第一項是病症的輕重程度，另一項則是即使生病也不會消失的社交性。不管你是憂鬱症還是思覺失調症，在這裡誰也不會在意，不管你做了多麼嚴重的事大家都等閒視之，反而是你現在臉上露出的表情是否和藹可親，才是大家關注的重點。「因為自殘留下了多嚴重的疤痕？」「因為闖禍留下了多嚴重的後遺症？」等是我們主要討論的課題。舉例來說，當一個曾嚴重自殘的人在這群體裡發揮強大的忍耐力與大家進行社會交流的話，「嗯，這個人還不錯嘛……」如此一來他就會得到大家的認可。那得到認可又如何呢？你會因此得到食物。

社會生活的第一步正是與他們交換食物。如果封閉病房有所謂的頭號人物（大家都會喊她「大姊」的那種人），那麼她通常是個幾乎不吃醫院伙食的人。因為她擁有堆積如山的零食和泡麵，而且她的伴侶每天都會帶著各種食物來探望她。每當探視時間結束，她也算是完成了她對丈夫應盡的義務，然後我們就會像一群鬣狗般緩緩走進她的單人房。由於只有能進行社會交流的病人才能加入這個團體，所以人數並不多，大概只有五六個人。接著成為這個團體首領的大姊就會開始按照等級把自己的食物施捨給大家。「理端啊，今天的伙食不好吃，要不要吃浣熊泡麵？」從早到晚接連不斷的零食派對讓大家都日漸豐腴。當我們在醫院休息室舉行零食派對時，那些患有酒精成癮、失智症或嚴重精神症的老人們也會像斑點鬣狗似的蜂擁而至，我們也經常會扔些食物給他們。派對中的成員們還能互相對話，但這些老人們卻無法彼此溝通，大部分的人都曾輾轉於各個封閉病房之間，最後才流落到這裡來，其中有很多都是醫院已拿他們束手無策的人。還有幾個剃了光頭的人，大家都叫他們「和尚」或「尼姑」，他們主要的工作不是欺負青少年患者，就是向看護人員挑釁，再者就是對著護理人員大吼大叫。我剛住院的時候，他一邊唱著「新人來了~得讓她來親親我的腳才行～」這種莫名其妙的歌曲，一邊在我的病房門口給我下馬威。後來他又一邊把遺失愛貓的照片拿給我看，一邊嗚嗚的哭，還跟我說為了尋找他的愛貓必須打電話給當地的區公所，要求我替他付電話費。我拒絕了他的要求，於是他生氣地跑去對著護理師指手畫腳，結果被兩名緊急叫來的武裝人員制服，最後被關進了「那個房間」。在那裡有捆綁病人專用的繩子，護理人員會透過監視器確認他的狀態，過一段時間後問他：「你還要繼續這樣嗎？」語帶威脅地告訴他，除非他說「不會」才會放他出去，如果再發出怪聲就會把他綁起來。就連「精神病房的常客們」也對那個地方避之唯恐不及，不愧是不能說出名字的「那個房間」。

當你意識到醫院生活並不是個人的獨立生活時，你會同時出現安心和絕望兩種感受。也許你會認為「我跟這裡的人不一樣」，也有可能覺得「以後我可能會變得跟他們一樣」，甚至也可能從一開始就出現「我好像是這裡情況最糟的人」這樣的念頭。但醫院就像是一個小型社會，如果有人在唯一的一間淋浴室裡塗抹糞便，那麼在把淋浴室清理乾淨前，所有的人都無法使用；如果有人惹事生非，需要叫保安組前去制止，那麼所有的人都必須回到自己的病房裡待著。住院的時間愈長，我也愈來愈適應這裡的生活。每當太陽升起，我就會坐在窗邊的沙發上迎接陽光，滿心期待地等著藥車和餐車的到來。也會跟看護人員聊些私事，偷偷地抽根香菸等，逐漸懂得享受在這裡的日子。當我在抽菸時，我的病友們還會替我把風，以防我在做壞事時被護理師逮個正著。在這種如同叢林般的社會裡，其實有著壁壘分明的排名順序。行動者與非行動者、獵食者與非獵食者、能溝通的人與無法溝通的人之間都有著明確的界限。還會依照是否經常有人來探視、是否會表現出情緒波動等來分出位階等級。彼此能互相溝通是件很重要的事，例如那個每天因無聊理由而絕望地哭鬧不休，動不動就要求位於首爾的主治醫師來看她的十八歲女患者，只要能與他人溝通，她同樣也可以成為精神病社交團體的一員，雖然可能只是位於底層的成員。畢業於 K 大學擁有博士學歷的四十五歲女患者，由於她完全不參與其他人的對話，因此被排除在團體之外，她只能每天清晨聽著古典音樂，獨自進行冥想。

進入第二週之後，我已經對醫院的生活感到非常熟悉，同時不安感也增加了。由於我在還未完成我所犯下的罪行前，就被送進了醫院，所以我總是感受到一股壓迫感，要求我重新將它完成，但是那並不是在醫院裡面能做的事情。當時的我不知道自己病情的嚴重性，也不知道還要住院多久，甚至父母親也老是催促我要盡快出院。因為沒有事先商量好住院的時間，盡快結束這裡的生活變成了我的唯一目標，因此我要做的事也十分明確。雖然副作用也很明顯，但倒不至於分不清楚先後次序。如果現在讓我重新住院的話，我會安排充分的時間好讓我能夠做完各項檢查，積極地與醫師溝通，把至今為止發生過的事好好整理一下，並且徹底反省之後再行出院。但當時的想法過於短淺，只希望能夠瞞過醫師和護理師，趕快讓我回到外面的世界，把因為螺絲脫落而搞得亂七八糟的生活重新建立起來。

所以我「假裝自己已經痊癒」、「假裝沒事」、「假裝一切都很好」，然後脫離了精神病社交團體，此後再也沒有零食可吃。我開始去騎健身腳踏車，在走道上轉來轉去當作步行運動。我觀察人們的一舉一動，也開始閱讀，由於我正在看的書叫做《監視與懲罰》[37]，所以每次來會診的醫師看到都會露出會心一笑。與其說我的欺瞞之術大獲成功，還不如說這家醫院本就不會為難病患，只要一段時間內狀況看起來還不錯的病人，都可以獲得出院的待遇。總之我終於順利出院，為了慶祝還和朋友一起喝了燒酒。住院一個月後才又與外界的人一起見面喝酒，不僅酒的味道好像變得有點奇怪，就連說話時舌頭也好像快打結似的。但這些都不算什麼，重點是我又回來了！

出院之後我變得十分忙碌，戀愛和交友關係都得重新開始，而且馬上就要回學校上課了，而讓我恐慌症發作的地方正是上課的教室和那棟建築，再加上當時是在報告中途引發恐慌，所以上臺報告對我來說變成一項巨大的挑戰。我又開始對我害怕的地方避而遠之，只是這次我並未放棄我的學業，我把曾被我搞砸的報告重新完成，參與實地調查，擔任班長，還準備參加女學生總會的選舉。我養了一隻貓，也成為了某一門課報告的負責人。由於我在出院後就停止了所有精神科的治療，焦

---

37 *Surveiller et punir: naissance de la prison*，法國思想家傅柯的代表作之一。

慮症狀又開始慢慢出現。漸漸地，我又再次陷入了躁鬱症的精神興奮狀態，仍然像以前一樣抱持著「只要躁症來了，一切問題都會得到解決」的信念，和許多有著相同想法的躁症病友們見面，也完成了很多報告和作業。

出院後能否重返社會，一直是我的煩惱。雖然我的軀殼已在外頭，但靈魂卻好像仍然留在病房裡吃零食。我的個性好強，所以不管自己是否能消化忙碌的行程，都決定先做再說。但在非完成不可的壓力下，逐漸變得力不從心，最後整個人也變得無精打采。住進精神病院最大的好處就是有規律的起床和就寢時間，一日三餐都由院方供應，攝取了充分的營養，也一定會按時服藥。但獨自回歸社會後，這些原本在病房裡理所當然的規律，就變得難以遵循。當初，我處於高度的焦慮不安狀態，出現嚴重的自殘和自殺行為，因此被安排住院治療。出院後，當那些症狀稍微平息下來之際，我又讓以前情緒變得激昂澎湃的習慣故態復萌。

出院後為了回歸社會應該要做的事

★ 要有固定的起床和就寢時間。
★ 只在規定的時間內用餐。
★ 不要為了證明自己能完成之前做不到的事而努力。
★ 不要中斷治療。

那麼，讓我們再次回到一開始的時候，如果詢問患者：「什麼時候住院比較好？為什麼一定要住院？」想必一定會得到很多不一樣的答案。包括無法相信自己的時候、對自己感到害怕的時候、尋死覓活的時候、自殺意念過於強烈且實際上已嘗試過幾次的時候、危害他人的妄想變得明顯的時候，以及無法正常過生活的時候等。雖然住院時間是經由患者本人和醫師討論後所決定，但如果患者住院時間過於短暫，那麼比起達成治療目的，產生副作用的可能性也許更大。因此，對於住院期間的問題一定要先進行協商，最好雙方能夠達成協議，討論出一個兩者都能接受的時間。另外若是事出突然、無法事先商量的話，那麼建議你先住院接受治療，待情緒平復後再慢慢考慮，會是更好的做法。

所謂的封閉病房，既不是什麼需要避諱的地方，也不是天堂。雖然那裡並不是適合交朋友的地方，但也不一定是會讓人感到孤單的地方。在那裡既不算是浪費光陰，也說不上是值得珍藏的一段記憶。在這裡即使沒有堆積如山的劇本，也能展開劇情高潮迭起的連續劇。進來這裡之後，你可以徹底與外界斷絕關係，也可以透過策劃與外界建立關係交流。在這裡大家都想幫助你，但卻有可能誰也幫不上你的忙。即使已經適應了住院的生活，病情也得到了緩解，但在出院後還是可能急遽惡化。在這裡你可以展現一切，也可以選擇隱藏。實際上，也許什麼事都不會發生，也可能你因無法忍受而故意做出危險的行為。你還會遇到擁有相似疾病的朋友，也許你們可以處得很好，或者給彼此帶來影響。

我住過的那家醫院相較之下是一家比較溫暖的醫院，有一位年長的女士每天都會在患者服裡穿一件高領套頭衫。她說由於患有季節性的躁鬱症，所以每年冬天來臨時，都會照慣例來這裡住院一個月左右。安安靜靜地坐著曬太陽，就是她最重要的目的，也是她每天的功課。她就這樣看著太陽在早上緩緩升起，到了中午高掛在天空，一直到傍晚日漸西斜。在住院的時候，有明確的目標是一件最重要的事。

人們因為各式各樣的原因而住院，在住院期間認識了自己的疾病，最後再回到原來的社會。住在這裡的目的，並不是為了把人生中被斷絕的那個部分重新找回來，有時候只是想讓自己的故事能夠繼續延伸下去而已。

住進封閉病房時，最好帶著一個小小的目標一起住進去，這個目標絕不要過於宏大（例如消除所有的病症、終身不再自殘等）。萬一今後我又被送進封閉病房，我會帶一本塗鴉本進去，然後畫一本漫畫帶回來。完成一個小小的目標，就當作是回歸社會前的自我練習。

萬一你的狀態很差，無法明確思考和判斷的話，那麼比起目的和目標，好好維持現狀才是最重要的。與其帶有比較性的想著「我得趕快好起來」、「好像比昨天更進步了」，或是對自己發出「為什麼我會在這裡？」等ＷＨＹ型問題，不如以目前的情況為出發點來提問，會更有幫助，例如「我在這裡能做些什麼？對了，我可以去喝水。」只要想著眼前看得到、聽得到的東西，如此一來度過時間就會變得輕鬆許多。與其不斷回顧自己的疾病，還不如多花一點時間觀察醫院裡的人們，從中找出笑點，保持心情愉悅是件很重要的事。比起接受治療和控制病情，找出本身的「存在」更為重要，當你用「自身存在」來認同封閉病房的經驗時，對我們而言才會產生更大的幫助。

附帶一提，我們在住院的時候經常會覺得百無聊賴，在出院後更是要提前做好防範，以免自己被由無聊轉變而成的空虛感所襲擊。如果我們回到外頭的世界，也就是順利出院的話，千萬別忘記要重新去面對那些暫時被推遲和擱置的東西。沒問題的，所有的一切都會回到原位，我們一定會沒事的。

病房速寫

有個姊姊每天早上都是抱著頭起床的，但是過沒多久她又立刻倒頭大睡，一直到下午一點才會睡眼惺忪地醒來，走到休息室去。我和一個性格好相處的高中生手挽著手走進了那個姊姊附有窗景的高級單人病房，聊著以前喝酒和抽菸的往事。症狀不是很嚴重，對於病房生活感到無聊的女病友們偶爾會把那個房間當成一個類似於祕密基地的空間。

某天那房間裡聚集了包括一名國中生、一名高中生、我、一名五十多歲的姊姊、一名六十多歲的姊姊，再加上那房間的主人在內，總共六個人，我們一起坐在房間裡，各自談起了一些關於過去自殺的故事。當那個國中生說她曾經用玻璃碎片劃破手腕時，大家紛紛說道「那樣做絕對不會死的」，於是每個人開始分享自己更加粗暴強烈的自殺方式，並帶著一臉自豪的表情。也許正因如此，那個剛入院不久的國中生撇著嘴，一副不滿的樣子，似乎覺得這裡的人也和家人或學校的人沒什麼兩樣，沒人肯聽自己說話。有趣的是，明明大家都是因為瘋了才會被送進來這裡，但是沒有任何一個人認為自己是失敗者。即使外表看起來有點畏畏縮縮，不過對於投向自己的視線，大家都會用敏銳而堅毅的視線予以回應。總之，當我聽到吞了兩百顆藥或是因割腕割得太深，導致手指麻木的故事時，我一邊摸著自己的傷疤一邊聽著，心中只浮現了一種極其平凡和日常的感覺。

我們的日常生活都是由一些單純的事情

組合而成，像是藥車經過時趕緊排好隊，伸手領取自己的藥，然後檢查是否乖乖地吃下肚；或是在送餐車來的時候，在叫到自己的名字之前就上前領餐，接著三三兩兩聚在一起吃飯。其他時間則是用無聊、倦怠以及厭煩等將其填滿。在執行吃飯等有明確目的的工作時，我們都充滿活力，其他時間則是以各自的方式消磨掉。最初的一週，我大部分的時候都是有氣無力地躺在病床上度過，不然就是在五十公尺長的走廊上徘徊走動，看著來來去去的人，努力想要寫點什麼或畫點什麼，過沒多久之後我就開始放任自己，隨著心思的流動鎮日無所事事，然後開始和人們聊天。我第一個開口說話的對象是一個高中生，她住在距離我兩間病房外的四人室裡。

雖然我們初次見面，但是她對我很親切，所以我也用同樣的態度對待她。我們互相交換零食，然後一起分享。但那位朋友的心情非常變化多端，就像打開或關掉開關一樣，一下子變得很低落，一下子又可以變得泰然自若。不久前才咯咯笑個不停，但一瞬間又好像崩塌似的，馬上跑回自己的病房，抱著被子哭得死去活來。和她相處了一個月左右的室友們似乎都已習以為常，即使看到她這樣，表情也沒有任何改變，看了一眼之後就回去做他們本來在做的事。後來我也習慣了，所以跟她們隨口聊著「她又哭了」、「今天金醫師（主治醫師）好像會來」之類的話，稍微表達一下擔心之意後就開始一邊吃零食一邊看著電視劇。只要她度過了那天的分界點，也許是吃飯或是播放某個節目的時候，她就會打起精神重新振作，再次用開朗的表情面對大家。

這裡的人們對於這種突發情況都已司空見慣，總是若無其事地說著：「啊，原來如此。去休息吧，再稍微忍耐看看，還是不行嗎？那麼去床上躺著再睡一會兒吧。」雖然氣氛看似很溫馨，不過這只是從一般社交禮儀進化而來的精神病房禮儀，也是一種自我防禦的方式。像這樣的互動，其實不會帶來什麼太大幫助和變化，對方其實並不想接受，或許根本也不相信對方的話，但我們都明白，這是種藉由適當的自我滿足和適當的善意，好讓大家安然度過住院生活的方法。當然，也有人真的選擇放棄控制自己的精神意志，「要求」護理師或看護人員提供幫助，他們還會和幾個病友組成小團體，去輕視或疏遠某個人，這種事情也很常見。剛開始和人們見面的時候，我們會彼此打招呼，互報姓名後，大概介紹一下自己來到這裡的原因、病名和情況。如果順利通過這個階段，就會被歸類到這裡「語言相通的團體」中。相反地，如果反問對方：「你問這個做什麼？」或者拒絕回答、不予回應、隨口敷衍或態度不友善，自然而然就會被歸類到別的團體。這些人經常會回答：「我也不知道自己為何會被送來這裡。」「我明明沒什麼問題。」他們認為自己很正常，只是在醫師或家人的逼迫下才會到這裡來。我們這個語言相通且安靜平和的這個團體，與格格不入的他們或多或少都保持著一段距離。有趣的是，這種關係並不是一成不變的，我們對團體的忠誠度也不是特別高，所以雖然時間不長，可能只有幾十分鐘，我們偶爾也會和他們和平共處，一起吃飯一起玩樂。但不管是哪一方的人，就算前一秒還正和大家玩得很愉快，也可能突然情緒驟變，開始滋生事端，最後被送進監護室。不管從哪個角度來看，這裡都不能算是風平浪靜的地方吧。

18

記憶的人，記錄的人

一開始的時候，幾乎所有的一切都還記得。

因果關係還沒變得顛三倒四，也很清楚知道自己做任何事的理由。能夠區分自己正常和異常的行為，也會對異常行為為感到難為情或羞恥。就算不知道自己為什麼會這麼做，但仍會對發生的事留有片面的記憶。只是，有些記憶帶有難以負荷的心靈創傷，所以決定收進心裡的抽屜，從此不再取出；有的記憶則是已遭汙染而變色，所以「心無波瀾」地棄如敝屣。

每個人都有自己的記憶方式，患有精神病的人也是一樣。記憶並不是一個能完整保存每一件事的收藏庫，為了找尋想要的記憶，有時我們還需要類似杜威十進位圖書分類法這樣的技術。我想，也許大家都有一套屬於自己的分類法來處理腦中的記憶吧。

對於素來為精神病所苦的人而言，記憶是我們必然遭遇的一道難關。我和其他患者一樣，都面臨記憶力減退、記憶扭曲及誤解等症狀，對此也深感苦惱。當記憶有了強大的自發性，人們對它就難有招架之力。那些讓人無法招架的，主要在於心情、感受方面，例如異常情緒、衝動、空虛、飢餓、孤獨、不規律、單次性、扭曲和盲點等。若是在以前正常的情況下，自己明明都可以將其解決並賦予定位，而今卻不然。因此當記憶出現問題，患者會有一種特別強烈的被剝奪感。雖說每道記憶都有自己的座標，卻無法和我們的感受穩定地連結在一起。特別是當某種感情和心情的記憶出現短暫的爆發，可能同時引起其他記憶隨之爆炸的連鎖反應，但過不了多久，它們之間的脈絡就消失不見，自己雖然心想「怎麼會這樣？」卻也查不清其中緣由。你只能感受到毫無脈絡的情緒向你湧來，無法透過記憶得到任何有意義的教訓和經驗。

雖說由片段組成的記憶本身就很混亂，但失去對記憶的控制力這一點，對患者來說是最致命的。那些本就記憶力不佳的人，似乎並不覺得這是一項太大的缺點，但對於原先以過目不忘的記憶力或記憶法感到自豪的人來說，簡直就像自身存在的意義遭到剝奪般，令他們大受衝擊。在與精神病對抗的這場混戰中，以記憶力做為戰鬥基礎的人們，一旦記憶出現缺陷，就等同於奪走戰士手中必備的矛和盾，要他們赤手空拳上戰場一樣。

於是人們開始記錄，而最容易下手的工具就是日記。但如果你有寫過日記，相信你就會明白，其實這個記錄工具遠遠無法如實表達自己，因為很難有人可以做到每天寫日記，偷懶的程度簡直讓日記這個詞彙變得黯然失色。而且透過時間上的落差，你也領悟到日記是一種不足以表現自身痛苦的工具，開始覺得好像也沒有非得寫日記的必要，無論寫或不寫，你幾乎感覺不到它們之間有任何差異。日記最大的缺點，是感情和想法都是片段的記錄，所以讓人感覺到好像無法從停滯不前的狀態中擺脫出來。尤其在觀察自身狀態的變化時，總是需要長時間的等待，而這正是病患最無法忍受的一點。這不僅僅是因為病人寫作能力不佳，內容淺顯乏味，這些只是整個問題的冰山一角。最大的問題其實在於語言，病患們想要擁有符合自己狀態的符號和語言，卻缺乏駕馭與整合文章的能力。我們使用的詞彙無法完整表達我們的痛苦，「我真的好想死」和「醫師開了三十毫克的阿立哌唑給我」這兩句話之間，流淌著一條無法逾越的河。在患病初期，人們總是試圖向他人解釋自己的不安和焦慮、無法忍受的心情，以及突然爆發的衝動，而結果卻令他們非常尷尬。過了一段時間後他們才知道，原來自己現在說的話是一種經過翻譯的語言（譯語），所有痛苦的存在對別人來說，只是一種經過翻譯的文章，因此終其一生，他們都無法將這種心情和痛苦完整傳達給他人。

即便如此，患病的人仍會嘗試各式各樣的記錄方法。也許只是單純記錄服用了什麼藥或是今天的服藥量，不然就是乾脆把發生過的事情一字不漏地全部記下。也有人會將和醫師或諮商師談話的內容詳實記錄下來，有的人則是把「今日待辦事項」或者「今天的優良表現」一一寫下。也有很多人會用推特等社群網站，作為記錄精神疾病相關內容的媒介。接著在某個瞬間，他們面臨崩潰，因為他們感覺到，即使不斷累積各種紀錄，其意義上的價值還是零。在患病狀態下不管寫了什麼，終究只是蓋了一座海市蜃樓。

精神病患的認知既廣且深，唯有患過此病的人才有如此平均的認知功能。我們比平常人多了一副名為精神病的萬花筒，所以有時我們所認知到的，甚至超過了我們原有的認知範圍。為了處理超出範圍的部分，我們的有意識和無意識，全都動員起來進行各式各樣的活動。如各種歪曲、比較、羅列、賦予過度的意義或者故意刪除。當然，剛開始時我們也試著努力去解釋大部分的內容。我們認為，自己之所以得不到他人充分理解，是因為自己至今尚有不足。也許是對疾病還不夠理解，也許是自己的詞彙和語言能力已經喪失，我們是這麼相信的。

而隨著時間流逝，我開始察覺到，如果說語言是一面網子，那它是絕對無法將疾病捕捉入網的。我們最終深深體會到，原來被語言，也就是被自己的母語所拋棄，是罹患精神疾病後所體驗到最糟糕的瞬間之一。我們之中想尋死的人實在太多，在這場死亡的競賽裡，我們甚至連「想死」的名片都無法遞交出去。嘴裡雖然反覆說著想死，但我們也知道自己所表達的死亡沒有任何分量。於是我們開始自嘲，把話說得可笑，結果也只是顯得自己很輕浮罷了。在一片「想死」的聲浪下，你的「想死」不過是來湊熱鬧的一個小角色。你會認為讓你深感絕望的「想死」，是全天下絕無僅有，獨一無二的念頭，但是卻沒有任何人能理解你的想法。

記錄並不是語言的集合，記錄的目的很明確，「錄」字本身具有認識、捕捉、重現以及傳達的意思。單純在「日記」上把做過的事像流水帳一樣寫下來，其意義其實更接近於一種資訊的組合排列。它會讓隱藏在句子和句子之間的真心，在順序和形態已遭到扭曲的情況下傾洩而出，它也會把你的真實目的透露給他人知道，或者引發意義上相似的其他行為。

雖然每個人的情況不盡相同，但對我來說，記憶就好像是剎那間完成的一幅影像。一個眨眼，就瞬間成像。它會帶領我到幸福的那一瞬間，也會將我召喚到讓人想逃的那一瞬間。我想，曾被惡夢折磨過的人都明白這種感受，就像原本平凡的夢境突然幻滅，整個場景轉眼間變得殘酷不已，令人不忍直視。在記憶的形成上，有些人是一次完成影像中的所有像素，也有人透過目光，讓視角隨著座標流動來完成影像。而精神病會將現有記憶的出入口堵住，它會在某個地方製造水窪，或是讓某個地方變得乾涸。以我的情況來說，記憶中的景色甚至會隨病情輕重而有所不同。只是，因為我們相信它一定有固定的模式存在，雖說要掌握這模式並不容易，但一旦掌握就可以將記憶捕捉下來，因此我們依舊不會放棄記錄的習慣。

我們也不一定非要透過記錄才能與記憶相遇。記憶可能是隨時奪門而入的入侵者、也可能是不速之客，或特意前來關照我們的善心人士；也有可能是無時無刻都仔細反省自己、致力於改過自新的革命之士。跟正常人相比，精神病患的記憶模糊不清，卻又美妙無比，同時也很孤僻，經常在同一個地方徘徊著。記憶有時也會觀望著那些記得它們的人，在沒有實體的情況下如生物般活動著。記憶有它固有的生命力，當記憶與人之間的平衡遭到扭曲，就很難再恢復原狀。我們無法超越任何記憶，只能將自己的一部分留下來。我們打算讓記錄成為一張能撈起記憶的漁網，或者是試圖誘出記憶的釣竿。可即使我們想拾起所有的碎片，重新塑造一個完整的形象，但病人的生活早已遠離了記憶，日常生活也發生了變化，最後，這些記憶就再也找不到它們的主人。

每個病患做記錄的出發點都很相似，但奔向的目的地卻各自不同。有時也會遇到已經永遠放棄做記錄的人，確實，不管有沒有做記錄，最終結局仍都是遺忘。並非一定要寫下來才得以生存，但願意把回憶記錄下來的人，會成為創造全新記憶的人，而記錄的形態不一定只有文字。很多精神病患總會在使用語言時遇到困難，甚至演變為閱讀障礙，導致語言能力岌岌可危。他們記得自己的痛苦，卻難以用文字來描述痛苦的緣由和程度。他們就連將記憶與痛苦直接聯繫在一起都有困難，更何況是將它做成紀錄。經歷過太多意外事故的人，往往在認知某個事件時，不僅會缺乏肉體和精神上的感覺，甚至在反應上也會變得遲鈍。

我曾近距離觀察過執著於記錄和記憶的病人。在最初的五年裡，他非常認真地寫日記，日記本多到幾乎裝滿了一個行李箱。五年後，他開始按照順序重讀自己寫下的紀錄。其後，鋪天蓋地的絕望向他席捲而來，讓他陷入了深深的憂鬱之中，他說：「感覺就像是被（記錄）狠狠地打了一頓。」他說他在自己的紀錄中看不到進步，也看不到退步，字裡行間自相矛盾，沒有脈絡可言，只看到疾病在裡頭載歌載舞。貫穿這段漫長歲月的故事並不是線性的思維，在病情不定期發作下，故事的內容成了一盤散沙。他經歷了一般正常人很難經歷到的各種奇特事件和意外，但再次重讀的時候，卻只看到像肥皂泡沫般的殘碎影像。

如果有人問我：「你覺得記錄背叛了你嗎？」我的回答無庸置疑是「當然」。因為這是真實的，對於一直在等待的你，記錄並不會在未來的某個時刻對你伸出溫暖的雙手，也不會將你從無底深淵之中拯救出來。雖然我認為痛苦和創傷只要超過某個臨界點，就會為自己的人生打開另一個新世界，不過實際上，記錄能提供給你的東西可能就只有背叛感。這種背叛感來自於明明早就知道無法對病症抱有期待，但仍然一而再、再而三地錯付真心，且不斷重複過去的錯誤，就像本已跟我反目成仇的父母一樣，將我的決心瓦解後又再度返回自己的軌道上。讓人不禁感嘆「原來所有的一切都一如往昔，什麼都沒有改變！」

我曾有一段時間暫時喪失了視覺。在眼睛看不見的時期，我用聽覺代替視覺來做記憶，在那段時間裡，為了恢復我的視覺，我的朋友每天念五首詩給我聽，後來算了一下，他總共念了八十五首詩。當時彷彿穿透我內心的聽覺經驗，至今仍清晰地留在我的記憶中，即便在恢復視覺後，那時所經歷過的感受依舊沒有消失。相反地，原來總是以視覺印象為主的記憶也產生了變化，當時每個夜晚聽到的詩句、房裡的空間以及我的共鳴全部融合在一起，形成了一種全新的體驗。我這才發現，原來不是只有視覺所見才能存在於語言，記錄的方式也不會只侷限於用文字語言來表達視覺形象。我的記錄範疇就此變得非常寬廣，即使沒有談話的對象，我自己也可以透過「大聲說話」或「朗讀」來做記錄，而且成效斐然。也許你已經對記錄感到絕望，但是你需要考慮的是另外一種記憶方法，而不是你目前正在使用的感官知覺。就像我在偶然中得到的全新體驗，如果你是對記錄感到絕望的人，建議你也可以利用聽覺來試試看，或許會對你有所幫助也不一定。

我們的記錄沒有那麼偉大，它無法引導我們，也無法使我們變得更好、更成熟或是汲取教訓。

因此我們才更需要去寫、去記錄、去編輯、去拍攝、大聲吶喊、盡情創造，用各種方式將它描繪下來。也許以後我們無法再改變自己的樣貌，也可能無法再往下個階段邁進。即使記錄無法成為我們的救贖，也無法替我們打開任何一扇大門，說不定我們最終還是會被記錄所打敗，儘管如此，這一切的一切都無法阻礙我們，為了讓自己能夠重生，我們仍然會繼續創造自己的記憶。

19

自殘的人們

自殘對我們來說是一種內在的缺陷，但是自殘的人反而能從這缺點中找出人生真諦，例如「原來我還活著」、「我是確實存在著的」等真理，或者是透過辯證法則，得知痛苦和快樂兩者並無區別的事實。自殘的人自古有之，也許我們還可以將他們記錄下來，寫成一部關於自殘的歷史。自殘是一種隱祕的、私人的、不露聲色的行為，或許在他人死亡之前，你都不知道自己身旁的人原來是會選擇自殘的人。因此，我認為將自殘拿出來討論，其實是件很有意義和價值的事。這等於是描述一段讓某個人脫離他的牢籠，重新融入社會的故事。如果我們只從自殘這行為是「正確」或「錯誤」的觀點來看，那麼我們就絕對無法得知隱藏在自殘背後的人，他的真面目究竟為何。話說回來，我想也許大部分的人，都不會願意讓有自殘行為的人留在自己身邊。

但是，我們就在你們身旁。

關於自殘的人對自己的行為是否有「正常」的判斷，我們無法給予評論。但我想他們應該明白自己的行為會造成什麼樣的後果，也知道自殘是一件多麼讓他人忌諱和排斥的事。他們要不就是對自殘感到過度恐懼，並會要求周圍的人「裝作不知情」，不然就是賦予自殘誇大的意義，所以在自殘行為被人察覺時，甚至不惜以自殺來表明自己的決心。雖然對某些人來說，自殘是一種目的；但對另一些人來說，自殘只是一種手段，一種更接近於自衛的行為。自殘的程度從輕如鴻毛到重如泰山都有，範圍相當廣泛，因此人們對自殘的說法各持己見，也是理所當然的。

自殘是件隱祕的事，但也有人會選擇張貼在網路上。開始流行公開談論自殘，好像是近幾年的事，不過在網上與他人分享自殘相關故事的行為，從二〇〇〇年代就已經存在。據某位朋友說，其實在二〇〇〇年代的大型入口網站上，至少就有十來個與自殘或自殺相關的非公開討論區，只要管理者同意即可加入，裡面會舉行各式各樣的活動，包括聊天室或線下的定期聚會等應有盡有，反應十分熱烈。他們會把自己目前正在做的事貼到網站上，有時還會把手腕上的割痕或大量的藥物拍照上傳，以表明自己所言不虛。這已不再是私密的行為和個人的記錄，而已浮出了水面，自然也就會受到大眾的關注。存在於網路上的自殘文章，簡直無異於在公開場合割斷頸動脈的行為，實在是過於露骨。但比起那種實際上「看得到」的事物，他們其實更想要蘊含在自己內部的東西，被大家所「看見」。

就連自殘的人，大多數也認為自殘是自己「總有一天要戒掉的對象」，就像戒毒、戒酒和戒菸的人一樣，我認為自殘的人也不應該去做對自己有害的事，不然至少也要努力裝作盡量不去做這件事的樣子。但如果一口斷定自殘是不好的、該要戒掉的東西，那麼只能說明大家對成癮的認知實在過於貧乏。

如果用趕流行、精神病的前兆、脫離常軌的行為或紓解壓力等「某件事」來解釋自殘，那麼你就無法徹底地理解自殘行為。我們要去揭露的並不是自殘這件事有多可怕、多危險、或是會為自己或他人帶來多壞的影響，我們要深入探討的，是自殘者對自己有什麼樣的認知。還有如果他們在認知上出現了錯誤，我們也應該去了解一下究竟是什麼樣的錯誤，它又是如何發揮其作用的。

自殘的開始

人們是如何開始自殘的呢？答案很簡單。我們也經常在電視上看到，許多動物會做出自殘行為的例子，並不是只有人類才會自殘。被關在狹窄籠子裡，使勁地抓到腳底流血，或是把自己的毛拔得光禿禿，類似這樣的動物行為與人類的自殘行為十分相似。自殘的起點也可能從很小的時候就開始了，外在環境、父母的影響，甚至是兒童對成績的悲觀……我有位朋友曾跟我說過，小時候他因為把 8 ＋ 7 ＝15算錯，所以自己用頭去撞牆的故事。當時五歲的他在牆上用簽字筆寫下 8 ＋ 7 ＝15，然後再次用頭去撞牆，他覺得這樣一來，下次遇到同一道題目時，他就可以馬上想起答案。他認為這是由於那時沒有任何可以緩解壓力的管道，也無法採取攻擊性的行為，當年幼的他對周遭環境沒有任何控制能力時，自殘就成為唯一有效的方式。另外，當自己的身體習慣了承受暴力行為（虐待、折磨），或是因持續受到暴力而變得麻木，自殘的可能性也會相對高出許多。他們即使遭受到他人施加的暴力和危害，也已不會受到太大打擊，或許正是已確認過痛苦的臨界點，所以他們在傷害自己的時候，反而會用更精巧細緻的方式來感受暴力的程度，因為他們很清楚「傷害到什麼程度會帶來多少的疼痛」。

正式開始傷害自己的時期因人而異，不過一般大多出現在十五歲到二十五歲之間。我認為只要自殘的行為一開始，至少需要經過十年的時間才會結束（假設期限真的存在的話）。其中暴力的程度和持續的時間各不相同，程度主要以階段式的方式往上升級，然而程度的升降並沒有一定的模式，自殘者也不見得會執著於某一種自殘方法，也可能是兩到三種方式互相結合，如果是這樣，那就可說是處於一種相當嚴重的危險狀態。這樣的危險狀態不只會發生在未成年時期，因為在成年之後，他們更容易取得自殘用的工具，選擇也變得更多樣化。再加上他們很可能獨自生活在一個孤立的空間裡，所以自殘的危險性更高，手段也變得更精巧。

第一次自殘很可能只是偶發狀況，並未經過詳細計劃。但之後只要再次遇到當初引發自殘的事件或感情狀態，自殘行為也會再次出現。隨著時間流逝，歷經過幾次自殘行為後，本來只要在手腕上劃幾刀就能滿足的人，現在非要見血才會感到滿意。後來甚至要看血流了多少、人能失血到什麼程度……以這種方式不斷地進化著。

自殘的哲學

關於自殘，每個人都有一套自己的法則、規範、範疇、領域以及美學。就像在智慧型手機裡玩農場遊戲，我們會在遊戲中選擇成為某個專門領域的農夫（例如種植梨子的「梨農」），大家一起進行活動，各自成為不同領域的專家。關於傷口的深度、力道的強度、傷痕是否適當、如何物色時段或場所、如何做事後處置、自殘痕跡要如何隱藏、讓它更顯眼或是讓他人得知等，我們都得進行「管理」才行。自殘是一種脫離管制的越軌行為，也是一種偶發行為。而這裡存在著一種悖論，如果處於極其嚴苛的管制下，這種管制正好就是引發自殘的核心原因。

自殘讓你的精神和肉體之間產生了裂痕，並讓你確認了兩者的關係。那是你第一次感受到的精神和肉體之間的聯繫。就像有人在被社會孤立的你耳邊竊竊私語：「你還沒死，你還活著。」於是你覺得好像擁有了專屬於自己的祕密、真實及朋友。

透過自殘我們可以確認兩件事。第一，確認自身肉體的存在；第二，確認自己的心情會變好。如果因為自殘導致身心變形（疤痕、精神興奮高潮），那就如同在身體和精神之間，建立了一條直達兩地的鐵路。自殘可以掌控肉體，傷痕累累的肉體又可以消除自己的無能感和無力感，當我們在自殘之後照料自己這副殘破的身軀時，又可以再次掌握肉體。我們透過自殘傷害和毀損身體，再去修補和恢復因這種行為所造成的傷害，藉此獲得肉體的主導權。藥物自殘的情況也是一樣。我們透過藥物濫用讓身體順從我們的意志，進而引發暈厥或嘔吐等非日常且戲劇性的反應。是的，自殘就像把自己的身體當作一塊殖民地，所以我們才會在上面認真繪製新的版圖。長長的刀疤和縫合的痕跡，都是在這痛苦的世界裡表現自己肉體存在的證明，我們藉由自殘來填補肉體和精神痛苦之間的鴻溝。

你可能會覺得，目前關於自殘的語言，還不足以說明關於自殘的一切。其實對處於空白領域的自殘情緒、狀態、分析或說明等，不一定非要將其語言化，這樣有時反而會有更好的效果。重點核心還是在於自殘以何種方式減輕痛苦，想必原先一定是陷在非常痛苦的狀態，人才會選擇用自殘來減輕痛苦，由於領悟到這一點，所以又繼續採取傷害自己的行為，最後逐漸難以自拔。

雖然大眾對自殘行為的好奇心和關注度愈來愈高，但理解程度是否也相對提高，還是個疑問。如果被家庭成員或學校發現自殘行為，那麼陷入難以處置的機率將變得非常高。有些人不願給自殘行為賦予任何意義，因為這些人連對自殘這詞彙本身就已感到非常害怕，打從心裡認為這是一種在「瘋子」身上才會出現的異常行為。儘管大家都明白在自殘行為背後一定有其原因，卻很少有人能理解他們獨特的邏輯思考模式。

大多數的自殘者可能會想在網上找尋和自己相同的人。但在網路的世界裡，自殘者也很可能會聽到自己不想聽見的聲音。有現在已不再自殘的「前自殘者」認為，目前的年輕人毫無節制地在網路空間裡分享關於自殘的文章，只是一種暫時脫離常軌的行為。甚至還出現「展示自殘」或是「精神病時尚」等流行語，其中並未對自殘者的痛苦嚴重性與情況緊迫性表達關注之意，如此一來，只能說這是一種「擾民」的行為罷了。我們並不是要求所有人都非理解自殘行為不可，也不是所有的自殘都是求救訊號，不過現實生活中大家對自殘的理解確實遠遠不足。一般人其實有一種傾向，他們不想了解自殘的哲學和歷史，甚至不想承認有這樣的東西存在。可是我們可以發現，人類在漫長的歷史中不斷重複自殘行為，甚至還發展成為文化的一部分，也可以說是在享受著這樣的行為。我們應該要記住這一點，在世世代代的傳承下，自殘的因子已刻劃在人類的血液中，這是難以改變的事實。

自殘的種類

自殘的範圍很廣泛，可執行的種類也很多樣。下列內容都是大家很容易在網路上接觸到的，所以我想原封不動地如實轉告，順序上與嚴重性或強度無關。

藥物自殘與藥物濫用密切相關。相對於其他東西，藥物也比較容易買到，所以藥物自殘的可近性很高。通常在嘗試藥物自殘時，還會混合市面上藥局販售的藥物來使用。如此一來，即使第二天身體感覺沒有異樣，體內的內臟也會逐漸喪失其功能。從來沒有藥物濫用過的人，對於過度服用藥物抱有莫名的幻想，以為只要吃了幾粒泰諾就算是濫用藥物，但是卻沒感受到任何異樣，只剩下一種尷尬的感覺（請記住這種「尷尬」的感覺），然後懷疑這樣真的算是自殘嗎？不，那只是你的幻想而已。

其中記憶斷片是最需要注意的情況，這表示大腦和肝功能已經崩壞，若是反覆出現這種情況，自殘者可能還會因藥物成癮而服用更高的劑量。由於當事人使用藥物的目的就是傷害自己，所以即使進行藥物治療計畫，他的配合度可能也不會太高，最終很可能導致生命遭受威脅。

洗胃是藥物濫用者遲早面臨的一件事，過程中你會承受痛苦、磨難和羞恥的感受，所以我極力奉勸各位不要將此當作一種必須實現的目標，或是用這種具體的疼痛來取代自己難以感受到的人生艱苦。對於這種無法量化的痛苦，若是採個數、種類、劑量等數字來表現，就像進行「實驗」一樣的藥物自殘，很容易在一瞬間產生協同效應，帶領你走向毀滅的世界，無法再回到原來的地方。

與將藥物吞下喉嚨的那一刻開始就已完成任務的藥物自殘相比，站在它的對立點的自殘方法，正是割腕。與吞下喉嚨就完全不知效果或作用的藥物自殘不同，割腕是一個從頭到尾都由自己主導的世界。要使用什麼樣的刀、要施加多少的力道來割傷自己，存在著無限的方法，從這點來看，它會讓更多人對它感到躍躍欲試。割腕與其他自殘方法不同，必須經過殺菌、消毒、以及包紮傷口等事後處理，嚴重時還要到醫院接受縫合、敷料及拆線等治療，之後還需休養一段時間才能復原。如此一來「自殘情緒」不但無法持續下去，反而還會與精神病患厭倦的日常生活相結合。自殘和日常生活無法區分開來，反而將兩者合而為一，這樣在處理過程中所需承擔的責任更大，也更令人感到厭煩。但是自殘者的腦中只記得與銳利刀刃接觸的瞬間和快感，完全將事後處理過程的不便忘得一乾二淨，因此過沒多久，他們又會重蹈覆轍。

自殘者主要下手的地方是手腕和手肘，但有的人不會將傷口劃在衣服遮不到的地方，有的人則會選擇劃在大腿，每個人都有自己堅持的原則。一旦開始不遵守自己設下的原則，就是割腕自殘者最危險的時刻。在過度服用藥物、醉酒、承受高度壓力或上述狀態混合在一起的情況下，很可能會一時無法調節力道，導致神經受損等，引發嚴重意外的可能性變得很高。說來無奈，生活中所發生的事，往往都不是我們能一手掌控的。

另外還有許多用原始方法進行的自殘，例如用頭去撞牆、甩自己巴掌、用拳打擊頭部等徒手自殘，以及用工具攻擊自己的自殘。勒傷自己的方法也是一樣，有的人會用雙手勒傷自己，也有人會製作繩套之類的東西，用工具來勒住自己的脖子，手段可謂千奇百怪。

還有很多人會用啃咬自己的方式來進行自殘，主要以啃咬指甲的類型最多，因此他們的指甲只剩下不到一般人的一半。也有人會選擇啃咬口腔內部的頰肉，或是咬傷其他部位的皮膚，使其留下嚙咬的傷痕。

自殘不一定意味著做出對自己造成直接傷害的行為。故意讓自己置身在危險狀態下，也可說是一種間接的自我傷害。在這危險的遊戲過程中，可能會出現超出協議的行為，例如發生暴力、感染傳染性疾病以及身體出現其他異常的情況。在這種狀況下，會將自己推向絕境的自殘者也確實存在。他們在危險中享受快感，或在其他不適當的情況下感受這種心情，這些都是自殘的一環，而且很容易變成一種習慣。即使沒有濫用藥物或用刀劃傷自己，其他自殘行為仍然不勝枚舉。如果存在著這樣的自殘習慣，那隨時都可能進一步演變成傷害自己的行為。

有時我們會透過自殘發現彼此的存在，並走近對方進行交流。在學校裡會用衣服遮住手腕的朋友、或是嘴上向大家誇耀著自己的惡行惡狀、內心卻被憂鬱感淹沒的同學，當我們發覺對方的存在，就會悄悄靠近對方，想藉此遠離不祥的預感。但我們也會對彼此感到好奇，我們會從「你也會做這個嗎？為什麼要這麼做？曾做到什麼程度？」類似這樣的瑣碎問題開啟話題，一起分享自殘的方法，或乾脆一起自殘。我想有過這種經驗的人都知道，當你擁有這種與一般常識背道而馳的同胞愛時，會比獨自傷害自己的人走得更遠。而且在如今的社會裡，不一定非要面對面才能形成這種關係，透過網路上的交流也可以達到相同效果。

自殘是會傳染的，也可能成為一種帶著競爭性質的比賽。自殘不再侷限於「我的問題」，它會透過與他人的共鳴與交流的媒介，改變它的行為模式。

自殘的人

自殘只意味著對肉體的損傷和危害嗎？恐怕大家都會做出否定的回答。除了對肉體造成傷害外，對自身造成的傷害放任不管、放棄進行治療等行為全都可歸類在自殘的範疇中。有一種人總會在腦海中幻想自己死而復生，當然這種事在現實生活中不可能發生，而擁有這種思考模式的人也有很高機率成為一名自殘者。所謂自殘者是指當自身面臨外部刺激時，會用自殘方式來表達其反應的人。他們透過這種方式來分析、解釋及消除外來的刺激，雖然隨著時間流逝，可以讓他們遠離自我傷害的中心，不過也可能會永遠被束縛在其中。

自殘的理由有很多，卻不存在一個明確的答案。事實上，自殘帶來的是一種清晰的感覺，它屬於感情的範疇，無法用語言來註記，也無法用量化來表達。以下是各種自殘理由中的一小部分。

★ 懲罰：首先訂定一套自己的標準，一旦覺得沒有達到標準，就透過自殘進行懲罰。

★ 確認：透過自殘確認自己的存在。

★ 將身體視為次等的所有物：當「我」被認為是最底層的存在時，我們就會假設在我之下的身體是「我的所有物」，藉此謀求自身地位的上升。

★ 威脅的手段：在視自殘為禁忌的關係中，或是對自殘感到忌諱的社會裡，想試圖利用自殘帶來衝擊的效果。

★ 賭博：跟自己下賭注，賭自己是否能做到，是否得以生存下來，是否有那樣的價值的一種行為。

★成癮：如果透過自殘消除了某種情緒，那以後就有極大可能性會重複這樣的行為，自然也會對自殘行為養成依賴。成癮有一項特點，就是即使重複做出相同的行為，所獲得的滿足感卻只會愈來愈低。

★消除：藉由自殘昇華自己必須面對的未知情緒。

★控制：當你無法獲得外部環境的控制權，你會為了獲得最低限度的控制權而毀損自己的身體，藉此產生一種無所不能的感覺。

自殘是沒有辦法戒除的，頂多只能成為一個不自殘的人。這世界上存在著兩種自殘，一種是即時可以執行的自殘，另一種則是需要花費大量時間與其保持安全距離的自殘。自殘仍然存在，只是後者看起來比較不像自殘而已。

以前我曾將自殘解釋為「想從這裡前往那裡的心」，若是再詳細一點解釋，自殘就像是一種想要從目前這個狀態前往另一個狀態的慾望。自殘一旦滲透到人生中，在你想窺探其他狀態的人生是什麼模樣時，它就成為一種隨時可以帶你前往的手段。對自殘的我們來說，一切都變得模糊不清，不知道自己身處的這個世界是想像出來的、過去經歷過的，還是真實的物理世界。誰也無法解釋自己的自殘，而且大概也無法獲得他人的理解。如果有一百名自殘者，就會有一百種自殘的方式，我們對於無限的自殘方式深感著迷。

關於自殘這件事，無論在哪個時間點，我們都要加以思考並想辦法結束。無論是將其視為一段黑歷史，或是把它當作一段過往回憶，甚至視其為目前仍然需要的手段等，唯有將腦海中的自殘想法做個整理，我們才能往下個階段邁進。要繼續過著自殘的生活，或是將其結束，你只能二選一。

對於過去的我們來說，首先會採取一些不足以被稱為「自殘」的行動。要將那些有問題的行為稱為「自殘」也許還有些勉強，但也不能說那是正常的狀態。這就是我們自殘的開始與根源。就像追溯精神病史的人們必須挖掘出自己在童年時期所受到的創傷，找出最初傷害自己的源頭對我們來說是非常重要的一件事，也許你可以從中找出自己之所以出現自殘行為的因果和理由也說不定。

另外，也要找出自己的自殘行為是否是因沉溺於某事，或是想逃避些什麼，找出原因並加以分析。找出相關問題後，再想想看是否可用其他方法來滿足自己的需求。當自己的視野變得愈開闊，能跨越的領域也會愈廣泛，自然也有能力對自殘提出更多元化的問題。自殘是兩顆心之間的對抗，一邊是想要控制自己的慾望，另一邊則是想稍微擺脫被控制的狀態，因此有些提問可能會對一觸即發的自殘思維造成強烈打擊。自殘就像一條橡皮筋，一開始是最緊繃的時候，也是最致命的時候，但隨著時間的流逝，它的彈性會逐漸下降，從中所獲得的滿足感也會隨之消失。

雖然自殘一開始帶給了我很多東西，但它所能給予的會逐漸減少，因此也慢慢遠離了我的生活。就算是這樣，你也不能單純認為想傷害自己的那顆心已出現了裂痕，即便是現在的我，偶爾也會覺得，不管在任何情況下，唯有自殘才是一種具開創性的手段。只不過，我的自殘年事已高，橡皮筋如今已變得疲乏無力，所以只能任憑裂痕愈來愈大。

起初，自殘可以彌補身體和精神的裂痕，但隨著自殘的次數愈多，它的效果就愈差。之後如果繼續重複執行這種無效行為，你自己也會產生疑問。究竟自己是否真的在這世界上製造了裂痕，亦或是不知從何時開始，自己一人獨坐在黑暗之處，只是無限重複播放那些製造裂痕的影片罷了。

自殘能帶給人一種毀滅自我、打亂一切的快樂，
它讓你停滯不前的日常開始往前奔跑，甚至飛向天際。
然而一旦搭上這班瘋狂的列車，除非抵達終點，否則無法中途下車。
那種讓人無法忘懷的速度和刺激，變化無常卻又充滿了活力！
即使到了軌道的盡頭，列車仍繼續行駛，直到再也無法前進，它才願意停下。
但結束的不只是列車，還有我。

——理端，《不鼓勵自殘的漫畫》

20

寫給想自殺者的探討書

想要自殺的人們

雖說試圖自殺是個人行為，但死亡卻是屬於所有人的。不是所有罹患精神疾病的人都曾想自殺，也不能說所有自殺的人都是精神病患。但我們在這裡要談的，是精神病患的自殺、自殺意念與嘗試自殺後所發生的事，以及和自殺精神病患周遭人士相關的故事。

從你自殺的那一刻起，這件事就成了眾人之事，所有人都對你有了誤解。他們以好奇心之名，突然開始想要了解你，想知道你留下什麼遺言，想知道你是怎麼死的，也想知道你為何尋死。你可能只會暫時存在於相信能找到你死亡真相的人與將你埋藏在記憶中的人之間，也許這段記憶會停留一陣子，也或許是永遠，但更有可能的，是逐漸被所有人遺忘。

不管試圖自殺的是你本人，還是你身旁的親朋好友；無論這場自殺的結局是成功還是失敗，自殺都會留下一種深深的空虛。飽受病痛折磨的人都明白，自殺會帶來一種既危險又甜蜜的感受，而大部分的人都已在心裡演練過無數次，想知道用什麼方式才能一舉成功。在這樣的過程裡我們逐漸熟悉了自殺的概念，開始認為這是件無關緊要的事。自殺事件何時到來，狀況會有多麼嚴重，這些總是能超出我們的想像。我們只好抓起酒瓶將自己灌得醉醺醺，或躲在被窩裡深居簡出，又或者乾脆自暴自棄地一起舉行自殘派對。自殺並不一定是自己與疾病間可以公平競爭的一場花式撞球，如果你有一雙手，那疾病就是千手觀音，在懸殊實力下你只能任人宰割。自殺也不是一件公平的事，打從一開始它就已傾向另外一方，而且兩者之間的差距會愈來愈大，不久後我們只能受其支配。一旦出現自殺的舉動，你就只能臣服在它的掌控之下。從微小的自殺意念開始，然後接連幾天不斷地發生自殺事件，接著打破你的舊有觀念，占據你的思緒，填滿你的腦海，最終成為一種牢不可破的想法。

自殺的理由是什麼呢？不是只有自殺之前發生的事件才能成為其原因。自殺的理由就像一種密碼，或是無法解讀的古代文字，雖已留下紀錄，但只要再重讀一遍，就會發現內容似乎前後矛盾，讓人著實摸不著頭緒。自殺虎視眈眈地盯著你，靜靜等待著你失去平衡的那瞬間來臨。如果你因為無法抑制的自殺意念而做出許多自殘或破壞性的行為，請盡快前往醫院就醫，你需要讓自己快點鎮靜下來，並撫平這些躁動不安的症狀。

另一種不可小覷的危險自殺意念，就是慢性自殺。這是一種先選定特定時間或事件，以此為起點，並經過精心策劃的自殺行為。其中的危險之處，與其說是它的高度執行力與成功率，還不如說是它讓患者徹底相信並遵從所謂的「死亡日程」。由於這麼做不容易被他人發現，所以隨著時間流逝，患者會覺得自己與死亡愈來愈近。當計畫被他人發現並加以阻止的時候，患者就會像真正試圖自殺卻失敗的人一樣，被一種空虛感所束縛，其後則必須花費一段很長的時間，才能再度回歸現實和社會。

自殺者有著「管狀視野」（tunnel vision），他們認為唯有自殺才能幫他們找到透露出光明的唯一出口。對於患有嚴重憂鬱症或精神疾病的人來說，這也是他們共同擁有的傾向。對他們而言，這樣的想法再理所當然不過，所以會覺得自己只要給予最低限度的提示，所有人都能夠接受和理解，就算沒透過言語直接告訴對方，但那種想法依然會像當面傳達似地清楚明瞭。然而站在他人立場來看，對於這突如其來的狀況肯定感到驚慌，並會提出「為什麼你要自殺？理由是什麼？」等類似這樣的問題，這讓抱持自殺意念的人感到挫折，最後反而讓他們下定決心再次自殺，因為他們認為最終能夠讓大家理解自己的方法，就只有死亡一途。此時若要讓他們意識到自己的思考方式有問題，事實上已是件不可能的事。應該要想辦法讓他們看見周遭人們的態度，當他們發現自己和外界格格不入，才會發現原來自己的想法已經變得扭曲。或者是讓他們先開口跟別人說話，如此也可以讓他們有機會確認自己的想法是否健全。

想從身陷自殺危險的人身上瞬間察覺危機感，是件很困難的事，即便是時時刻刻都帶有自殺意念的重度精神病患，表面上看起來也過著和大家沒什麼兩樣的正常生活。有的人從未對外說過「我好想死」，卻仍走上自殺一途，所以說「想死」的心態與自殺衝動的形態，也都是因人而異的。有些人會因為微不足道的事決定自殺，也有些人即使被別人說「你怎麼過著如此不堪的日子？」仍不會讓他的自殺意念達到臨界點。說來值得慶幸，並不是抱持著自殺的念頭就能一腳踏入自殺的世界。是否真會走到這一步，還要看嘗試過程的嚴重程度、帶來的衝擊、後續處理以及意識等綜合效應。就像其他精神病的症狀一樣，如果遇到突然高漲的自殺意念、衝動以及突發行為等，情況就會變得難以控制。因為自殺意念並非從自己身上萌芽，而是從天而降似地籠罩在自己身上，最讓自殺者感到痛苦的正是這點，被非出於個人意願的想法給支配著，所以焦躁不安。其次感到痛苦的，是自殺意念過於慢性化，導致患者的未來除了自殺以外無法想像其他事物，自殺儼然成為日常生活中理所當然的首要之務。與情緒激動的前述狀況不同，後者的情況已經用自殺替自己下了所有結論，人生中再也感受不到任何情感起伏。而最不幸的，是同時感受到這兩者的人。

一般自殺者最普遍的思考方式，就是認為「自殺是最好的解決方法」。對於從社會和所屬團體中被淘汰、人際關係全部崩解、歷經接二連三的失敗、健康狀態堪慮且對未來失去希望的人來說，要求他們回歸社會成為「正常的一分子」，這樣的要求簡直荒謬絕倫。可為什麼人們不明白這是不可能辦得到的事呢？抱持自殺意念的人完全無法理解。他們會覺得，比起看不到盡頭的的痛苦治療生活，選擇自殺才是更明智的做法。他們並不認為自己遇到的障礙只是暫時的，所以才會選擇自殺這個既長久又合理的解決方案。

大家應該都聽過「自殺是一種殺害除自己以外所有人的行為」這樣的話。關於自殺是一種他殺的說法，雖有人極力表示認同，但也有人認為自殺是靠自身意志完成的行為，難以將其視為他殺。有人認為自己的肉體也許實際上能活得更久，但由於自己想在這裡結束人生，自行選擇了明確的死亡日期，因此至今為止的生命與上天賜予的壽命並無二致，也可稱之為自然死亡。對於自殺是病死這一論點，大部分的人都未加反駁，反而表示同意。但究竟是罹病的痛苦慢慢吞食了他，還是他用自殺當作最後的抵抗，任誰也無法明確判定其箇中原因。追根究底，將自殺稱之為自殺、病死、他殺或自然死亡等，也許只是想試圖解釋其症狀的某些層面和特性，例如無可奈何、不可避免、慢性化以及就算抵抗仍會受挫的情況。

但，自殺終究是自殺。

對飽受精神疾病折磨的人來說，自殺的意義不僅僅侷限於結束自己的人生。對某些人而言，自殺是捍衛自己尊嚴的最後堡壘；對另外一些人來說，自殺是一種最終屈服於精神疾病，放棄自己生命的宣言。問題是，透過自殺感受勝利快感或感到失敗傷感的人，兩者都不存在。畢竟決定自殺成敗的當事者本身已不存在，即使將自殺分為成功或失敗兩個部分並過度賦予意義，也不會得到任何回報。

當事人可能光是因自身的自殺意念就疲憊不堪，但讓自己暴露於各種型態的自殺方式下，也是常有的事。尤其身邊的人、同居者或家庭成員等關係親近的人持續試圖自殺，且自殺徵兆相當明顯時，若當事人正好也處於類似狀態，情況就會變得非常糟糕。如想盡快結束這種狀況，就得採取住院治療等能以最快速度擺脫自殺危機的方法，只是住院還牽涉到錢的問題，很多人即使是自殺高危險群也難以得到適當的治療。特別是想自殺的人聚集在一起互相依靠時，很容易讓問題進一步擴大，形成惡性循環，這樣的例子數不勝數。像這樣由帶著慢性自殺意念的人所組成的團體，由於自殺對他們而言壁壘很低，城牆也很薄弱，很容易互相傳染，短時間內就會對彼此造成莫大影響。

但是，也並非只要有成員帶有自殺意念，就非得將他們定義為對你有害。由於成員們經常談論並分享自己的自殺事件，你反而可以把它當成是成員們日常交流資訊時，增進彼此感情的一種方式。自殺這個主題，就像在談論今天要吃什麼一樣，自然而然地掛在成員嘴邊，反而有助於防止成員之間因互相交流的自殺意念和訊息而造成真正的危害。不過這也只能算是一種權宜之計。如果最後還是出現超出目前成員們所能承擔的自殺事件，且狀況已失控到在成員之間氾濫，甚至需依靠外部支援才能解決的話，那這團體就會像沙堡一樣瞬間傾塌。為了應付各種突發情況，一定要將能給予幫助的外部人士安置在我們的周圍。這樣的團體本身雖彼此關係親密，但並不善於應付危險狀態，所以請盡量避免試圖在團體內部解決所有問題。因為不只是你會受到致命的影響，你也可能會帶給他人致命的影響。

為解決自殺問題，我們都得讓臉皮變得厚一點才行。自殺具有強大的引力，如果讓自己隨波逐流，我們很可能會一窩蜂地踏上死亡旅途。自殺意念沒有固定的形態和模樣，為了預防自己被籠罩在它的氛圍、感覺及強烈光芒的照耀下，我們需要適當妥協。年復一年的自殺意念彷彿已經形成了另外一個人格，與我們頻繁互動著。要因應自殺事故有很多好方法，探索關於自殺的一切也可以成為一種方法，且的確可以延伸到相當廣泛的範圍，從自殺究竟是誰殺了誰這種最根本的問題，到過世後如何分配遺物等最現實的部分，全都包括在內。諷刺的是，當我們在回答各種關於自殺的問題時，我們的人生依然會繼續走下去。

如果說在自殺意念十分強烈時要先寫下遺囑，那麼，思考究竟該寫些什麼樣的內容，我認為也是值得一試的方法。不一定非要按照遺囑的格式來寫，你可以用枯燥無味的方式記錄下來，也可以寫出字字含淚的感人故事。建議你可以按照對象的不同，例如家人、戀人或朋友等，分別寫下不同的內容。

其中包括身旁物品的處置，哪些東西丟掉也無所謂，哪些卻難以捨棄，你會發現，光是寫下這些東西竟然就必須花費不少時間。你也可以想像一下你現在所住的房子、跟你一起住的人還有寵物們在你走後會變成什麼樣子。雖然我們知道，對於自殺意念強烈的患者來說，除了自殺以外的事物都難以進入他們的眼中。但只要身而為人，我們不可避免地會對其他人事物帶來影響，無論如何，我都希望患者們不要忘記這一點。

對於想自殺的人來說，雖然這是件令人感到惋惜的事，不過就算他們向身邊的人們訴說自己有多麼痛苦，自殺的念頭有多強烈，周圍的人還是會帶著一臉疑惑的表情反覆追問：「為什麼你想自殺？」即使成績優異、考上理想學校、找到好工作、業績長紅、正在談戀愛、和家人關係好或是不缺錢，想尋死的人還是一心求死。這麼說的意思是，就算成績優異、考上理想學校、找到好工作、業績長紅、正在談戀愛、和家人關係好或是不缺錢，自殺的念頭仍會隱藏在我們的生活之中，不管你有多少豐功偉業，多麼功成名就，自殺的念頭也不會就此消失。

因此，被自殺意念所困擾的精神病患者們，當你們在表達自己想死的心情時，應該制定一些規則。首先，無論是醫師、身邊親近的人或關係疏遠的人，你都必須明白對方不可能完全理解自己「想自殺」的心情。很多患者都會試圖去分析自己的疾病、心情及症狀，偶爾會從中找出某些具有重大意義的發現，但大致上都是無法令人感到滿意的答案。自殺事件也是如此。雖然起初還清楚記得開始的原因，但隨著時間流逝，之後即使與當初的理由毫無關係，自殺事件仍會發生。此時對我們來說，重要的並不是致力於傳達自己想尋死的迫切性，而是醫護人員適當且及時的治療。如果平時定期在精神科就診，關於自殺的念頭請不要用「我好想死」或「我好像快死了」這樣的說法來表達。你必須具體陳述自己的症狀、情況以及身體反應等現象，這樣才有助於醫師對病情的理解。也許有些人會反問：「難道生病的人還得考慮醫師是否能理解嗎？」但我們也經常在社群網路上聽到網友不經意地說「我好想死」，當他們這麼說的時候，我們也無法衡量這話裡的真實性到底有多少。可見「我好想死」這句話已成為一種巨大而模糊的概念，在現今的社會上通行無礙。人們口中所說的「我好想死」，其號召力也在日益進化。有的人是用這句話來確認自身的痛苦是否屬於廣大洪流之中的一部分，藉此讓自己得救。也有人認為自己的自殺意念本只是一種模糊的想法，但若與一般常見的說詞「我好想死」或「乾脆死一死算了」互相結合時，情況很可能進一步惡化。在這裡我想討論的是後者，希望能為後者提供一點幫助。請問你「想死」的念頭主要出現在什麼時候？是白天還是夜晚？在人群中是否就能忘記這個念頭？還是變得更加強烈？是在家裡比較嚴重？還是在公司、外面、公共場所或大眾交通工具等特定場所比較嚴重？你有很多的訊息可以傳達給醫師，例如你對自殺有什麼樣的想法、是否有強烈的衝動、是否認為該用行動表現出來、當自殺意念湧上時是否會讓自己變得有氣無力、自殺意念的頻率和持續時間如何、為了避免自殺而採取了哪些行動，以及是否被動地放任自己面臨死亡等。不知道這是幸還是不幸，當思考障礙快速形成時，若能及時進行相應的治療，將會得到非常好的治療成效。即使從小就飽受自殺意念困擾，認為自己已習以為常，但若發現自己最近出現急遽且強烈的自殺慾望，並且已經試圖採取行動，那麼你就應該配合這時期的變化去尋求相應的治療才行。

時間的流逝本身就是自殺意念的最大對手。因為時間會造成變數，根據變數的不同，原來擁有的自殺意念形態也會逐漸產生變化。自殺意念主要會在夜晚及睡前達到最高峰。如果自殺意念過於嚴重，你可以撥打「生命專線」等電話尋求幫助。雖然也有毫無助益的時候，不過至少找五個地方向他們求救，你可以把這個過程當作任務一般依序完成，能抱持著這樣的嘗試心態也是件好事。有時在結束諮商後，他們還會替你與該團體的心理諮商師或當地的精神健康促進中心進行聯繫。雖然說飽受自殺意念困擾的人，大部分都會希望盡快改變心情，所以在前往醫療院所接受治療時，很難獲得他們所想要的資訊或滿足程度（與他們所付出的努力相比）。即便如此，在完全不抱任何期待的心態下，還是很建議你打電話接受心理諮商。

自殺意念劇烈動盪的時間大多在晚上，患者也無法前往精神科就診。此時你有兩種選擇，一是前往大型醫院的急診室，另一個就是撥打緊急救難電話一一九。雖然我不清楚是否每個城市都有二十四小時營運的大型醫院，但若是前往有急診室的醫院，那至少可以要求他們替你注射鎮靜劑。但接下來才是問題，因為即使前往急診室治療也無法立即改變情況。對精神病患來說，最困難的就是「等待」，而這正好是急診室的特性之一，對自殺高危險群患者而言並不是非常友善。在這種情況下，自殺事件頻繁的患者通常在預約診療後就會選擇逃之夭夭。即便前往急診室，在接受基本的急診科診療前必須等待，接著在照會精神科進行相關診療時又要等待，最後才能接受處置。一心只想要盡快解決問題、無法忍受現在狀態的患者們，往往會因受不了漫長等待而承受更大的壓力。即使因嚴重自殘或試圖自殺等原因被送進急診室，患者也必須歷經數道程序之後，最終才能被安排接受住院治療。

但只要能經得住等待，急救室也是一種不錯的選擇。躺在醫院的病床上接受安定文之類的藥物治療，很快就能讓自殺意念強烈的病患恢復穩定，但醫療費用加起來大約需要七萬韓元（約一千六百元新臺幣），還要加上搭計程車前往醫院的費用。另外也有一種方式，是想辦法讓患者離開那個會誘導他們自殺的空間，讓他們在其他環境下好好休息，如此就可以使他們冷靜下來，對他們來說，這個方法比前往急診室的效果更好。

真正自殺成功的，大致上都有相當大的偶然性因素。只朝著自殺這目標勇往直前的人並不多，對大多數想自殺的人來說，還有自殺的徵兆、緊急訊號及制定自殺計畫等各種瑣事互相交錯在一起。還有更多的人，對於自己的死亡為何是一種錯誤表示不可置信，雖然他們確信自己非死不可，但由於他們的思想已經扭曲，認為自身的死亡是一種正當的行為，因此對於為何他人無法接受自己的做法才會感到難以理解。

雖然我們自己認為想尋死的想法都是出自於合理的原因，但如果你以為這個觀念是正確的，就要求別人也有相同想法的話，那可就大錯特錯了。雖然患者本人帶著十足的確信，並鼓起十二萬分勇氣才好不容易開口。但對於他人來說，他們感受不到這些話的分量，只是當成玩笑話來聽，因此也許會讓患者相當傷心。一直到患者本人做出嚴重的自殺舉動後，才會發現自己想傳達的訊息原來一個也沒有傳遞出去，對他人產生了巨大的背叛感，只能繼續憤慨地吶喊著：「我說過了，我明明都說過了！」

無論是藉由從一個地方轉移到另一個地方的方式，或是透過傷害自己的方式來結束生命，試圖自殺的人最終都會抵達一個奇異的世界。然後你才會恍然大悟，不管是為了迎接什樣的結局而跨越那座橋，或是為結束自己的痛苦而吞下足以致死的藥物劑量，當你自殺未遂存活下來，再次回頭卻發現這世界竟完全沒有任何改變，變得不同的只有自己，因為你也再無法回到從前的那個自己了。

很久以前，我因病假過多而從大學休學，由於住院接受治療，在我的學籍資料上留下了憂鬱症的紀錄，我認為自此之後，自己已喪失了一部分的未來機會。當然這也是合情合理的發展，因為我的疾病沒有痊癒，反而朝惡化的方向前進。事隔幾年之後，當我向在大企業人事部門工作過的朋友抱怨這件事時，他笑著跟我說：「這種事情是調查不到的。」那一刻，我終於放下心中長久以來的恐懼，跟著他一起露出笑容。類似這樣的想像會帶來莫名的恐懼，所以，並不是說自殺就一定會抹殺你的未來，但它確實會將未來往前拉近，滿腦子都是自殺意念的我們，每天都壓縮自己的思考，讓自己被高密度的痛苦所折磨。在今後的生活中，即使已長時間過著這樣的日子，滿溢的痛苦還是會無時無刻噴湧而出。我認為，比起因過往歲月或陳年往事而選擇自殺的，應該會有更多的人是因為害怕面對這樣的未來，或者不想面對比這更加強烈的痛苦，而選擇自殺。

那麼最終在試圖自殺後，我什麼都沒失去嗎？一切都恢復如常了嗎？經過幾個月奇妙的監禁生活後，我找到一份工作，重新搬回首爾居住，如今不但開始就職，家人也給我很多經濟上的支持，和他們的關係也得以修復，那麼一切就都變好了嗎？不是的。在試圖自殺的「那天」，我就已預支了未來將度過的時間，在某種程度上也可以說是放棄了未來。被自己拋棄的那個「我」會在今後的人生中不斷徘徊。我經常會想，時間已停止在那天那個時刻，而一部分的我也留在那個時間裡。在思考的迴路裡百轉千迴後，我總會看到自己試圖自殺時的面孔，雖然這並不經常發生，也不是有意識的情況下刻意為之。我並不覺得抱歉，也不認為自己犯了錯，但也無法堂堂正正地說這是一個合理適當的選擇。像這樣的複雜心情，必得經歷「那天」之後才會表露無遺，並且滲透在今後的歲月裡。我戴著寫有年齡、性別和名字的手環，昏迷了很久才醒過來，躺在掛著點滴瓶的病床上翻來覆去。後來決定瞞著護理師和家人，穿越裝有門鎖的玻璃門，躲過保全的監視，偷偷跑到醫院外面抽菸，嘴裡說著：「唉，乾脆就這樣逃跑算了？」結果還是無法從那裡逃脫。我告訴朋友們我自殺的事，說得明快自然，口吻就像在開玩笑。我選擇用死亡將至今的人生做個了結，但它卻從我的手中溜走。後來我才知道，原來我失去的並不是過去的人生，而是今後的時間。「那天」將我交付予它的一切全部丟失，而這恐懼並不只是我的想像。想要自殺的人，應該有很多想除去的對象，首先是自己，再來是特定的人，某項事實或記憶等也全都包括在內。但最終付出代價的人是你自己，即使活下來了，也不算真正的活著，因為「那天」始終都在。

哀悼的人們

雖然自殺者本人可能不會知道，但只要自殺事件被他人知曉，之後各種說法就會不斷流傳，甚至變本加厲。人們對他的死感到無比好奇，也很想知道他是怎麼死的，想替他的自殺找出責任歸屬，並指控造成自殺的催化劑。為釐清遺言的內容，甚至還從童年時期開始追溯他自殺的原因和理由，一切都是為了找尋真相。但是，用這種方式找到的真相確實為真嗎？你能夠確定嗎？確認之後又怎樣呢？最後所有的一切都無法成為真相，因為你無法從亡者身上得到任何確認。正如同自殺會給企圖自盡的人帶來混亂，它同樣也會對自殺者周遭的人造成影響。身為患有精神疾病的人，身邊必定也會有罹患精神病的朋友或家人，總有一天我們也會經歷他人的自殺，或者得知他們過去也同樣有過這樣的經歷。這裡所指的對象，也許是你網路上的朋友、你的家人或是一起生活過的戀人。

自殺引發的死亡有別於一般的死。如果有人因罹患癌症，導致健康惡化而死，那麼他的死亡並不會引起社會的關注，一般也都會替他舉行葬禮。然而自殺卻會被當成是死亡中的異類，大家都會極力隱瞞這個事實，就連葬禮也是倉促舉行，其後關於他的死亡或是這個人的一切，大家往往選擇避而不談，於是他成為人們忌諱的對象。因此，只要過了一段時間之後，就會不禁讓人產生「這個人曾經存在過嗎？」的想法，這時你才發現，大家早已不再提起關於他的任何事。

為了自殺者舉行的喪禮也很混亂。如果有一場為自殺者舉辦的喪禮，而你正好受邀參加，我建議你一定要去看看。即使這只是一場人為的儀式，仍然是一種依照葬禮程序送亡者最後一程的社會禮儀。且在葬禮之後，社會上就再也沒有其他能夠分享其死亡的場所。當自殺的死者是同志或精神病患，父母的怨恨有時會轉嫁到死者的朋友身上。如果在不得已的情況下無法參加葬禮，你也可以找一些共同朋友，聚在一起替死者進行追悼。此外，在談及關於自殺者的一切時，也分為能夠交流與無法交流的對象，兩者之間有很大差距。獨自哀悼代表著你對亡者的心意與感情，關於他的一切就像一張被打散的拼圖，你所熟悉的他將慢慢消失，再也無法拼湊完整。你們一起度過的時間就像被浪潮席捲而去，曾經歡笑過的瞬間、安靜度過的時間，就像在長久時間侵蝕下而褪色的一幅畫，而你卻必須一個人眼睜睜看著它逐漸變得模糊不清。因此哪怕只有一個人也好，只要有人陪著你一起分享對逝者的回憶，對你就會產生相當大的幫助。

只要聽到有人自殺的消息，但因未能參加他的喪禮，無法確認他是否真的死亡，患者對此很可能出現一種非現實的感受。此時與其任由自己猜測那人是否死亡，執著於打聽他是在何時何地身故，探究其來龍去脈與事情真偽等，還不如花點時間親自去確認實際情況。這麼做並不是件壞事，總比胡亂猜想來得好。與其在意自己是否夠及時、比其他人更快、比別人了解得更多、比任何人都傷心等無意義的比較，不如用自己能接受的方式當作出發點吧。不管是什麼樣的死亡，每個人在接受時所需要的時間和方法，都是因人而異的。

如果自殺者生前處於非常惡劣的環境中，或是從客觀角度來看其精神疾病非常嚴重的時候，如果你曾在一旁目睹他痛不欲生的模樣，也許你會對他的死感到鬆一口氣，或者打從心裡替他感到慶幸也說不定。這並不是錯誤的想法，也不代表你是個瘋子。這是一種很自然的情緒，你會這麼想也是無可厚非的，學者所提及的悲傷的五個階段[38]並不是人人必須遵循的方針。與其永遠對這件事感到自責，不如找共同的朋友一起分享有關亡者的故事，有時候也可以聊一聊他的糗事，一起笑著度過懷念亡者的時間。否則在一般的情況下，隨著時間流逝，埋藏在心裡的感情會逐漸轉化為一種令人難以承受的悲傷。

如果傳來有人過世、而且還是自殺的消息，那對於有過自殺經驗或曾經想過自殺的精神病患來說，也許會成為一個起因，讓自殺意念在心裡快速膨脹起來。在這種情況下，首先要擔心的人是你自己，建議你一定要前往精神科就診，並請醫師開立能抑制自殺意念的藥劑來服用。另外要盡量避免受到刺激，也要記得與亡者的其他友人們保持聯繫。否則在過了一段時間後，當你已做好準備要與他人進行交流時，可能會發現周圍再也找不到可以跟你談話的對象。你腦海中的記憶會慢慢消失，再也無法完整記住他的一切，反而逐漸忘卻他。這就是為什麼你需要與擁有相同罪惡感和悲傷

---

38 即「庫伯勒－羅絲模型」（Kübler-Ross model），由瑞士精神病學家伊麗莎白・庫伯勒－羅斯所提出，五階段依序為：否認、憤怒、討價還價、沮喪、接受。其雖被廣泛引用，但不盡然符合人們面對死亡事件時的心理轉變。

經歷的亡者友人一起分享他的故事，藉此讓關於他的回憶重新回到你的心裡。一起絞盡腦汁、一起開玩笑，一起歡笑地回憶，一邊說著：「他就是這樣沒錯。」一邊喚起大家對他的共同記憶，並且確認那是過去實際發生過的事，這樣對情緒的恢復才會產生幫助。

在臨近亡者的忌日或生日時，可能會讓患者病情發作或萌生自殺意念，甚至在實際生活中發生試圖自殺的事件。在這段時間，你可以提前安排好能陪同你去醫院的人、協助進行專業諮商的人和陪你聊天的人，甚至提前做好放聲痛哭一場的心理準備。配合忌日舉行簡單的追悼活動，也是一個不錯的選擇。

如果有人或你自己，因為下列原因想要尋死，那麼還請務必三思：❶認為自身的死，可以讓父母反省過去的事。❷認為自身的死，可以讓加害者反省錯誤。❸認為自身的死，可以讓離開自己的戀人感到後悔。

曾對你施加暴力的父母絕對不會反省，只會把責任推給那些不相關的人，並且去折磨和埋怨那些在你生前與你關係親密的朋友，甚至對外否認你自殺的事實。對你施加暴力的人不會感到內疚或有任何良心上的譴責，他們可以安安穩穩地入睡。離開你的人也不會對此感到後悔，反而會覺得早點離開你是正確的選擇。如果你自殺，原本你所珍視的一切、物品、紀錄、陪伴著你的寵物等都會被任意處置，有的人會像貪婪的鬣狗一樣悄然無聲地把它們偷走，沒有人會把你所留下的痕跡當一回事，轉眼間你的一切就被銷毀。你的遺言沒有經過公證程序，因此不會有任何效力。也就是說，你的意志、追求的價值、目標、意見、名譽及經驗等，從此以後，再也無法與這世界上的任何人產生互動。

最後還有一點想在此補充，當你長期飽受自殺意念的折磨時，通常會出現這樣的經歷，舉例來說，如果你在 A 狀態時感到不快，那麼與此同時，你會希望自己立刻轉換成 B 心情。在這個過程中，患者會十分焦急，甚至因無法等待，進而對改變心情的空檔感到不滿。這並不僅僅意味著不安或焦躁，更是自身意志與突如其來的自殺衝動在一較高下時會產生的必然反應。懷抱著高度自殺衝動的他們，只希望盡早實現和改變一切。但由於急於解決問題，有時會對其中的矛盾等閒視之，反而造成日後難以承受的災難。不過這種狀況並非永恆不變的定理，如果到了相對沉穩的年紀、或是所屬條件及環境等都能達到和諧的狀態，那麼自殺意念就不會再找上門，或者隨著出現頻率的減少，相關體驗也跟著減少。當你的心情變得比較放鬆，你就會開始抱持「如果討厭我的敵人正坐在河邊想隔岸觀火，那麼我偏偏要順流而下」的心態，如此一來，自殺意念就不會再像以前一樣那麼強烈，自己也不會再輕易地被它掌控了。在他人開導下或經歷風波後，往往會轉變為這樣的心態；另外也可以在藥物的幫助下，保持在心平氣和的狀態。

自殺的念頭像天使般翩然降臨，自殺的想法能理解我所有的痛苦。話雖如此，但如果這一切只有在我死後才能獲得證明，那也只有在這種意念和自己攜手合作下，才能完成這奇妙的試驗。也許有一天，你會找到一種即使不需抱持自殺意念也能活下去的方法，並擁有那樣的環境和條件。而且總有一天，即使自殺意念成了你生活中的常態，你也會因習以為常而不以為意。為了等待那個時刻的來臨，從現在開始，就讓我們成為一個能安然坐在江邊欣賞風景的人，讓我們一起欣賞河上群鴨一邊避開險灘一邊游水的美好畫面吧。

21

島嶼之戀：無法離開的島，永不結束的戀愛

在國度裡不被理解，於是我走向島嶼
在布滿礁石的海灘上與我的戀人一起，戀人就是我的島嶼。
唯有在此我才得以生存下去

你展開一段關係，一切始於愛情，專屬兩人的時間，專屬兩人的空間，專屬兩人的感情，還有專屬兩個人的病。

在關係的最初，我們會先用動物的本能去找出對方身上的缺陷，但陷入愛情的速度卻更令人措手不及。即使不一定是愛情，就連共鳴、同情、安慰，或者莫名其妙的某個原因都可以讓人展開一場戀曲。雖然不知道是什麼樣的信念讓我們邁出第一步，在充滿了不確定的未來、患病的痛苦、與家人間的矛盾、經濟困難以及精神疾病等負面因素的海灘上，這場戀愛開始了。兩個不安定的人奮

力地向前游，他們所達之處就是這座島嶼。

島嶼之戀是從極其單純的公式開始的。島嶼戀人們的特徵之一，是他們都有著不幸的過去或他人難以理解的痛苦。例如：曾在家庭暴力或集體霸凌等成長過程和人際關係中歷經挫折，所以迫切想擺脫家庭、學校團體或現有環境的人們；因自身疾病認同等被大眾認為違反「社會普遍標準」，為不被大家排除在外而需不斷檢視自我表現的人們；以及渴望找到「可以跟我一起分享我的傷口和不同之處，能接受我、認同我的人」的人們。

他們相信，當他們試圖離開原來的地方，並成功脫離後，一定會找到一個屬於自己的新環境或新團體，然後能在這全新的地方毫無畏懼地向他人展示原來的自己。長期被孤獨寂寞所折磨的人，輕易就能認出像自己一樣帶著傷口的人，並且很容易被對方吸引。彼此分享人生中無法告訴他人的過往痛苦回憶，成為一個具凝聚力的團體，成為一股外界無法理解、也無法觸犯的強大力量。不安定的兩人在交往時，往往會出現激烈的排他性局面，當然在戀愛初期，當事人並不會認為這是一場島嶼之戀。因為一般的戀愛和我們所說的島嶼之戀間只有毫釐之差，兩者的差距可說微乎其微。

任誰都有過因陷入熱戀而忽略周遭人等的經驗，不管做什麼事都只想跟戀人一起，想在同一個空間裡，一起吃飯、睡覺和玩樂，共同度過極度親密的時光。但一旦過了這段過度激情的時期，通常就會再次回到與朋友們之間的相處，或恢復以往的工作，重新展開社會生活。

只是，島嶼之戀的發展過程不同於一般的戀愛。島嶼戀人們總是想擁有對方的一切，也會試圖在對方的心裡留下刻骨銘心的回憶，彷彿自己是對方最後、唯一的支柱，表現出十分悲壯的意志。在這種情況下，如果又發生各種外部矛盾因素，反而會讓島嶼之戀變得更加火熱。例如學生反覆休學、失業、與父母反目成仇、得不到經濟支援等各種來自外部的難關，只會讓島嶼之戀的當事人變得更加團結一致，接著單方或雙方開始出現依存關係。就算還不到依存關係的程度，只要出現「我只需要你」或「無論如何，只要有了你，一切都不是問題」的想法，就足以證明島嶼之戀正在穩定發展中。

對於已習慣不幸的人來說，被孤立並不會對他們造成致命的傷害。但在有人對自己抱持好感的情況下，反而會驚慌失措，進而失誤連連。對於無法應付複雜人際關係和感情狀態的他們來說，在戀愛世界中橫衝直撞也是預料中的事。島嶼之戀開始後，他們會對自己的愛意抱持著不確定性，也會對他人給予的愛情感到不安，因此變得敏感多疑。在愛與不愛之間搖擺不定，兩人都經受了感情世界裡的動盪。

問題是，對於身處島嶼之戀的兩人來說，過度的精神刺激會帶來高度的壓力，因此可能會出現疾病症狀、病情惡化或狀態不穩定等情況。更大的問題在於，即使在這種情況下，島嶼戀人們仍然認為他們自己可以解決自己的問題。

同時惡化的不健康模式

其實，精神病患的島嶼之戀，從表面上看來沒有什麼特異之處。如果我們過著安靜的生活，周遭的人就會認為「他們兩個應該過得很好」。特別是像我這種身為同志又患有精神疾病的情況，已經兩年左右的時間沒在人前露臉，後來又與先前的外貌出現了很大的變化。那些直到出了社會才又正式出現在大家面前的人更是如此。

比起充滿破壞性的表象，「同性戀－精神病患－島嶼之戀」的三重組合，出人意料更為常見。由於最初是以「只有在這裡才能與彼此分享自己的不同與傷痛」為建立關係的前提，讓兩人的關係變得更加堅固。即使彼此之間不是戀愛關係，但要我們放棄這份溫馨，回到外頭的世界重新面對自己，真的是件非常困難的事。身為同一類人，因認同感而互相依靠，若要放棄島嶼之戀，就等於是拋棄對自身的認同，因此我們才會更加努力地維持這段感情。

只是，島嶼之戀中的精神病患一定會發生意想不到的事故。從曲解對方的心情或意圖、自殺事件、同伴自殺事件、幻覺到精神症等，凡是精神疾病所能展現的東西，幾乎都會在這段過程中輪番上演。

輪流自殘的情況也會頻繁發生，例如以下這種情況也很常見：

A因自殘被送往醫院→表示自己不想看到對方因藥物濫用而昏迷的模樣→A外出後在公共場所出現更嚴重的自殘行為，或表明自己因躁症發作而向三家金融機構貸款，現在錢已全部花光，正打算自殺→對方精神症＋躁症發作→失業＋希望兩人同時自殺＋長達三個月時間足不出戶。

就像這樣，島嶼之戀是一部無窮無盡的連續劇，而且每一幕都充滿了痛苦。關於造成問題行為的理由，由於雙方都是專家，因此也會認為，對方應該要對所有來龍去脈和原因等，花費心思去分析了解。所以他們相信，即使面臨嚴重的危機，兩個人也能順利解決，而這只是他們的錯覺罷了。

島嶼之戀的顯著特徵如下。

同居：同居是島嶼之戀的特徵和核心。兩人同住的房子是他們在物理上擁有的實體島嶼。從找房子開始，到購置傢俱、到IKEA買傢俱回來一起組裝、一起挑選寢具、一起把弄亂的房子收拾乾淨、一起吃飯及互穿彼此的衣服等，在家裡能做的事非常多。有時光是維持生活就已經很吃力。兩人組合而成的家和日常，會滲透到兩人關係的最深處。隨著一起生活的時間愈長，彼此熟悉的範圍也會愈廣，「只有我知道的他」這樣的想法，總是令人嚮往不已。

斷絕社會關係：島嶼之戀就像是被社會孤立的人朝著被社會孤立的方向直奔而去。社會關係的斷絕可能同時發生在雙方身上，或只發生在其中一方。島嶼之戀的兩人斷絕現有社會關係的交流時，是最容易走向毀滅的一刻。這段關係結束後，他們也無法與他人分享這段期間所經歷的一切。

由於沒有可分享自身經歷的朋友和共同的熟人，所以至今為止關於戀愛關係的資訊，以及跟對方有關的話題，都變成一段只有自己知道的往事，很難與他人一同分享。島嶼之戀本身全部都屬於島上的兩個人，正因為只有兩人共享，所以即使想重新恢復社會關係、與他人進行交流也難以做到。關於過去波瀾萬丈的時刻，還有島嶼之戀對自己帶來了什麼樣的影響等，兩人都不知該如何對他人開口，只感到一片茫然。戀愛結束的那一刻起，自己就變得一無所有，覺得今後再也沒有人可以像對方那樣了解自己，對談過島嶼之戀的人來說，沒有任何事物可以證明那段時間真實存在，為此他們會感到非常痛苦。

單方面的經濟依賴：經濟上的依賴在島嶼之戀中很常見。舉例來說，A 的父母給 A 的金錢，會透過這段關係流到 B 的身上，由於是一人份的零用錢，所以兩人的貧困狀態會持續下去。居住費用也大多依賴其中一方，生活費也是如此。有工作的一方給沒工作的另一方零用錢（！）的情況也屢見不鮮，即使不是給予零用錢的方式，其中一方也會負責購買香菸或食物，或支付水電費等雜支，等於家裡的開銷都由某一方獨自承擔責任。那麼，在金錢上依賴對方的人在做什麼呢？他們往往被壓力和負債所困擾，但他們並沒有用整理居家環境或進行生產活動等方式做為替代報酬，只是拚命證明自己對目前的經濟依賴感到沉重的壓力和負債感。因為彼此之間的這段關係，讓他們得以主張自己的正當性。

寵物：之所以不叫「伴侶動物」[39]而稱「寵物」是有原因的。因為島嶼之戀中的兩個人，在他們的空間裡所飼養的動物並不單單只是「伴侶」動物，牠還是一種促進兩人關係更為鞏固的手段。這並不是說島嶼戀人們有意識、有意圖地認為「應該把動物當成改善關係的工具」。但可以肯定的是，當島嶼戀人們的關係發生問題時，小動物的加入的確可以成為一種解決方案。島嶼之戀同樣會陷入倦怠或停滯不前的時期，有的人會在此時開始飼養小動物。對於進入「島嶼」的「小動物」，兩人將扮演「保護者」或「養育者」的新角色，如此一來就可以鞏固他們對這個家庭的責任感，增加他們的奉獻精神，藉此讓島嶼之戀可以順利維持下去。

成癮：要從一名吸菸者變成兩名吸菸者是很容易的事，同理可證，如果其中一人酒精成癮，那麼兩人一起沉淪的機率就大大提升，因為成癮這件事是有傳染性的。如果其中一方出現自我破壞的行為，那麼另一方也會跟著採取相同的行動，於是事態就像滾雪球般愈滾愈大。其中最需要注意的是酒精，另外，藥物濫用也是島嶼之戀中經常發生的事。舉例來說，為了一起入睡（確切地說，如果只有一個人睡著，那麼剩下的一方就會感到難以忍受），其中一方可能會為了配合對方而過度濫用藥物。

病症的共同進化：憂鬱症、躁鬱症、精神症及身體疾病等都會快速增長。在島嶼之戀中，由於

---

39 **반려동물**（伴侶動物）是韓文中對寵物的正式稱呼，強調其陪伴特質。「寵物」則作**애완동물**（愛玩動物），強調寵愛、玩賞之意。

過度貼近彼此的生活，發生摩擦的可能性也會變高，這會帶來精神上的壓力，自然也會對現有的病症造成刺激。還有，如果其中一人生病，另一人就會自告奮勇擔任對方的看護，將自己的生活全部投入在照顧對方之中。然而，對於病情容易快速惡化的病症，首先要採取的是積極的醫療介入和處置，「看護」則是其次的工作。精神病患很容易同時併發其他疾病，如甲狀腺問題、腎上腺問題、發炎反應、自身免疫疾病及荷爾蒙失調等，從長期角度來看，這些是需要個人自主管理的事，無法假手他人。更進一步地說，當其中一方以島嶼戀人的「看護」自居，並給予對方過度的照料，也可以說是一種以幫助和親切為手段，引導對方依賴自己的巧妙操縱。

共依存症：共依存症（co-dependent）是一種病態的關係，也是一種失衡的依附狀態，內心認定對方「如果沒有我的話，（生病的）他就活不下去」。乍看之下好像與責任感有點類似，實則截然不同。可能換成「如果沒有（生病的）他，我就活不下去」這樣的說法，會更貼切一點。雖然A身上有許多不足與缺陷，但B仍留在A的身邊照顧他，乍看是B對A伸出援手、包容A的缺點，但B非要留在A身邊自有其理由。而因為B在A的身邊，會讓A想起自身缺陷，卻沒有改變的勇氣。雖然內疚自責，但A還是希望接受並包容自身缺點的B能繼續留在自己身邊。當A需要B的時候，B也就達成了留在A身邊的目的。

自殘和危險行為：自殘、危險行為及暴力，都是島嶼之戀中頻繁發生的事件。在激烈爭執的狀況下，他們會從自殘等單純傷害自己的事開始，甚至出現故意摔壞器具、傷害對方、互相使用言語暴力、大聲喊叫、推擠、打人以及抓住對方衣領等行為，而這並不是單方面犯下的錯。當雙方展開暴力攻防戰，很可能在爭吵之下，其中一方試圖自殺，另一方看到後，也因絕望而走上自殺一途，變成兩敗俱傷的局面。當然，在事過境遷後，兩人的情緒沉澱下來，島嶼戀人們還是會面對面坐下來好好談，分析這些行為背後的原因，找出理由。如果能接受對方的理由，即使是暴力行為他們也會容忍下來，並戲劇性地跟對方達成和解。

自殺：到了最後一步就是自殺。島嶼戀人們若是因其中一方自殺，或是做出僅次於自殺的行為而導致狀況發生轉變，反而會讓他們從困境中解脫出來。這種毀滅性的戀愛幾乎無法透過對話和溝通等方式讓它和平落幕。在島嶼之戀裡，自殺是個非常有影響力的角色，會用「我會讓你永遠記住我」的思考邏輯，或者「我不會再讓你受苦了」等臺詞來施加影響。唯有一點可以確定，如果有人死了，無論生前看得多透徹，過世之後，他就永遠無法得知死亡究竟意味著什麼。如果其中一人離世，另一個人就無法再對曾經如此熟悉的他提出任何問題，只能憑空猜測，獨自一人絕望傷心。由於這是場島嶼之戀，戀情中的兩人與外界徹底孤立，你和他在島嶼上一起度過的時光，面對外面的任何人也都無從開口提起。因此你偶爾也會對自己的記憶產生懷疑，當記憶的物理證據消失，就連你本人也無從確認。剩下的那人會受到難以言喻的嚴重傷害，在很長一段時間裡，可能都深陷於自我認同混淆、記憶混亂、哀悼以及無法重新展開一段新關係等。

如何協助處理當事人雙方的關係

由於從表面上完全看不出什麼所以然，所以只要不多加留意，周遭的人就無從得知島嶼之戀的進行過程。而正在談島嶼之戀的他們，不管私下對彼此進行多少情感虐待、暴力、心理操縱（gaslighting）或自殘等，他們在社會大眾面前也不會表露出來，外人更難察覺他們的真實面貌。就算你知道自己的朋友正在談一場島嶼之戀，想幫助處於困境的他，他可能也不會接受或聽取你的幫助、建議和忠告，更別說付諸行動了。即使島嶼之戀的當事人雙方都知道這段關係出現問題，還是有很多人不願跟對方分開。在某些情況下，當外界放任他們兩人自己解決問題時，很可能就會演變為一場悲劇。

也有人會給當事人一些毫無建樹的建議，例如：「快點分手吧。」「別管他死活了，快點逃吧！」「為什麼不分手呢？（一邊提出應該分手的理由）」「（一邊分析你因島嶼之戀而蒙受多少損失）你看看，是不是如我所說？」等。這些建議之所以完全無法發揮作用，原因有三：第一，這些內容，島嶼之戀的當事人都已很清楚了；第二，他們也正承受著自己種下的苦果；第三，他們早已習慣忍耐，對此早已感到麻木。即使聽到周圍人們的勸解，他們往往因害怕離別帶來的絕望而立刻與戀人和好如初，或者因絕望而引發不理智的行為，例如自殘或試圖自殺等，他們思考和行動的系統，可以說已經面臨崩潰的局面。另外，還可能出現因挫折和絕望而極度精神激越等島嶼之戀的後遺症。

面對較能接受溝通的島嶼戀人，可以透過以下方式來幫他們回顧彼此交往的這段關係，以解決現在的問題，探索今後的規劃。首先有兩個條件，唯有符合條件的人才可能得到具建設性和持續性的成果。

第一，交往雙方都想找出這段關係裡的問題，並尋求解決之道。第二，交往雙方都必須認知可能出現「不是你死就是我亡」等兩敗俱傷狀況的嚴重性。最好在滿足這兩個條件的情況下，再替兩人安排可以好好坐下來談話的機會。由於在兩人居住的空間裡很容易受到對方的影響，可能因關係的傾斜而破局，所以我推薦盡量約在外面談話會比較好。

要留意的是，不要變成追究過錯、責任和影響等互相指責對方的情況。主要重點在於回顧戀愛期間發生的事件，並掌握出現問題行為的因果關係。由於談論感情的事可能引發爭執，所以最好是對實際發生的事件進行客觀陳述為佳（例如：二〇一八年四月五日十點發生口角後，A 持菜刀、B 持美工刀分別自殘，隔天到醫院分別縫了四針和十針，醫藥費共五萬韓元，由 B 支付。A 的左手腕和 B 的左手腕上留有自殘後的傷疤）。然後將針對該事件留有什麼樣的心情和感想記錄下來，再比較一下彼此所寫的內容。當情緒過於激動時，請先休息一下，在閱讀對方所寫的東西時也請不要互相批評。透過這樣的活動安排，可以了解「原來我們兩個在一起時做了這樣的事」、「原來問題出在這裡」等實際狀況，進而分析為何兩人會不顧一切想要在一起，或是兩人非交往不可的理由。另外，可以依據此結果為基礎，要求結束這段關係，甚至進一步達成結束這段關係的協議。

如果已經到了連上述活動都無法安排的嚴重情況，那麼你們一定要請求第三方的幫助。在一般情況下談島嶼之戀時，當事人只會聽從自己認可的最低程度建議，他們無法對危機的輕重程度做出判斷。不僅如此，他們還認為「身為島嶼之戀的當事人，我們所做的一切都是上天註定好的，每件事的發生必然有其理由」，理直氣壯地扭曲了原因和結果。若要正陷於島嶼之戀的人們自己主動與對方分開，從此分隔兩地各自度日，對他們來說是非常茫然不知所措的事。但如果這段關係中存在明顯的暴力行為，而且是雙方都會被彼此施加暴力的狀態，那就更該審慎面對，最重要的，是盡快找出強而有力的解決方案。

島嶼之戀只是各種關係中的一個形態，也並不是只要一踏入就非得爭個你死我活才能結束的地獄。在生活中與他人締結下的關係，也可能帶有島嶼之戀的屬性，或是以島嶼之戀的方式發展，我們很難把過錯全都推卸在某一方身上。

島嶼戀情若是想以較溫和的形式持續下去，就需要由其中穩定性較高的一方來主導這段感情。

所謂的穩定性，可能是對自身的價值觀有著明確的信念，也可能是指在經濟上有餘裕，或者是確實保有隨時可以提供支持的社會關係，以及足以控制精神疾病混亂狀態的能力。唯有達到這種狀態，兩人的戀愛關係才有可能實現。相反地，如果兩人都相互依賴對方，那麼島嶼之戀很容易就會以破裂告終。

如果你在各方面都很不穩定，認為只有在戀愛中才能成就自己，並且看到對方因為你的依賴而疲憊不堪的話，那麼你應該會明白，是該放手的時候了。但在島嶼之戀的孤立狀態下，你可能會認為，「為了讓你重獲自由，我必須結束自己的生命」，而這種想法正是問題所在。認為自己的行為、自己的想法以及自己所犯下的錯並沒有什麼大不了，所有的一切都沒有價值，只要死掉就能一了百了的態度，我想這正是為何人們一提到島嶼之戀就會產生反感、甚至千方百計阻撓的理由。矛盾的是，島嶼之戀正是因為這樣才「成立」的，當事人認為自己什麼都不是，唯有在這場戀愛中才有存在的價值。所以我認為，當事人更是有必要釐清，他們因這個想法可能犯下的極端行為有哪些，並及早解決問題。唯有如此，才能挽回目前破裂的關係，或者是為將來可能產生的新關係預留一條活路。

正處於島嶼之戀中的人可能會覺得，與其跟對方分手，還不如死掉算了。也許他還會告訴你，比起在沒有對方的外面世界孤單地生活著，留在無法預測未來的島上反而是更好的選擇。在島嶼之戀中，每個瞬間都要做出選擇、決定和判斷。每當我們做出草率的選擇，島嶼之戀就一步一步地向下墮落。愈是如此你就愈是要閉上嘴巴、不輕舉妄動、盡量低調並避免矛盾。如果要我給想克服島嶼之戀的人一個建議，我希望你們能盡量做出困難的選擇、下艱難的決心和痛苦的決定。在此祝福你們能走出這座專屬於你們的島嶼，重新開闢一片全新的天地。

22

父母和醫師：什麼都不知道，卻又什麼都知道

當我們決定對自己的精神疾病採取應對措施，首先考慮的，是要不要去醫院治療。雖然後來我們決定鼓起勇氣前往醫院，但在治療後卻無法得知自己的病情是否有所好轉。

如果患者周遭的人出現妨礙患者就醫吃藥的行為，或是患者本身覺得治療沒有效果，當患者無法信任醫療人員或藥物時，治療這件事就會變得非常困難。堅持接受治療是件非常重要的工作，因此患者需要多方面的支援。

如果想維持原有的生活，並進一步讓病情出現起色，基本上我們必須把各種條件考慮在內。包括了在心理上和經濟上給予幫助的父母（養育者）、在治療上給予幫助的醫師（治療者），並與他們維持良好關係。

如果能讓我了解更多

我們費盡心思，想把所有的一切都告訴醫師，但凡能成為病症線索的訊息一個也不想放過。或者本來打算隱瞞病情，但卻在和醫師聊天時不小心脫口而出；或者有件事試圖對醫師保密，可是某天卻在無意中說溜了嘴。總之，醫師只要坐在他的位置上，就能聽到患者們的故事與不斷湧來的各種訊息，例如病患本人的性取向、性別認同、從童年起到現在的生活經歷、家庭狀況、交友情形、經歷過的暴力事件、戀愛故事、能夠定義自己的事件、學校或職場、工作態度及休閒娛樂等。在短短的十幾分鐘內，在醫師一句「最近過得如何」的詢問下，如洪水般湧出的話語，有時讓我們感到如釋重負，有時也讓人產生「這些事可以告訴他嗎」的疑慮。

起初我到精神科就診時，總覺得諮商時間不夠用。當時的我認為除了開立處方藥之外，應該也要讓醫師理解我目前發生的各種事件才行。我的想法是：「醫師愈了解關於我的一切，對於治療應該就會愈有幫助吧？」於是當時還很年輕的我，把自已深陷在三角關係裡的狀況，包括A做了什麼，B又做了什麼，以及我和他們之間的各種故事，全都詳細地告訴了醫師。

每次診療結束後，我總有種意猶未盡的感覺。舉例來說，本來應該要把某些重要的環節向醫師說明清楚，因為我在這些事情的影響下，已經有八個多月沒有好好睡一覺。雖然我不斷叮囑自己別忘記，但等到下次進入診療室接受諮商時，這些東西就會從我的記憶中暫時消失，直到回家後才又再度想起。

雖然有些話沒能說完，但診療時間有限，所以只能默默離開，推開診療室的門之後，經常會在回家的路上徘徊不定。那時我根本不知道自己拿了什麼藥，也不知這些藥有什麼作用。為了上網搜索藥物的相關資訊，也花費了不少時間。主要的藥物有安立眠（安眠藥）和安定文（鎮靜劑），在被憂鬱症纏身數月之後，醫師才又加開了抗憂鬱藥物給我。我以為藥上面有三個方型標記的就是百憂解。後來我才知道，原來那三個方型標誌並不代表百憂解，而是製藥公司的商標，而「百憂解」就像「思高膠帶」[40]一樣只是商品名稱，真正的化學名稱是「氟西汀」。

總之，我當年因病情惡化到一發不可收拾的地步，學期中途因病休學。為了準備申請休學的文件四處奔波，除了要蒐集自殘或試圖自殺的證據外，也要請精神科醫師開立診斷書和鑑定書等資料。當我向原本看診的醫院申請診療紀錄時，他們給了我一疊厚度有如線圈筆記本般的報告。令人訝異的是，裡面只有簡短的幾句話，即使我花了幾天幾夜的時間編寫了關於愛與恨的長篇敘事詩，但那些內容都已被「概括」為「在人際關係方面有問題」、「有恐慌症」等精簡字句。看到這些內容後，我對醫師所有的好感、信任以及我單方面努力建構的信賴關係，全部都在一瞬間消失殆盡。

接下來我有兩年時間沒有服用藥物，後來才又去另一家離我家不遠的醫院看診。一開始，關於

---

40 스카치 테이프（Scotch tape），韓文裡泛指透明膠帶。思高 Scotch 是 3M 公司旗下品牌，主要生產膠帶與清潔用品。

嚴重自殘的想像成為我們第一個要解決的問題，醫師為了因應憂鬱症與非憂鬱症的狀態（當時還不是能客觀定義我患有躁症的階段），開立了相應的藥物處方。

在看診的時候我總是覺得心灰意冷，因為無論我多麼強調自己的症狀嚴重，仍然無法得到令我滿意的藥物處方。如今的社會已和以往大不相同，藥物的檢索系統變得非常便利，當我拿到藥之後立刻就可以上網確認醫師這次減少或增加了什麼藥物。

儘管如此，如果想表達「我吃的這些藥好像對我沒有幫助，我覺得很不滿」的想法，通常需要花很長一段時間才能實現，我想大家應該有類似的經驗。在進入診療室之前滿腦子都是想告訴醫師的話，這也想說，那也想說。但一旦進入診療室，在聽到醫師問「最近過得如何」這句話的當下，所有想法就瞬間消失，只好隨口敷衍幾句。在離開診療室拿到處方箋的那瞬間，就開始對自己未能說出口的話感到後悔莫及，這樣的經驗想必大家也都有過。明明想傳達給醫師的東西不計其數，但是在用言語傳達的時候，總是感到力不從心。

隔年，我的自殺意念變得過於強烈，所以前往大學醫院的精神科就診，他們開立了比現有藥物劑量明顯增加許多的藥給我，症狀開始出現好轉，終於擺脫了認為自殺是「必然順序」的心理狀態。這次我沒有像以前那樣，主動向醫師說明自己是個怎樣的人，也沒有先告訴他我的過往經歷。面對醫師「最近過得如何」的詢問也不再長篇大論地詳細說明，而是簡潔地針對病症來回答問題。起初是因為病症嚴重，無法傳達太長的訊息，只能用這種方式提供醫師想知道的資訊。後來卻發現這種方式非常有效率，因此之後我也養成了用這種方式與醫師對話的習慣。然而在這個實驗還在進行的過程中，我就因負擔不起大學醫院龐大的醫療費用，被迫中斷就診。

由於醫藥費的問題，我再度回到以前的精神科看診，並且把當時讓我飽受煎熬的各種人際關係、學業及工作等問題向熟悉的醫師大吐苦水。我認為他是我周圍唯一的「正常人」，所以我相信他應該會給我一些有用的忠告。醫師一邊聆聽我的話，一邊在黃色橫線筆記本上做記錄，但即使過了三、四年之後，那本筆記本卻從來沒有用完過。每當我的狀況戲劇性地惡化時，醫師總會對我說：「你一定很辛苦吧。」但他所開立的藥卻完全無法將我從疾病的泥沼中拯救出來。處方藥物對我來說沒什麼效，即使吃了藥，還是覺得打不起精神，全身沒有力氣，滿腦子都是尋死的念頭，失眠的情況也很嚴重。在這種狀況下，醫師當然開了高劑量的抗憂鬱藥物給我，可當時的我正在服用最高劑量的鴉片類止痛藥，因此引起了嚴重的躁症發作，導致我在治療上遇到相當大的危機。所以之後當我在別的精神科醫師口中得知，原來那樣服用抗憂鬱藥物可能引起躁症發作，心裡才會出現那麼強烈的背叛感受。

後來我因服用過量的鋰鹽導致藥物中毒，住院一個月左右，又過了一個月後，情況總算稍微穩定下來。某次看診時，我跟先前的那位醫師說了那段時間的經歷，沒想到他依然老調重彈地對我說了一句：「唉唷……你一定很辛苦吧。」

接著我看了一下處方箋，鋰鹽的分量由原來的四顆改為三顆，我啞然失笑，之後就再也沒有去那家醫院看診了。

醫師們會選擇性地接受你向他解釋和傳達的訊息，並制定循序漸進的治療計畫。即使你向醫師說明你正經歷著嚴重的矛盾，並因此承受巨大的痛苦，這些內容永遠也不會被他列入「最優先」治療的項目。這樣的挫折很容易讓人誤以為是自己與醫師的溝通過程出了問題，或許患者還會懷疑是因為自己對這人沒什麼好感，所以當要把自己的故事告訴對方時，才會老是提不起興致。

那麼接下來大致會朝兩個方向發展，一個是改變對醫師說話的方式，另一個則是換到別家醫院，再找一位新的醫師建立新的關係。雖然兩者都可以取得短暫的效果，但就結果而言卻依然相去不遠。當病情加重導致無法正常生活時，當你所有資產都化為烏有的時候，醫師並無法提供你一個可靠的解決方案，讓你得以度過難關，甚至無法介入你的問題。所以你逐漸放棄了期待，每次都帶著絕望的心情走出診療室，原本想對抗疾病的決心也慢慢消退。每天吃著看起來很相似，卻不知道功效為何的藥，被莫名其妙的症狀所困擾，只能帶著毫無意義和失望的心情返回家中。

父母是一條平行線

如果說與醫師的關係很明確是以治療為目的，兩人一起朝著同一個方向奔跑，那麼與父母的關係就遠比這複雜許多。它不是以疾病為基礎形成一種「醫師－患者」的平面結構。對父母來說，

「我」這個存在是一段以成長過程為基礎架構的敘事，同時也是在他們心中占據極大分量的子女。身為骨肉血親，我們不只有著相似的臉孔，就連優缺點、說話方法、習慣及弱點都一脈相承。與父母的對話不可能總是像在診療室裡一樣有著不冷不熱的氛圍，從沉默開始到使用物理性的暴力等，這是身為一家人無可避免的場面，也無法明確地說哪種方式才是正確的行為。如果父親是酒後才會吐露心聲的人，那麼子女的個性想必也相差不遠，唯有將眼前的燒酒一飲而盡，音量開始變大時，真正的對話才會開始。或者只是像壞掉的錄音帶一樣，兩個人不斷重複著自己想說的話。

也就是說，與父母的對話並非總是符合邏輯，也不是那種想發言的人必須先舉手，彼此可以和平按照順序聽取對方意見，然後再表達個人意見的關係。大多數的父母都認為年輕子女們的觀點以及對未來的預測是虛幻不實的，所以他們要不是嘲笑，就是一笑帶過，不以為意，即使表面上說著會支持他們，其實心裡正等待著他們的失敗。

特別是當子女處於青少年時期和二十來歲的時候，由於心思仍搖擺不定，所以他們會故意去挑戰父母的認同，兩者之間的矛盾也隨之加深。當子女意識到自我的認同，並開始不斷向他人訴說、為了獲得他人的認同而努力不懈時，與父母之間的矛盾就會達到最高點。舉例來說，出櫃（公開表明自己的性取向）就是最明顯的例子。性別認同並不會停留在某一個地方就結束，它比較像是每一瞬間都要奮力划動的船槳，也可以說是一段長長的旅程。經歷這過程之後，性別認同的觀念會逐漸成熟，但其中必然伴隨著內部和外部的矛盾，這是無可避免的。關於出櫃這件事，比起絕不放棄的心態，以觀察為基礎去尋找真正的自我並維持下去，才是最重要的事。公開自己有精神疾病的過程也很相似，所以你可以從此處著手。但「第一次」將真相告知他人的過程，確實是件苦差事，就像在玩一場勝算幾近於零的遊戲。加上一開始要說明病情時，大部分的患者其實正處於被疾病蠶食的狀態，明明需要請求外界的幫助，卻表現出一副「不要管我」的雙重態度，或者變得異常敏感和緊張，好像對方不願接受的話，就要用結束生命來表明自己的不滿一般。如果毫無保留地說出病症具有刺激性的一面，或者在說明目前情況時無法好好說明解釋，或是因情緒激動而不能適當地傳達，患者們雖然覺得無可奈何，卻又認為「既然已經說出口，那就夠了」，結果也許反而會帶來負面的影響。

在這種情況下，站在父母的立場，看起來只是孩子突然做出異常行為而已。有些人會感受到狀況的嚴重性，會立即採取高強度的治療等措施；有些人則無視於危機訊號的存在，選擇採取高壓態度來壓制；也有些人會先觀察孩子的病情，等到狀態穩定時再進行破壞性的干預手段。

父母在親子關係出現矛盾或意見衝突的時候，也會把病症拿來當藉口。雖然我也可以把自己的病症當作武器，但父母同樣會拿我的病症來攻擊我。例如對我說「你不是正常人，所以就乖乖地接受我的幫助吧」、「你一定要聽我的話才行」等這樣的話，並沒有把我當作是可以平等對話、討論的人類。無論是溫和—好意，或是攻擊—干涉，也不管童年時期累積了多少信任關係，那些都不重要，如今他們視我為一匹害群之馬。他們打著「我們都是為你好」的旗幟，提供了過度的幫助、干涉及暴力，若是想要配合他們，對我而言則必須承載過重的負荷，甚至讓病情進一步地惡化。

如果說醫師是以患者目前的生活圈和環境為基礎來進行改善，集中精力處理問題，那麼父母的方式就是乾脆讓患者搬到新的環境或直接送回老家。因為他們認為，雖然疾病是萬惡之源，但患者本身是個善良的孩子，只要讓他搬離既有的環境，找個地方好好「靜養」，應該很快就會好起來。只是一旦「靜養」期結束，患者復學或是復職，只要回到原來的環境就會再次打回原形。所有的一切都離我而去，只有疾病還在原處等著我。與其留在父母身邊繼續接受他們的照顧，還不如堅守在目前的崗位上、在自己與父母之間設置一道防禦牆，可能會來得更好。

雖然他們會說「你瘋了嗎？」但大多數的父母並不真的認為他們的子女「瘋了」。他們寧可相信一定是孩子交了壞朋友、身處不良的環境、去了不好的大學、異地生活壓力過大、過著不健康的生活或缺乏運動等其他外在因素，導致精神健康出了狀況。

相反地，身為子女的我們必須一邊工作或上課，一邊抽出時間往返於精神科，聽從指示服用處方藥物，透過疾病這三稜鏡來分析自己的人生故事。患病的主要原因可能是父母，可能是某段關係帶來的創傷，也可能是因為學生時期或其他時候遭遇失敗和挫折等，疾病的出發點各有不同。我們在復原的路上汲汲營營，在這過程中，我們感覺到疾病已成為自己的一部分，有時候，甚至還會覺得自己變成了疾病的一部分。

精神病患以疾病的特性為基礎，編寫我們的故事並加以解說。我們把目前自己罹患的病當成一副眼鏡，戴上它來觀察過往的人生。因為過去發生過的缺陷可以幫助我們分析現在，甚至於是未來的狀態。

於是我們認同了病症，也重新認識了過去的自己。就像在小時候的某個場面裡發現了隱藏在角落裡的烏雲，捕捉到了童年時期的病症和徵兆。我們想以這個為基礎，告訴父母，自己的疾病其來有自，而且存在已久。例如從很久以前就已出現過自殺的念頭，或者是自殘的跡象等，藉此說服父母，讓他們認同這個疾病，不過父母始終無法接受。

父母認為孩子的病之所以還沒有完全痊癒，只是因治療過程尚未完成，就像其他需要長期治療的疾病一樣，不過他們能有這樣的想法，就足以表示他們是很優秀的父母，至少他們會提供醫療費用給孩子。很多父母都不明白「為什偏偏是你得了這種病？」也無法理解「為什麼這種事會發生在你身上？」他們只想快點找出得病的原因，然後試圖尋找像雷射手術之類的手段，想快速將這疾病除去，就像摘除腫瘤一樣。又或者父母親們總是認為子女之所以會發病，都是因為脫離常軌的外在因素所引起，例如「遇到不乾淨的東西」、「被鬼附身」或「撞邪」等。有時他們還會對這個病症感到忌諱，甚至不敢直呼其名。例如他們會說「他又那個了」或是「那個又來了」之類的隱語，絕不會直說「他得了憂鬱症」。

父母總是想像著子女恢復「正常」的未來，或者希望你總有一天會變回從前那「完好如初」和

「善良聰明」的孩子。但對於患者來說，他們已不敢再有這樣的想像，過去的那個自己已經變得模糊而不可見。唯一清晰而感覺真實的，只有與疾病心手相連的自我。最後，從「疾病」的定義到「治療」等所有的一切，患者和他的父母，成了兩條永不交會的平行線。

然後，所以

於是我們又重新回到醫師身邊，與醫師建立了更加深厚的信任關係。我們確認了自身疾病的架構，一起翻閱並組織過往的人生經歷，為了更加完整說明自己的症狀，在無邊無際的詞彙大海裡拋出漁網。我們並不是僅僅以提問和回答，或說明和回應就結束的簡單關係，而是把關於自己的所有資訊知無不言、言無不盡地全盤提供給醫師。

一段關係絕不會只以單方面的形式發展。所以在某些問題上，我們可以選擇閉口不談，也可以和醫師據理力爭，有時還會出現說服或教導醫師的畫面。

不過，我們很容易掉進假設醫師「很了解我」的陷阱。無論提供了多少資訊，在醫師與患者的關係中，兩者所需要的資訊其實並不相同。其中有的是患者為了介紹自己而提供的資訊，例如：「我叫理端，住在〇〇公寓三樓，養了一隻黑貓。我有一個戀人，我們倆的關係一言難盡，最近他……」但是這樣的資訊，就醫師的立場看來可能毫無助益。因為就醫師的觀點來看，他認為必要的資訊是

「晚上是否睡得好、睡了幾小時、飲食習慣如何、是否仍會有幻聽或奇怪的感覺，以及是否外出」等類似這樣的內容。

我們在一開始的時候總是急於求成，帶著一種想抓住救命稻草的心情，彷彿想對著天空大喊：「請理解我的痛苦吧！」然而隨著與病魔鬥爭時間的長期化，我們逐漸擺脫了依賴的個性，開始具備獨立應對疾病的能力。而且當你愈是認為「不管怎麼跟醫師說明，到最後醫師還是不明白」，就愈會覺得精神科的治療似乎毫無意義，對自己沒有任何幫助。另外，對於獨力與病魔奮戰，以及對疾病愈來愈有掌控能力的事情，患者們可能會因為疲於說明而選擇閉口不談。

當你迫切想要說明、表達以及讓醫師理解「自己」，卻受到挫折的時候，你可能會對與醫師建立良好關係這件事感到心灰意冷，但是請千萬別忘了，就算這樣，你之所以到醫院接受醫師診療，並按時服藥，主要是出於你的自身意志，是為了繼續守護你所擁有和失去的東西，並且讓醫師在關鍵時刻能伸出手拉你一把。這位醫師能拯救我嗎？這是個錯誤的問題。在我們病患的世界裡沒有救贖可言，只有不斷行動和持續累積才能支撐起我們的生活。患病的時間愈長，你就會發現醫師的功用主要是擔任助手的職務，而能主宰這一切的人只有你自己。

相反地，父母的心裡只要認為子女還未長大成人，就絕不會離開他們。父母事事都要干涉，還干涉到底。所以你才會掉到完全沒有預料到的狀況之中。你因患病而積欠的債務，父母會出手替你還清，有時還會租房子給你住，甚至到處幫你找工作。你會覺得自己就像一隻嗷嗷待哺的幼鳥，全身上下充滿了一種難以言喻的無力感，而這種無力感還會將你們之間的關係重新安排，變得更加複雜且微妙。明明幾年前還是一個充滿矛盾和爭吵聲的家庭，雙方關係劍拔弩張，如今卻變成另外一副模樣，似乎找到一股和平與穩定的力量。然而沒有患者能安於現狀，比起和平和穩定，他們感受到的只有奇異、歪斜和扭曲的不協調感，因為他們覺得自己就好像一隻被硬塞在鳥巢裡的成鳥。

在過去的某一天，我走出了醫院，站在某條小巷子裡抽菸，手裡拿著父親的信用卡、醫藥費的收據以及裝有一個月藥品的藥袋，不禁開始思索起來。雖然我說要去醫院看病的時候，他們很樂意替我支付醫藥費，但是他們絕對不知道那筆錢究竟換取了什麼東西回來。關於這個疾病，父母其實什麼都不了解，我們只是選擇性地避開了這話題，除此之外我們還算是個幸福的家庭。在那一刻，我覺得自己變成了與這個城市毫無關係的人，但那又怎樣呢，把菸抽完之後扔掉，加快腳步走過十字路口的斑馬線，往家的方向走去。就算我是掉進鳥巢裡的巨型布穀鳥又如何，總有一天，我一定會飛出去的。

23 如何支持精神疾病患者

人類可以忍受巨大的痛苦，不過僅限於存在著極限範圍的痛苦。在預料範圍內的痛苦，即使讓人墜入火海煉獄也摧毀不了我們。讓人類陷入萬劫不復深淵的，是自以為是的痛苦，也就是以不確定性為媒介的痛苦。

不知你是否聽過這樣的故事？在世界大戰期間，有人每天聽收音機的廣播，以此為基礎來分析局勢。他深信在聖誕節那天，戰爭就會結束，所以天天都在等待那一日的到來。但到了聖誕節的隔天，戰爭仍然繼續。他在那年結束之前，就因喪失生存意志而離世，最終還是沒能在戰爭中倖存下來。

無法得知自己的痛苦會持續到何時，這件事讓我們感到疲憊和恐懼，甚至最後變得完全無法動彈。為了忍受痛苦，我們已用盡各種辦法，有時光是想在這種艱難的情況下堅持活下去，可能就已經將我們的力氣全數耗盡了。

在遭遇痛苦的時候，捍衛自身的尊嚴是件崇高的事，但真的會發生什麼崇高的事嗎？更多的可能是內心被悲慘和痛苦淹沒，讓人不得不發出撕心裂肺的喊叫。患者本人的內心受到嚴重破壞，於是一方面聽著自己的喊叫聲，另一方面又因知道自己喊叫的理由而覺得不堪其擾，最後更因這喊叫聲導致病情發作。很快地，我們就明白了，並不是承受愈多痛苦，人就會更堅強和成熟；與痛苦之間的拉扯也不是打地鼠遊戲。遊戲機上的地鼠們，不管怎麼敲打都不會有任何改變，但我們的痛苦卻會在一次次打擊下，呈現出另一種前所未見的全新面貌。

現在的我，已不再認為這疾病能夠痊癒。如果有人誇下海口說能幫我把病治好，我也會抱持懷疑的態度，我知道那是不可能的事。我想大多數病入膏肓的人也都會有這樣的想法。我們也可以告訴大家幾個減輕病痛的方法，但只有在病情不嚴重時才有辦法付諸實行，然而這些方法也無法治癒我們的疾病。

疾病的痛苦也可能在某一天突然消失。不過那究竟是疾病的變數之一，還是它已經從你的人生中完全消失，這點我們不得而知。對於一直堅信「那個時期已經過去」、信誓旦旦地說自己已經遠離疾病的人來說，日後當疾病突如其來地找上門時，他就會感受到巨大的背叛，原先描繪的美好生活再不復見，還必須繼續接受治療，得知事實的患者往往備感壓力。在患者鬱鬱寡歡的期間，疾病就會成群結隊、興高采烈地辦起了喬遷宴。

我們只是習慣了疾病，但絕不會喜歡上它。我們只能和熟悉的它攜手一同走向未來，永遠無法甩掉它的手獨自逃開。我們可以想得正面一點，把疾病當成配偶看待，但對於它的背叛又不能有任何怨言。歸根究底，無論我們與病魔是對峙還是共存，我們都永遠無法分開，只能一起邁向未知的其他領域。然而這領域從來不是幸福、快樂或者有趣的地方，而是必須承受著侮辱、忍受著羞恥、擔心會再次毀滅而小心翼翼，但偶爾又必須果斷做出決定的地方，那就是我們的社會。我們之所以必須成為社會的一分子，其中包括許多原因。令人感到諷刺的是，許多人是在成為社會的一分子後才患上了精神病。當他因精神病而在社會上被孤立時，狀況又會變得更加嚴重，這到底是什麼荒謬的悖論？真是讓人無語問蒼天。

當你和家人、朋友及熟人們的關係逐漸疏遠，精神病的狀況就變得更加嚴重，成為你「珍貴」的負擔。在這時，也許你只能緊緊抓住和自己唯一有連繫且具影響力的精神病，努力掌握它的病症和狀態。當你中斷學業、人際關係破裂或是被公司炒魷魚時，第一個出來迎接你的就是這個病。所以你問我是否要跟它好好相處？當然得跟它和平共處才行。

但我們不能只是靜靜等待夜晚過去、黎明來臨，在床上躺了幾個月甚至幾年，什麼都不做，就光是想著自己犯下的錯，最終還是必須面臨該重新站起來的那一刻。那一刻要等多久才會來，每個人的狀況都不一樣。有的人只花幾天就瀟灑地將它擺脫，有些人要花上好幾個月（以我的狀況為例，為擺脫離職的影響重新站起來，就足足花了三個月），甚至是好幾年的時間才能做到。在重新開始之前，我們仍處於疾病纏身的休息狀態，只能默默地等待。其實每個人需要重新開始的理由也各不相同，有的人在經濟上沒有壓力，可以在充足的支援下好好休息。但如果是需要賺錢維持生計的人，那麼患者在歷經了失敗後，還是必須再次投身職場之中，努力讓自己成為社會的一分子。

在這個過程裡，我們必須要培養適應社會的習慣、維持健康生活、發揮對社會有意義的價值，還得注意不讓自己掉入「惡性循環」裡。可是對於「儘管如此」還是必須選擇再度進入社會的人來說，他們往往覺得，自己應該完成的所有事情，全都毫無意義。

最終，我們還是跨越了這條毫無意義的河流，回到社會的領域，但我們的精神病仍不斷在探究「為什麼」自己要這麼做。就算得不到正確的答案，那至少也要得到足以說服自己的答案，如此一來，我們才能繼續往前邁進。

「成為社會的一分子」這種狀態，跟所謂「童子軍徽章」不同，它不是獲得一次就能終身擁有的東西。我們會在某天突然再次因某種因素而墜落、退卻或淘汰。一想到這事實，我們就會停止努力，行動也變得遲緩。想著反正到時一定又會失敗，又得再退回自己的房間（最後的堡壘），然後不得不再次嘗試進入社會。病症很難接受重新開始這件事，因為不知道又會發生什麼事，這種不確定性很容易讓病情逐漸惡化。面對不可能的痛苦，我們或許會變成傳說中的薛西弗斯，像他永無止境地將巨石推上山頂，反覆做著徒勞無功的事。只是我們對於不確定性很難採取對策，一想到我們也許會永遠待在自己的房間，過著不知接下來會發生什麼事的人生，這種預測讓我們萬念俱灰，覺得此生無望。

管理疾病的能力

面對不確定性，此時能夠支持精神病患的就是一貫性和持續性。而讓這些得以實現的，就是病識感、藥物、金錢和人。

從我正式開始接受治療的那天算起已有八年（截至二〇二一年），但直到現在我仍覺得，能夠完全控制住精神病的機制並不存在。那些實質展露出「我病了」的病態層面，事實上對我已不再有影響力，充其量讓我暫時失去理智。我覺得這是一種因長期罹患某種疾病而衍生出的狀態，就像培養出一種默契般。但實際在對抗這疾病時，需要對它有更多的理解、更加精細的機制、更複雜的模擬實驗以及更多的金錢支援等才能做到。

首先，對於已十分熟悉的疾病，你需要有自覺性。這種自覺性通常又被稱為「病識感」，如果有人問為何病識感能成為患者的支柱，那是因為當我們愈是了解病症，愈是管控得宜，它就會成為我們在社會上活動時的堅強後盾（有時它就像我們所擁有的自我一樣），也等於讓我們多了一個靠山。就像擁有打掃環境的能力或體力，或是烹調食物的能力以及督促自己按時吃飯的力氣一樣，病識感也是一種存在於你內在的能力。若是用病識感的角度，從長遠的眼光將疾病的症狀做個統計，你大概就可以得知自己何時會發病，發病時又呈現何種面貌。比如這次發作時可能會出現無精打采或絕望感之類的狀態，或者是神經質的情緒激昂等，這些「心情」在事前就可以預料得到。關於自身精神病的變數和新症狀愈少，我們就愈容易處理它，這也意味著即使處於有病的狀態，我們仍然可以進入社會過著正常的日子。

和精神疾病長期共處的人，應該能從感覺上得知自己病症的傾向。也就是說，你會知道自己目前是否處於鬱期、大概會有何種程度的嚴重性、自殺意念是否強烈到會讓你陷入危險狀態等。如果你能區分什麼是病態行為、什麼東西對自己而言是特別危險的因素等，那麼即使病情惡化，你也有能力阻止它往更壞的地方發展。這種洞察力的存在，在疾病（如躁症或精神症）瘋狂肆虐的時候，它也會成為一種能夠幫你抓住最後一根救命稻草的機制。別讓自己從平面跌落至谷底，盡量保持在目前的穩定狀態，並好好管理自己的疾病，這就是我們最大的目標。

不管你現在的年齡、病史與患病期間如何，這場與病魔之間的鬥爭必定還是得再繼續進行下去。疾病很有可能成為我們的家人，甚至扮演著配偶這樣的角色。我們就像一對在年輕時就因相親而結婚的夫婦，也像是一對已結婚五、六十年的老夫老妻，雖然早已與病魔建立深厚的關係，但也會三不五時地起口角，或與對方冷戰。如果你輕視它，它就會在你失敗時無情地嘲笑你；可即便你過度愛護它，它也不一定會給你同等的回報，也許反而會回過頭來給你致命的一擊，讓你從此一蹶不振也說不定。

關於藥物，我們力所能及之事

正如前文所提過的，醫師們在處理憂鬱症或躁鬱症的時候，並不想讓患者的情緒回到百分之百的程度。如果躁症發作時相當於百分之一百二或一百五，那麼若是想讓躁症處於對患者最有利的狀態，也就是能協助患者擴大生活範圍、提高生產效率、樂於與他人見面及正常花錢消費等，就得把它降低至百分之八十至九十之間的程度才行。即使在狀態只有百分之五十至六十程度左右的鬱期，目標也會訂在百分之八十至九十左右，絕不會設定在百分之百。

剛開始接受治療時，因為對很多狀況感到不滿意，患者往往會把自己憂鬱的情況誇大說明，也有很多人會在情緒高漲時故意隱瞞自己的真實狀態。但考慮到現在是由自己來管理自身精神病的時候，我也希望能夠使用上述方式來進行管理。如今我已成為只要一出現躁症發作的預感，就會為了不想錯過治療的黃金時期而火速前往醫院就診的患者。

從過去的統計數據上來看，我的躁期和鬱期具有其季節性，因此我在九月之前一律不服用抗憂鬱藥物。在此之前，我會堅持與躁症或混合發作極力抗爭，也已不會再有「要不要稍微放縱一下」的想法了。雖然醫院開給我的藥物分量相當可觀，也會給我帶來不容小覷的副作用，但我依然會乖乖按時服用，不敢稍有懈怠。

無論何時，精神病總是高於我的精神意志，藥物在這場戰爭中則扮演著最有力的後勤補給角色。我從未想過要戒除這些有助於管理疾病的藥物，也不敢奢望真的能成功戒除。因為我非常清楚自身疾病的嚴重程度，只要稍微疏於管理，就會導致異常行為的發生。

我們不需要知道每一項藥物的作用機轉，但如果你能對自己服用的主要藥物有更多認識，那麼對管理疾病就會產生更大的幫助。舉例來說，至少你要能掌握目前服用的藥物是抗躁症藥、抗憂鬱藥、治療焦慮的藥或是幫助睡眠的藥等。就像我們會覺得沒必要去分析非典型抗精神性藥物和典型抗精神病藥物的使用一樣，大部分的人也都認為沒有必要提高對藥物的理解。但如果你能拓展對藥物的認識，那在接受診療時，就可以和醫師一起討論要使用何種藥物，或者是否需要提高劑量等問題，如此一來，在控制和管理疾病方面，你也會變得更加得心應手。

藥物並不是解決你外在問題的萬靈丹，但它至少可以讓你的病情曲線不要出現太大的起伏。藥物的處方是醫師分內的工作，不過每位醫師都有自己慣用的治療計畫，而且有很大的個別差異，因此找到適合自己的醫師是一件非常重要的事。要找到一位適合自己的醫師，就像大海撈針般實屬不易，但為了挑選適合自己的醫師而浪費好幾年時間也並不值得。我們可以選擇第二方案，就是讓自己具備可以跟任何醫師對話的能力和態度，這也可說是一種祕密對策。這時請不要誤以為醫師與自己已經累積了獨一無二的關係，盡量以公事公辦的態度來對話，除了症狀以外的個人資訊（例如與父母的關係、造成心理創傷的事件以及性取向等），則是可以抱持著提不提都無所謂的態度。

我在「藥物的理解：基礎篇」當中曾做過這樣的結論：「藥物治療的事只要全權交給藥物處理就好，我們只要做好自己的本分就行了。」那麼，我們能做的事情是什麼呢？

❶**決定從何時開始到精神科就診：**想改去大學醫院或者想換其他醫院時，尋找合適的理由也屬於這一範疇。關於什麼時候應該換醫院，這是一個眾說紛紜的問題。目前我暫定的結論是，「對於讓自己大失所望的醫院，你不必非得再去不可」。而且就機會成本來看，與其堅持前往同一家醫院看診，也許到其他醫院接受新的診療會讓你獲得更多的利益，這種時候請你務必前往能讓你獲得更多好處的醫院接受診治。

❷**掌握藥物在自己身上發揮的效用：**雖然前面說過，我們不需要知道所有的藥物作用機轉，但至少還是要知道自己服用的藥物有什麼效用和副作用會比較好。有的人即使進行藥物治療，也認為自己得不到任何效果，但有的人則是認為自己還有醫治的可能性。抱持著「我已沒有繼續治療的價值了」這種想法的人，與有著「這次去看診時要請醫師增加喹硫平的劑量才行」這種心態的人，在病情控制的成效上，兩者之間必然會出現很大的差異。

❸**為了籌措醫療費用所採取的行動：**為了能到醫院接受藥物治療而籌措醫療費用，也是件很重要的事。特別是對金錢比較沒有概念的人，在需要支付醫療費用時，往往不曾細想自己的用度問題，就直接對外求助，這是種非常危險的習慣。光是讓自己陷入因沒錢而無法前往就醫的狀況，本身就是相當危險的行為。雖不是說無論何時身邊都得備有一筆閒錢，但是請你一定要在有錢的時

候，先將一部分放入存摺，或者丟進存錢桶也行，請務必提前準備一筆最低限度的醫療費用。缺錢急用，是有錢時就花、沒錢時就苦哈哈的患者們經常會遇到的問題之一。雖然你也可以在需要時伸手向親朋好友借個兩、三萬韓元應急（約四百五十元至七百元新臺幣），但這並非長遠之計。一開始他們願意借錢給你，但借了幾次都沒有償還跡象的話，他們就會開始對你避而遠之，時間一久很容易讓你在不知不覺中斷絕了人際關係。

❹ **讓自助團體成為藥物治療的助力：** 如果周圍也有跟你一樣正在服藥的人，你們就可以一起談論藥物相關的話題，這段關係會成為你在藥物治療這條路上的一股動力。此外，在這個階段，也希望你不要因必須長期服藥而感到絕望。

❺ **養成按時服藥和遵守劑量的習慣：** 不管再怎麼有效的藥物，如果不按時服用，效果就會降低，甚至可能變得完全無效也說不定。我經常看到很多人把剩了一堆沒吃的晨間藥物拍下照片，上傳到社群網站，雖能理解他們的自我嘲諷，但這可不是件好事。若是不規律地服用藥物，血液中的藥物濃度會變得不穩定，進而妨礙你的日常作息，所以務必要小心。為了能按時服藥，我們必須養成兩項習慣，第一是在固定時間起床，第二則是平時備有足夠的醫藥費，以便你隨時可以前往醫院就診取藥。

❻ **不要對服藥這件事情賦予太多情緒：** 在服藥的過程當中，若是對藥物賦予過多的意義，那麼當藥物出現副作用，或是藥效無法正常發揮時，就會產生不必要的絕望感。藥物可以助我們一

臂之力，讓病症維持在穩定的狀態，不過這也需要我們遵照醫囑按時服藥，才有可能獲得這樣的成果。

❼ 養成即使只有自己一個人也要好好管理疾病的習慣：「病情嚴重的話就什麼也做不了」的固有觀念，會讓我們在不知不覺間真的變成什麼也做不了的狀態。就算病情惡化，我們也要把該做的例行公事做完，堅守我們的馬奇諾防線，暫且不論實效性為何，請以遵照自我意識為原則來採取行動。當病情真的惡化到某個狀態，可能會讓我們連睡覺、洗漱或吃飯等日常行為都很難執行。在極度嚴重的病症狀態下，我們已無法好好照顧自己，此時，住院就會成為一個很好的選擇。

但如果無法住院，必須獨自一人與病魔展開鬥爭，我們能做的事有那些呢？以我的情況來說，我會讓自己準時睡覺，按時起床，然後對著鏡子刷牙。當病情惡化時，我們很容易放任自身不管，讓自己變成一灘爛泥。透過照鏡子，可以掌握病症的程度，刷牙雖是最簡單的一件小事，但刷牙的同時也可以讓我們變得更清醒，接著再用洗臉展開新的一天，這有助於我們輕鬆地轉換心情。如果做得到上述兩件事，那麼你就有動力繼續嘗試更多的小事。

正是這些微不足道的小事，替我們阻擋了疾病的侵襲。不過在病症加重的時候，我們必須同時與所有事物展開鬥爭，這樣說一點也不誇張。由於疾病的特性，我們無法一下就將無力感和絕望感全部抹除。雖然刷完牙後可以暫時將它們變不見，但過不了多久我們又會馬上向病魔投降，這也是理所當然的事。因此，即使刷完牙後，動作還是必須接續下去（諷刺的是，即使是抽菸也可以算在內），至少要連續做兩件事情，才能有效防止疾病的入侵。如果你無法住院，必須為了維持生活而工作的話，早上若能準時起床，你就已經做到八十分了，如果能快速完成起床－洗漱－穿衣服等一連串動作，並出門上班，那麼今天一整天你都可以繼續堅持下去。不過，這類連續行為只是治標不治本的小技巧，不能當成病情發作時的核心解決方法。如果想解決發作的問題，就必須進入發作的核心，這絕不是單靠病患一人就能做到的事。我們還需要醫療的支援、足以負擔各種費用的資金以及周遭人們的支持與幫助。

❽ 建立可以分享精神疾病的廣義自助團體：我們需要能夠一起談論疾病的人，不管那個人是家人、親戚或朋友都沒關係。總之只要能在他面前揭露自己的精神疾病，願意傾聽我們訴說相關症狀的人就可以。他們不會因為我們的談話內容中摻雜著疾病和藥物而皺起眉頭，並隨著時間流逝而逐漸熟悉後，每次見面時都會先問一句：「最近狀況怎麼樣？」這種廣義的、為幫助他人而存在的友善群體，向我們證明了就算罹病，這世界也並不是只有我和病兩個而已，我們不一定只能待在房間裡共享寂寞，我們也可以一起走在大街上，與他人見面談天，甚至一起從事社會性的活動。

精神病患周圍的人們對他們具有相當大的影響力。因為周圍的人都隸屬於這個社會，當他們偶爾找我們見面、聊天以及喝酒時，連帶著也會讓我們覺得自己也是這社會的一分子。關於社會的歸屬感和團體意識，是患有精神疾病的人很難體會到的一種感受。

此外，我們也需要能定期見面、且能一起談論病情的人。其見面的頻率無論是一年一次或兩次都無所謂，重要的是必須一直持續下去。我們需要一個能夠向他報告自己因疾病而發生的大小事、談論最近有何變化以及將來有何目標等內容的對象。對方也同樣會告訴我他的弱點、想法以及今後會如何發展等各種大小事，雖然我們不一定會經常見面，但是彼此之間的關係會隨著時間經過變得更加堅固而深厚。若是擁有這種深厚的關係，那麼日後即使病情惡化，它也會成為約束自己的機制，畢竟自己已跟對方誇下海口，說了那麼多豪言壯語，總不能讓自己成為言而無信的人吧。

❾了解與疾病相關的政策支援和福利補助：當現在的我因疾病而跌了個四腳朝天時，過去的自己所準備的機制可以讓跌倒的速度變得慢一點，並適時扶自己一把。為了未來的自己著想，現在的我也要努力創造這個機制系統，讓未來的我可以更加明確地對抗疾病。當然，這個系統並不足以將一個人的過去、現在和未來的行動全部完整連接起來。更何況這個系統不是只侷限於自己，用更廣義的角度來看，除了自己要盡全力去創造的系統之外，它還包括了社會福利體系和社會安全網等其他單位在內。

我們反覆地進行模擬實驗，測試自己能做到什麼程度，對此進行思考並取得結果。但對於某些部分，我們則應親自前往社會福利單位，向他們提出問題並請求協助。這個過程就另外一種意義看來，也是精神病患者與社會聯繫的方式之一。

能發揮安全網的作用，讓患病的社會一分子不要掉落到某個界限以下的地方，能夠扮演這種角色的另有他人，絕不是自己、伴侶或愛貓所能做到的。舉例來說，當自己面臨被趕出現有住處的窘境，或是帳單逾期未繳導致停電等問題，自己能做的部分（前述提及的連續行為等）幾乎都完全無法發揮效力。自己的生活中同時發生各種問題時，患者總認為自己能夠「解決」一切，或者把這些問題全都當成自己的「過錯」。當患者相信只要將自身存在抹殺掉，所有的一切都能迎刃而解時，就代表他已經具有強烈的自殺傾向，這對他們來說是一種殘酷的考驗。

疾病在我們的人生中綿延不絕，為了監督這疾病而進行藥物治療，還有支持病人的人際關係網絡和金錢問題等，這些雖然都是我們在生活中可解決並管理的部分，但仍必須時刻提醒自己，絕不要忘了這不是自己一個人可以處理的問題。舉例來說，對於與父母發生嚴重矛盾的精神疾病患者而言，在這個可能會刺激其心理創傷的空間，也就是父母的家裡該怎麼「過日子」，也許自己還可以找到各種小訣竅來幫助自己度過。但若要達到能緩解疾病的獨立生活，或是獲得經濟支援等，只靠一個人的力量，需要花費很長的時間才能做到，也許在還沒完成目標之前就已經身心俱疲。

有時某些問題已經超越了自己能獨立解決的範圍，即使想要處理也力有未逮。在這種情況下，我們的首要之務應該是區分出自己能做的事和自己做不到的事，一方面盡量增加自己能做的事，另一方面，做不到的則應該發送明確的求助訊號，向外界請求援助。你可以積極利用社會福利系統，例如直接打電話給負責國民福祉的一二九專線[41]，透過他們取得與當地居民中心的聯繫，或是聯絡自殺預防中心，請他們提供心理上的支援等服務。當然，並不是只要你跟他們聯繫，就能在一瞬間得到援助，你必須符合他們訂定的條件，所以讓我們先從了解這些條件開始著手。舉例來說，如果你在突然失業的情況下，想和相關單位申請補助，那你就必須先提供六個月以上的工作紀錄[42]。如果事前知道這個條件，那麼正在考慮離職的某些精神病患，假設目前已工作了四個月，為了取得失業補助金，他們可能會考慮再多做兩個月。除此之外，若是想申請租房補助[43]，則需要一份租賃合約書，而且申請這項補助不需要告知家人，因此想離開原有家庭的精神病患可以詳細了解一下。總之，請一定要記得與社會福利系統聯繫，並事先準備好符合申請條件的資料，如此一來只要你能符合資格，就可以得到外界的支援。

⑩ **恢復對流動資金的敏感度：**不管生什麼病都很花錢，精神病也不例外。舉例來說，患有躁症的人不但會花光自己身上的錢，還得進一步舉債瘋狂購物才能讓自己的精神安定下來。患有憂鬱症的人也一樣，只要哪裡可以讓自己的憂鬱減少一絲一毫，他就不惜一擲千金，把錢像紙飛機一樣地投入。思覺失調症患者則大多會按照幻聽的指示運用資金，他們其中有些人會抱著奇怪的妄想，例如花錢委託中國駭客進行駭客攻擊，並且向他人勒索錢財。然而事實上，沒有什麼中國駭客，有的只是病。病症不會自我修正、反省或憑空消失，所以我們應該把它列為管理的對象。這也是為什麼對患有精神疾病的人來說，擁有敏銳的金錢觀是很重要的。我們不會去換算實際上需要工作多久

才能得到一、兩萬韓元，彷彿賺錢的我是一個人，花錢的我又是另一個人似的。積欠未繳的水電費或信用卡等債務，只要能靈活周轉就平安無事；欠下那些債務的，只是我不認識的另一個自己。金錢和消費觀念已經崩解的人，如果再患上精神疾病，該怎麼辦呢？如果因躁症而變得揮霍無度，或者因妄想而打算走遍全國，又該怎麼辦？想當然爾只能成為一個窮光蛋，或者變成做一天賺一天的打工仔了。

雖然我們總是以為，自己是因為一點小錢就落得猝不及防的全面崩盤，像貓突然跳到鋪好的白紙上弄得一團亂；但實際導致問題發生的原因，有八成都是因為自己那如同砌得歪七扭八的疊疊樂的病。問題就藏在自己體內，因此要求我們用客觀、常識、忍耐、吃苦的態度來觀察自身問題，嘴上說得容易，實際做起來卻很困難。不管我們擁有經驗多麼豐富的病識感，還是會有失誤的時候。不僅僅是金錢方面，人際關係上也是如此。身而為人，我們都曾經犯過錯，若是單單指責精神病患，嚴厲地對他們說「你真是花錢如流水」、「整天游手好閒不工作」、「只會接受別人的恩惠，完全不懂得報答」，或是「你只想到你自己」等，我想這並不是件公平的事。

---

41 臺灣的社會福利諮詢專線為一九五七。

42 臺灣的失業補助資格，則需在離職退保日的前三年內，合計有一年以上的勞保年資。

43 關於臺灣身心障礙者的房屋租金補貼條件，詳情可至各縣市政府社會局網站查詢。

我希望精神病患們能夠得到更多他們應得的機會。儘管他們犯了很多錯，但我認為大家還是應該繼續給他們機會才是。不論是誰都會經歷失敗，偶爾也會想錯方向或預測失準，如果說只有正直且誠實生活的精神病患才能在這個社會上生存，那簡直就是天方夜譚。我們全都是這社會的一分子，今天也依然站在這裡與不明確的病症鬥爭，雖然這社會並不看好我們，我們仍會繼續向不可能的任務挑戰。就像你們其他人一樣，就像下雨時匆忙趕路的所有人一樣。

最後，我建議精神病患身邊的人，可以採取下列做法加以協助。第一，關心病患的治療過程和病識感。第二，鼓勵他們接受治療，並且多了解他們的近況。第三，邀請他們參加聚會，讓他們產生歸屬感。第四，經常與他們聯繫並表達問候之意。

只要能做到上述四點，身為精神病患周圍的人，你已是其中相當出色的一員了。身為他的親朋好友，即使你對他沒有金錢上的支援，但只要讓他感受到社會對他的友善，讓他知道這社會仍然有他的一席之地，對他而言就是一件非常鼓舞人心的事。不要帶著有色眼光看待患有精神疾病的人，用正確的觀念正視這個疾病，傾聽他們的故事並適時給予反應，這些都是非常困難的事。通常你可能會感到不知所措，而有「那我該做出什麼反應」的想法，但請千萬不要因此感到沮喪，也不要因為無法理解他們而覺得傷心，只要說一句「唉呀，原來是這樣」甚至是「嗯，原來如此」就已經足夠。徹底去了解某個人並不是我們的目標，最重要的是，我們自始至終都一直陪伴在彼此的身旁。

結語

在這本書快要收尾的時候，我正回到鄉下老家療養中。當時我對所有事情都缺乏興趣，對人們所說的話沒有任何反應，根本提不起勁跟別人談話，對每件事都漠不關心，處於自暴自棄的狀態。我連動都懶得動，盡量避開與他人見面的機會，持續過著一成不變的生活。

與其說那是極其平和的寂靜，其實更像是吞噬希望、愛情以及微小喜悅的巨大空虛。因長期處於痛苦之中而變得遲鈍的我，沒有辦法去應付慢性的空虛感，反而成為了它的一部分。雪上加霜的是出現了遲發性運動障礙，所以經常會有天旋地轉的感覺，還有類似抽搐的症狀，已經到了任誰看見都會覺得我是個「奇怪的人」的程度。此時正好來了個面試通知，於是我前往參加。但一聽到對方叫我自我介紹之後，我的腦袋就變得一片空白，印象中我好像只說了自己的名字、畢業學校和目前居住在何處，除此之外就什麼也說不出口了。當下的感受只有絕望，但即使如此絕望，我的內心也沒有任何的動搖。就像有一道巨大的高牆聳立在我的面前，我在圍牆裡過著日復一日的單調生活。我認為反正自己每天都有按時吃藥，躁症也沒有再發作，應該不會有什麼問題才是。

我曾經將與疾病相關的各種經驗、應對方法以及實例寫成文章，也曾在社群網站上向他人提出建議並舉辦自助團體的聚會。只要是關於疾病的一切，我都很樂意去閱讀和書寫，熟練地扮演著將這些資訊消化後再傳達給他人的角色。但是，對於這個陌生的新「狀態」，我卻完全沒有意識到有任何的不對勁，而且我並不認為需要使用現有的知識去處理這個狀況。由於我並不認為自己有問題，更不會想到目前服用的藥物是否有問題，反而堅信只要像以前一樣維持規律的生活和堅持不懈的運動就會沒事。除此之外，其實我根本無力再做多餘的思考，甚至就連才剛發生過的事也都忘得一乾二淨。簡直就像喪屍，不，喪屍至少還有咬人的意志。我就像飄浮在半空中的灰塵，毫無目的地飄搖，任憑風兒將我帶到任何地方。

後來去正視並面對這個問題的是我的夥伴。他認為我的情緒變化既不是因為原有的憂鬱，也不是鬧脾氣所引起，而是一種前所未見的狀態。為了找出沒有任何情緒波動的原因，他做了很多的嘗試，觀察了我這幾個月來所服用的藥物，並注意到我已長期服用高劑量的某種特定藥物。他也在國外醫學期刊裡找到了和我有相同特殊副作用（感覺遲鈍、漠不關心等）的患者案例。他把期刊內的內容說明給我聽，並跟我一起核對我所經歷的症狀是否與其相符，最後還說服我去別家醫院的精神科，詢問關於這種藥物的資訊。最後我們（我認為自己可能會解釋不清楚，所以他陪我一同前往）把這份資料和我的現狀告訴醫師，並向他諮詢相關問題。醫師聽完後表示同意，並開立了新的處方箋給我。此後不到三天的時間，我的遲發性運動障礙就消退了，一週之後，我也慢慢從那個「狀態」中解脫出來。直到折磨我六個月之久的抽搐症狀消失後，我才終於恍然大悟，原來自己的狀態真的出了問題。

我與我的夥伴並不是一開始就對疾病有著相同的認知。他以前曾經說過，他對病識感和疾病認同等用詞抱持懷疑的態度。但在長時間與我共享資訊，並且相互影響下，他終於接受我對疾病的觀察法與方法論。因此他利用從我這裡學到的理論來觀察我的問題狀態，最後給了我及時的幫助。

如果想得到醫師的診斷，並採取必要的醫療措施，那就必須前往醫院就醫。這麼理所當然的道理，一遇到精神病，就突然變成一件困難重重的事。如果要與疾病共同生活，那患者就必須擁有病識感，且至少要讓身邊一兩個親近的人了解關於精神疾病的現代醫學知識。不幸的是，對於精神疾病本身，以及患者所經歷的事情，大家往往選擇閉口不談，或者產生排斥感，這種情況在我們的社會上屢見不鮮。當我談起精神病的時候，如果有人能理解這些，那麼當我無法做出正確判斷的時候，那個人就可以根據我說過的內容來察覺我的問題，幫助我及早發出求救訊號，這是多麼神奇的事啊！

在寫稿和整理本書內容的過程中，我得到許多精神病病友的幫助，特別是我的夥伴。他憑藉卓越的能力幫了我很大的忙，不但自告奮勇閱讀原稿，協助我修訂內容並毫不吝惜地給予各種意見。我們彼此截長補短，集思廣益，這本書才得以完成。在我們兩人的症狀都很嚴重時，也會在彼此的鼓勵下一起堅持下去。當人生病的時候，尤其是精神病患者，絕對不能讓自己變得孤身一人。我們必須互相依靠，交流資訊、分享心情並借鑑他人的經驗，才能在這個世界上好好地生存下去。

身為精神病人的我們也許會責備自己一事無成，或者深信人生已經沒有任何希望可言，甚至你可能也曾經想要結束這難以言喻的空虛人生。光是與疾病共處就已經讓你筋疲力竭，因為日常生活和照顧自己對我們而言，永遠都是一大挑戰。但是我們必須從這裡開始，用微不足道的行動一點一滴累積起來的生活，會守護著我們。我們不需要跟別人爭個你死我活，即使今天度過健康的一天，也無法保證明天依然安好。在精神病的國度裡，我們可能不斷重新開始、面臨放棄然後選擇離開。但是不管逃跑也好，懦弱也沒關係，無論如何，我們都要繼續訴說自己的故事，將它記錄下來，然後不忘時時刻刻觀察自己。

我們不需要描繪出一幅完美的地圖，因為疾病可能以意想不到的方式將我們超越。不過正是因為如此，在這個地方我們反而可以隨心所欲，為所欲為，在這個名為精神病的國度裡。

國家圖書館出版品預行編目（CIP）資料

來自精神病的國度：微不足道的行動，也有守護現實的力量。躁鬱症患者的 23 篇真心話，陪你緩緩游出疾病與傷痛的孤島／理端作；陳曉菁譯 . -- 初版 . -- 新北市：方舟文化出版，遠足文化事業股份有限公司發行，2022.06
面；　公分 . --（心靈方舟；38）
譯自：정신병의 나라에서 왔습니다
ISBN 978-626-7095-37-9（平裝）

1.CST：躁鬱症　2. CST：通俗作品

415.985　　111005858

方舟文化官方網站　方舟文化讀者回函

心靈方舟 0038

來自精神病的國度

微不足道的行動，也有守護現實的力量。
躁鬱症患者的 23 篇眞心話，陪你緩緩游出疾病與傷痛的孤島

정신병의 나라에서 왔습니다

作者　理端（리단）｜**審訂**　河周元（하주원）｜**譯者**　陳曉菁｜**封面設計**　朱疋｜**內頁設計**　黃馨慧｜**主編**　邱昌昊｜**行銷主任**　許文薰｜**總編輯**　林淑雯｜**讀書共和國出版集團**　社長　郭重興｜**發行人兼出版總監**　曾大福｜**業務平臺總經理**　李雪麗｜**業務平臺副總經理**　李復民｜**實體通路協理**　林詩富｜**網路暨海外通路協理**　張鑫峰｜**特販通路協理**　陳綺瑩｜**實體通路經理**　陳志峰｜**實體通路副理**　賴佩瑜｜**印務**　江域平、黃禮賢、林文義、李孟儒｜**出版者**　方舟文化／遠足文化事業股份有限公司｜**發行**　遠足文化事業股份有限公司　231 新北市新店區民權路 108-2 號 9 樓　電話：（02）2218-1417　傳真：（02）8667-1851　劃撥帳號：19504465　戶名：遠足文化事業股份有限公司　客服專線：0800-221-029　E-MAIL：service@bookrep.com.tw ｜**網站**　www.bookrep.com.tw ｜**印製**　沈氏藝術印刷股份有限公司　電話：（02）2270-8198 ｜**法律顧問**　華洋法律事務所　蘇文生律師｜**定價**　499 元｜**初版一刷**　2022 年 06 月｜**初版二刷**　2022 年 06 月｜